"十三五"江苏省高等学校重点教材

全国高等学校器官 - 系统麻醉学专业整合教材

供麻醉学专业用

麻醉机能实验学

U0285127

主　　编　曹君利　张咏梅　武玉清

副主编　曹　红　武静茹　张　洋　孟　晶

编　　者（以姓氏笔画为序）

于常州（徐州医科大学）　　　张咏梅（徐州医科大学）

马　涛（徐州医科大学）　　　武玉清（徐州医科大学）

马　锐（徐州医科大学）　　　武静茹（徐州医科大学）

王　丹（徐州医科大学）　　　周春艺（徐州医科大学）

王午阳（徐州医科大学）　　　孟　晶（徐州医科大学）

肖　诚（徐州医科大学）　　　秦　霞（徐州医科大学）

宋　英（徐州医科大学）　　　郭忠民（徐州医科大学）

张　洋（徐州医科大学）　　　曹　红（温州医科大学）

张　赭（徐州医科大学）　　　曹君利（徐州医科大学）

张红星（徐州医科大学）　　　潘志强（徐州医科大学）

编写秘书　马　锐（兼）

　　　　　王午阳（兼）

校　　对　陈　默（徐州医科大学）

人民卫生出版社

·北京·

图书在版编目（CIP）数据

麻醉机能实验学 / 曹君利，张咏梅，武玉清主编
. —北京：人民卫生出版社，2021.5（2022.12 重印）
ISBN 978-7-117-31520-3

Ⅰ. ①麻… Ⅱ. ①曹… ②张… ③武… Ⅲ. ①麻醉学
—实验—医学院校—教材 Ⅳ. ①R614-33

中国版本图书馆 CIP 数据核字（2021）第 085469 号

人卫智网	www.ipmph.com	医学教育、学术、考试、健康，购书智慧智能综合服务平台
人卫官网	www.pmph.com	人卫官方资讯发布平台

麻醉机能实验学
Mazui Jineng Shiyanxue

主　　编：曹君利　张咏梅　武玉清
出版发行：人民卫生出版社（中继线 010-59780011）
地　　址：北京市朝阳区潘家园南里 19 号
邮　　编：100021
E - mail：pmph @ pmph.com
购书热线：010-59787592　010-59787584　010-65264830
印　　刷：廊坊一二〇六印刷厂
经　　销：新华书店
开　　本：787 × 1092　1/16　　印张：20
字　　数：487 千字
版　　次：2021 年 5 月第 1 版
印　　次：2022 年 12 月第 2 次印刷
标准书号：ISBN 978-7-117-31520-3
定　　价：58.00 元

总　序

人类在长期的医学实践中逐渐认识到，机体正常生理功能的维持受到整体水平的调节，是多个器官 - 系统相互协作的结果，任何器官 - 系统均不能独立完成生命活动。同样，对于人类的各种疾病而言，病灶所在部位的功能紊乱也不是唯一的发病原因和疾病表现。因此，从整体的视角理解人体复杂的生理功能和病理过程无疑是更加科学和严谨的。整合医学从人的整体出发，将基础医学和临床医学各学科理论知识和临床实践分别加以有机整合，全面、系统和深入解释人体的生理机能和病理过程，是更加适合健康维护和疾病诊疗的新的医学体系。

麻醉最初是为了解决外科手术疼痛的问题，随着现代医学的发展，尤其是外科学的突飞猛进，对麻醉的质量和安全性提出了更高的要求。现代麻醉的目的除了镇痛，还要解决患者镇静、肌松、遗忘、应激等问题，同时保持呼吸、循环及内环境的稳定，直至苏醒。近年来，随着"围术期医学"理念的深入，要求麻醉医生在保障术中无痛和安全的同时，还要将患者手术后的良好转归和顺利舒适的康复作为最终目标。因此麻醉是一个复杂的全身反应过程，需要依赖各器官 - 系统的相互调节和相互平衡为外科创造一个理想的手术条件；麻醉医生需要从整体的、多学科的视角，从术前、术中到术后，全面保障患者的舒适医疗和康复。

面对现代医学对麻醉医生的更高要求，麻醉医生的培养也面临更大的挑战。"因材施教"成为能否培养出德才兼备的优秀麻醉医生的先决条件，这就需要一系列以"整合医学"理念为指导思想并且兼具"麻醉"特色的优质教材供麻醉学专业本科生学习使用，帮助学生构建完整的知识结构，培养学生综合运用知识及解决临床问题的能力。我们坚持以"新时代中国特色社会主义思想"为指导，组织一批思想作风过硬，理论知识扎实，教学经验丰富的老师精心编写了《麻醉与镇痛的神经生物学基础》《麻醉设备工程基础》《神经系统与麻醉》《循环系统与麻醉》《呼吸系统与麻醉》《内分泌免疫与麻醉》《麻醉机能实验学》和《麻醉 PBL 教学案例集》八本主干教材。

百年大计，教育为本；教育大计，教材为基。用心打造一批"培根铸魂、启智增慧"的精品教材，是我们高等教育工作者一项长期而艰巨的任务。我们将不断努力，继续完善麻醉学系列整合教材的编写工作，力求为我国新时期优秀麻醉医学人才的培养提供坚实的教材基础和可靠的资源保障。

曹君利

2021 年 4 月 20 日

前　言

麻醉学是一门研究临床麻醉、生命机能调控、重症监测治疗和疼痛诊疗的科学,这是一门非常复杂、涉及面极广的学科。1985 年,徐州医科大学的麻醉人敢为人先,在中国首开先河,创建了第一个麻醉学本科专业,并同时开始研究生教育。风雨无阻三十年,经过几代人的努力,从教学机构的设置、师资团队的组建,到课程体系的创立、教学大纲的制定,再到主干课程教材的编写等,徐州医科大学麻醉人克服重重困难,取得了一个又一个首创性成果。于 1997 年和 2014 年分别获得国家级教学成果一等奖和二等奖。

麻醉机能实验学是我们在麻醉学教育方面一次全新的尝试。由于麻醉学专业七门课程(生理学、药理学、病理生理学、麻醉生理学、麻醉药理学、危重病医学、临床麻醉学)的实验课多与“机能”有关,共性甚多,所以我们把融合的三门课程扩大到七门,并突出了麻醉学的专业特色及基础与临床的结合,命名为“麻醉机能实验学”。

结合我们在教学中遇到的问题、学生的学习特点、同行专家们的宝贵意见,经过反复考量和研讨,新编的《麻醉机能实验学》教材共分为六篇:一、基础篇,介绍动物实验的基本操作技术和麻醉机能实验学的基本要求;二、验证篇,通过各系统的经典实验内容,解释正常和异常生命活动过程中的机能变化规律,以及药物作用机制;三、虚拟仿真篇,结合现代高科技,培养学生的临床实践能力;四、探索篇,带领学生探索科学研究的规律和过程;五、提高篇,介绍科学研究常用的方法及注意事项,为学习和科研打下坚实的基础;六、麻醉机能实验相关内容,介绍了麻醉机能实验常用的仪器和相关基础知识。其中第一、二、四篇在原教材的基础上重新修订,加入了麻醉机能实验的一些新方法和新技术。第三、五篇为新增加的章节:其中第三篇为虚拟仿真教学篇,主要介绍以虚拟仿真技术为驱动的新型的麻醉机能实验的教学方法与教学实践;第五篇引入了麻醉学以及脑科学的一些前沿的实验方法与实验技术,服务于学生探索性实验的需求。

从“基础”到“验证”,再到“探索”,本书从一个基础的起点来介绍麻醉机能学,逐步带领学生过渡到麻醉机能学相关的科学研究以及更深层次的机制和理论,因而本教材可以供麻醉学专业的机能学实验教学使用。同时,本书增加了虚拟仿真相关内容,亦可供其他医药学专业机能学实验教学参考。此外,本书的提高篇介绍了大量的科学研究实验方法,因而也可供麻醉学、临床医学工作者及研究生从事科学研究参考。

目前,麻醉机能实验学在课程体系、教学内容、教学手段和培养目标等方面已积累了大量的经验,在教学工作中取得了良好的教学效果,已成为一门重要的医学基础课程。然而,麻醉机能实验学自身就是一个快速发展、不断积累新的知识和经验的领域,我们在教材的编写过程中,尽可能聘请活跃在一线教学领域、医学领域、科研领域的专家学者们,去编辑和完善相关的内容,但有待完善之处还有很多,请各位读者和专家们不吝指教。其中"提高篇"所涉及的科学实验,往往涉及复杂的仪器和精细的操作,请各位读者和同学们仔细阅读注意事项,并在专家和老师的指导下进行。

麻醉机能实验学这门学科还很年轻,还有很多未知领域需要探索,必须经过长时间的艰苦努力才能逐渐成熟,我们仍需不断实践、不断总结,以使它日臻完善。在本书的编写过程中,有多位专家和学者付出了辛勤的努力,他们汇聚了各自领域内的理论和经验,以期为培养优秀的麻醉学人才贡献力量,在此一并感谢。在我国麻醉学一流人才短缺的突出矛盾以及我国地域差异、城乡差异大的国情特点下,相信培养具有科学研究能力、国际化视野的麻醉学人才,将会造福于患者、造福于社会。

曹君利

2021 年 4 月 20 日

目 录

第一篇 基 础 篇

第二篇 验 证 篇

第三篇　虚拟仿真篇

第四篇　探　索　篇

第五篇　提　高　篇

第六篇　麻醉机能实验相关内容

第一篇

基础篇

第一章　麻醉机能实验学概述

第一节　麻醉机能实验学的定义与历史沿革

什么是医学？医学即是以诊断、治疗和预防疾病为目的所进行的科学或实践。医学从诞生伊始，就是从实践和科学中来，且终将归于医学实践中去。在本书中，同学们将会反复看到"医学实践"这四个字，以及与医学实践相关的理论知识、实验和经验，这恰恰反映了医学源于科学和实践这一本质，而麻醉机能实验学正是服务于医学中的科学与实践。

机能实验学是一门研究生物正常机能、疾病发生机制和药物作用规律的实验性学科，是在生理学、病理生理学和药理学等相关医学基础学科的理论知识基础之上发展起来的，这些学科的进步无一例外地将推动机能实验学的快速发展。而机能实验学又是以技术的发展为核心的，是以实验动物学、医学实验技术和医学科研方法等作为技术支撑的，基于计算机信号采集、处理系统等技术平台，利用多种模式动物研究有机体、器官、组织、细胞在生理、病理情况下的机能活动规律，以及药物对上述机能活动规律的影响、机理及毒性。因而，机能实验学是一门综合性很强的实验学科。

正是基于这些特性，机能学科的实验教学最早是在生理、药理和病理生理等学科各自独立进行的，而所进行的实验一般为验证性实验，以帮助学习者理解和记忆相关的理论知识为目的，但缺乏对学习者创新能力的培养。随着医学教育改革的逐步深入，教育工作者们逐步认识到这种实验教学的局限性，开始尝试将生理学、药理学与病理生理学三门课程的教学实验内容整合成一门新的学科，这即是机能实验学。因而机能实验学既继承并发展了生理学、药理学和病理生理学实验课程的核心内容，又注重强调学科之间的交叉融合以及新技术的应用，并更关注学习者创新能力的培养。

在机能实验学发展的基础之上，为了更好地服务于麻醉学科的科学与实践，我们进行了不断探索。麻醉学专业的七门核心课程，包括生理学、药理学、病理生理学、麻醉生理学、麻醉药理学、危重病医学、临床麻醉学等课程，其实验课多与"机能"相关，共性甚多，因而在机能实验学的基础上，我们把所融合的课程由三门扩大到上述七门，并融合了基础医学与临床医学相关的课程实践，以期更适应麻醉学的科学与实践需求，而这些努力汇聚成了这本《麻醉机能实验学》。

在这本《麻醉机能实验学》教材中，我们将首先通过"基础篇"介绍动物实验的基本操作技术和麻醉机能实验学的基本要求，培养学生的动手能力；通过"验证篇"，传授各系统的经典实验内容，加深对正常和异常生命活动过程中机能的变化规律以及药物作用机制的理解，巩固相关学科的理论知识;通过"虚拟仿真篇",结合现代高科技,培养学生的临床实践能力;通过"探索篇",介绍科学研究的规律和过程,培养学生的科学思维方法,提高分析问题及解决问题的能力以及创新能力;通过"提高篇",介绍科学研究常用的方法,提高学生的科研能力和水平。

让我们共同展开麻醉机能实验学愉快的阅读和学习旅程吧……

(张咏梅)

第二节　麻醉机能实验学的目的和任务

一、验证教材理论知识

实践是检验真理的唯一标准,医学实践是检验医学理论的唯一标准。我们通过医学教材系统学习了各门医学课程的理论知识,并最终要应用到临床,诊断、预防和治疗各种疾病,缓解患者的病痛,为全人类的生命健康服务。除了临床实践,医学实验也是检验医学理论的重要手段。为了验证教科书上的医学理论知识,促进同学们对教材上医学理论的理解和记忆,引导同学们以后将所学理论知识更好地应用于临床工作,上好每一次实验课尤为重要。麻醉机能实验学课程将为医学生,尤其是麻醉学专业的医学生提供一个验证麻醉生理学和麻醉药理学等机能学科理论知识的重要平台。

二、启发初步科研思维

当代高校培养的大学生不仅要扎实掌握教材上理论知识,而且要具备主动学习的能力和探索未知世界的本领,这就要求同学们具备较强的创新能力和缜密的科研思维。通过探索性实验篇章,培养学生初步的科研思维、严谨的科研态度和良好的团队协作精神,使学生在扎实掌握课本上医学理论知识的基础上,同时也初步具备一定的探索医学未知领域的能力,为将来进一步开展挑战性和开创性的医学探索工作打下坚实的基础。麻醉机能实验学课程将为医学生,尤其是麻醉学专业的医学生提供一个医学科研启蒙的重要平台。

三、锻炼实践动手能力

医学是一门对操作技能要求非常高的学科,能否具备较强的实践动手能力是决定将来能否成为一名优秀医生的重要因素。尤其对于麻醉医生而言,在手术室将时刻面对气管插管、体外循环、颅脑穿刺、鞘内注射和各种危急情况的抢救工作,对临床操作技能提出了更高的要求。该麻醉机能实验学教材精选了大量的麻醉生理学和麻醉药理学实验,通过验证性实验和探索性实验的系统学习和锻炼将为医学生,尤其是麻醉学专业的医学生提供一个医学临床技能操作的训练平台。

四、提高解决问题能力

事物的发展总是在人们不断地提出问题、分析问题、解决问题和再提出问题的循环中上升的,医学的进步也依赖我们不断地发现问题和解决问题。因此,加强医学生的素质教育,切实提高同学们提出问题、分析问题和解决问题的能力是医学高等教育改革亟待解决的瓶颈。该麻醉机能实验学教材增列了探索性实验篇章,其目的就是培养学生大量查找阅读文献和快速收集归纳信息的能力,并从中提出有创见的问题,提高分析问题和解决问题的能力,为全面提高学生的综合素质提供一个重要的锻炼平台。

五、紧跟医学前沿进展

当代科学的发展突飞猛进,各种技术手段日新月异,医学和生命科学的进步也处在发展的快车道上。当代医学生不仅要扎实掌握基本的医学理论知识和临床操作技能,而且要不断补充医学前沿知识和生命科学进展知识,这样才能与时俱进,挑起医学事业发展的重任。麻醉机能实验学教材增列了提高性实验篇章,目的就是保证学生能够及时了解医学前沿发展和生命科学进展的动态,尤其是对于医学和生命科学中新出现的实验技术和研究方法有一个全面的认识,为不断地更新学生的知识结构提供一个高效的学习平台。

六、牢固树立安全意识

安全是一切发展的前提和保障,实验室安全是一切实践教学和科学研究的前提和基础。尤其是开展麻醉领域教学和科研的实验室,能否保证实验室和工作人员的财产和生命安全,能否切实保障实验相关的生物安全,能否有效处理实验废物和保证试剂安全,能否严格管控麻醉药品和精神类药品的安全,是实验室正常运转的前提和保证。通过麻醉机能实验学这门课程的学习,可以引导学生牢固树立实验室安全的意识,培养良好规范的实验行为,为广大师生提供一个实验室安全的警示平台。

(武玉清)

第二章　实 验 动 物

第一节　实验动物的种类

实验动物（experimental animal）是指经人工饲育，对其携带的微生物实行控制，遗传背景明确或者来源清楚的，用于科学研究、教学、生产、检定以及其他科学实验的动物。实验动物具有较好的遗传均一性、对外来刺激的敏感性和实验再现性，广泛用于生命科学、医药、农业、宇航和食品卫生等领域的研究。常用实验动物的种类及其特点如下。

一、青蛙与牛蛙

均属两栖纲、无尾目，是教学实验中常用的小动物。其心脏在离体情况下仍可有节律地搏动一段时间，常用于心脏生理、病理和药理学实验；其坐骨神经 - 腓肠肌标本可用来观察各种刺激或药物对周围神经、横纹肌或神经肌接头的作用；其舌与肠系膜是观察炎症反应和微循环变化的良好标本。此外，还能用于水肿和肾功能不全实验。

二、小鼠

属哺乳纲、啮齿目、鼠科，是使用量最大、品系最多、研究最详尽的一类啮齿类实验动物。其繁殖周期短、产仔多、生长快、易于饲养管理、遗传和微生物控制方便、能复制出多种疾病模型，适用于需大量动物的实验，如药物的筛选、半数致死量或半数有效量的测定等；也适用于避孕药、缺氧、抗肿瘤药等方面的研究。

三、大鼠

属哺乳纲、啮齿目、鼠科，具有小鼠的多种优点，但性情不如小鼠温顺，受惊时易咬人。大鼠是使用量、品系数、研究应用仅次于小鼠的一类啮齿类实验动物。雄性大鼠经常发生殴斗和咬伤。大鼠用途广泛，如用于胃酸分泌、胃排空、水肿、炎症、心功能不全、休克、黄疸、肾功能不全等的研究。观察药物抗炎作用时，常利用大鼠的踝关节进行实验。

四、豚鼠

又名天竺鼠、荷兰猪、几内亚猪、海猪，属哺乳纲、啮齿目、豚鼠科，性情温顺。因其对组胺敏感，易于致敏，故常用于抗过敏药的实验；其对结核菌亦敏感，常用于抗结核病药的治疗研究。豚鼠也常用于离体心脏实验和钾代谢障碍、酸碱平衡紊乱的研究。

五、兔

属哺乳纲、兔形目、真兔属。兔的品种很多，我国常用的有：①青紫蓝兔，体质强壮，适应性强，易于饲养，生长较快；②中国白兔，抵抗力不如青紫蓝兔强；③新西兰白兔，是近年来引进的大型优良品种，成熟兔体重在 4.0～5.5kg；④大耳白兔，耳朵长大、血管清晰、皮肤呈白色，但抵抗力较差。

兔的性情温顺，便于静脉注射、灌胃和取血，是实验中最常用的动物之一。广泛用于发热及热源研究、胆固醇代谢和动脉粥样硬化、眼科学及免疫学研究、皮肤过敏反应、心血管和肺心病、生殖生理与胚胎学、微生物研究以及血压、呼吸、尿生成等多种实验，还可用于钾代谢障碍、酸碱平衡紊乱、水肿、炎症、缺氧、发热、弥散性血管内凝血（DIC）、休克、心功能不全等的研究。

六、猫

属哺乳纲、食肉目、猫科。猫的血压比较稳定，而兔的血压波动较大，故选择猫进行血压反应的观察更合适。猫也可用于心血管药和镇咳药的实验。

七、犬

属哺乳纲、食肉目、犬科，嗅觉灵敏，对外环境适应力强，血液、循环、消化和神经系统均很发达，与人类较接近，易于驯养，经过训练能很好地配合实验。适用于许多急、慢性实验，尤其是慢性实验，是最常用的大动物。常用于实验外科学研究、失血性休克、各种消化道和腺瘘（食管瘘、肠瘘、胃瘘、胆囊瘘等）、肾性高血压模型、大脑皮层定位、条件反射、药理毒理学实验、肾盂肾炎、青光眼、狂犬病等的研究。但由于价格较昂贵，故教学实验中常用于血压、酸碱平衡、DIC、休克等大实验。

（武静茹）

第二节 实验动物的品系

关于实验动物品系的分类命名，尚待统一明确。

一、按遗传学特征分类

（一）近交系

近交系是指经过近亲（全同胞兄妹或亲子）交配，个体基因组中 98.6% 以上的等位基因位点为纯合，近交系数大于 99% 的动物群体。经至少连续 20 代的全同胞兄弟姐妹之间或亲代与子代之间交配培育而成的动物，称为近交系动物，又称纯系动物，如 BALB/c 小鼠、C57BL/6J 小鼠等。近交系内所有个体都可追溯到起源于第 20 代或以后代数的一对共同祖先。

一般用近交系数代表纯化程度。全同胞兄弟姊妹近交一代可使异质基因（杂合度）减少 19%，即可使纯化程度增加 19%。全同胞兄妹或亲子交配 20 代纯合度的理论值可达

98.6%。近交系动物的育成是实验动物科学的一大进步，其应用大大推动了遗传学、肿瘤学、免疫学等学科的发展。

（二）突变系

指在育种过程中，由于单个基因的突变、或将某个基因导入、或通过多次回交"留种"，而建立的一个同类突变品系。此类个体具有同样的遗传缺陷或病态，如侏儒、无毛、肥胖症、肌萎缩、白内障、视网膜退化等。现已培育成的自然具有某些疾病的突变品系有：贫血鼠、肿瘤鼠、白血病鼠、糖尿病鼠、高血压鼠和裸鼠等。突变品系的动物大量应用于相应疾病的防治研究，具有重要价值。

（三）杂交群

又称为系统杂交性动物。指由两个不同近交系杂交产生的第一代群体。它既有近交系动物的特点，又获得了杂交优势。杂交一代具有生命力旺盛、繁殖率高、生长快、体质健壮、抗病力强等优点。它与近交系动物有同样的实验效果。

（四）封闭群

指以非近亲交配方式进行繁殖生成的一个实验动物种群，在不从外部引进新个体的条件下，至少连续繁殖 4 代以上的群体。目前我国饲养的封闭群动物有 KM 小鼠、Wistar 大鼠、新西兰兔等，可用于教学、科研实验。

二、按微生物学特征分类

（一）普通级动物（conventional animal，CV）

指不携带所规定的人兽共患病病原和动物烈性传染病病原的实验动物。在开放环境中饲养，常用于教学实验、某些科学研究预实验，不用于科研、生产和检定。

（二）清洁级动物（clean animal，CL）

指除普通级动物应排除的病原外，不携带对动物危害大和对科学研究干扰大的病原的实验动物。该类动物饲养于屏障环境中，是按我国国情设定的一类动物，可用于科研的标准实验动物。

（三）无特定病原体级动物（specific pathogen free animal，SPF）

指除清洁级动物应排除的病原外，不携带主要潜在感染或条件致病和对科学实验干扰大的病原的实验动物。空气洁净度要求一万级，是目前国内外科学研究使用最广泛的实验动物。SPF 动物可来自无菌动物繁育的后裔，亦可经剖腹取胎后，在隔离环境中由 SPF 亲代动物抚育。它不携带对科学实验干扰大的病原体，但不能排除可经胎盘屏障垂直传播的微生物。

（四）无菌级动物（germ free animal，GF）

指无可检出的一切生命体的实验动物。无菌级动物在无菌条件下剖腹取出，又饲养在无菌的、恒温、恒湿的隔离环境下，食物饮水等全部无菌。

（五）悉生动物（gnotobiotic animal，GN）

又称已知菌动物，指向无菌动物体内外植入已知生物体的动物。饲养于隔离环境中，与无菌级动物属于一个级别。

（武静茹）

第三节　实验动物的选择

实验动物的选择是动物实验中首要考虑的问题之一。不同实验研究的目的和要求不同，不同种类的实验动物也具有各自的生物特点和解剖生理特征。选择实验动物应注意以下几方面的问题。

一、种属的选择

选择实验动物时，动物的物种进化程度应该是优先考虑的问题。在可能的情况下，应尽量选择在结构、功能、代谢方面与人类相近的动物做实验。此外应充分了解各种实验动物的生物学特性，通过实验动物与人类之间特性方面的比较，作出恰当的选择。

不同种属的实验动物对于同一因素的反应也不同。例如，实验动物对致敏物质的反应程度强弱大致为：豚鼠＞兔＞犬＞小鼠＞猫＞青蛙，豚鼠易于致敏，故为过敏反应或变态反应的研究首选。兔体温变化灵敏，常用于发热、热原检定、解热药的实验。犬、大鼠、兔常用于高血压的研究。肿瘤研究则大量采用小鼠和大鼠。研究神经因素对动脉血压的影响时，常选用兔，因为其颈部的交感神经、迷走神经和主动脉减压神经是分别存在、独立行走的。妊娠实验常用雄蛙以便于观察激素的排精作用。

二、品系的选择

同一种动物的不同品系，对同一因素的反应也不同。例如，津白Ⅱ号小鼠容易致癌，津白Ⅰ号小鼠就不易致癌。再如，以嗜酸性粒细胞为变化指标，C57BL 小鼠对肾上腺皮质激素的敏感性比 DBA 小鼠高 12 倍。

三、个体的选择

同一品系的实验动物，对同一因素的反应也存在着个体差异。造成个体差异的原因与年龄、性别、生理状态和健康情况有关。

（一）年龄

年幼动物一般较成年动物敏感，故应根据实验目的选用适龄动物。急性实验一般选用成年动物，其年龄可按体重大小来估计：成年小鼠雄性为 20～40g、雌性为 18～35g；成年大鼠雄性为 200～350g、雌性为 180～250g；成年兔雄性为 2.5～3.0kg、雌性为 2.0～2.5kg；成年猫雄性为 3.0～4.0kg、雌性为 2.0～3.0kg；成年犬雄性为 13.0～18.0kg、雌性为 12.0～16.0kg。慢性实验最好选用年轻一些的动物。

在实验研究中，尽量减少实验动物的年龄差别，可以增加实验结果的正确性。

（二）性别

不同性别的实验动物对同一刺激因素的反应也不同。例如，用大鼠进行心脏缺血再灌注实验与氨基半乳糖实验性肝细胞黄疸实验，雄性比雌性容易成功。

在实验研究中，即使对性别无特殊需求，分组时仍宜选用雌雄各半。如已证明无性别影响时，亦可雌雄不拘。

（三）生理状态

实验动物在特殊生理状态（如妊娠、授乳期）下，机体的反应性有很大变化。在实验研究中应该予以考虑。

（四）健康情况

实验动物处于衰弱、饥饿、寒冷、炎热、疾病等情况下，实验结果很不稳定。因此，健康情况不好的动物，不能用作实验。

判定哺乳动物健康状况的外部特征如下：

1．一般状态　发育良好，眼睛有神，爱活动，反应灵活，食欲良好。

2．头部　眼结膜不充血，瞳孔清晰；眼鼻部均无分泌物流出；呼吸均匀，无啰音，无鼻翼扇动，不打喷嚏。

3．皮毛　清洁柔软而有光泽，无脱毛、无蓬乱现象；皮肤无真菌感染表现。

4．腹部　不膨大，肛门区清洁无稀便，无分泌物。

5．外生殖器　无损伤，无脓痂，无分泌物。

6．足趾　无溃疡，无结痂。

（武静茹）

第四节　实验动物的编号、捉拿与固定

一、实验动物的编号

实验时，为了分组和辨别的方便，常需事先为实验动物进行编号，注意遵守"号码清楚、持久、简便、易认、适用"的基本原则。犬、兔等大动物可用挂牌法、笼具标号法。啮齿类动物可用染色法，如用黄色苦味酸溶液涂于身体特定部位的白色毛发上标号：编号 1～10，可以将小鼠背部分前肢、腰部、后肢的左、中、右部共九个区域，从右到左为 1～9 号，第 10 号不涂黄色（图 2-1）。

二、实验动物的捉拿与固定

动物的捉拿与固定是动物实验中一项最基本的操作技术。不同种类动物的捉拿与固定方法不完全相同，同种动物的固定方法根据实验需要也可以不同。操作时应遵守的基本原则是：保证人员安全，防止动物损伤，禁止粗暴对待动物。

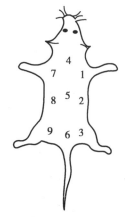

图 2-1　小鼠背部编号

（一）青蛙和牛蛙

用左手握持动物，右手将探针经枕骨大孔向前刺入颅腔，左右摆动探针以捣毁脑组织。然后退回探针以向后刺入椎管内，上下抽动探针以破坏脊髓。脑、脊髓破坏完全后，将动物呈"大"字形仰卧固定于蛙板。

（二）小鼠

1．徒手固定　用右手拇指和示指夹住小鼠尾中部或基部（不可抓尾尖）并提起，将小鼠放在鼠笼盖或其他粗糙面上，向后上方轻拉，此时小鼠的前肢紧紧抓住粗糙面。迅速用左

手拇指和示指捏住小鼠颈背部皮肤并用小指和手掌尺侧夹持其尾根部固定于手中(图2-2)。多用于灌胃、肌内注射、腹腔注射和皮下注射等实验。

2.固定板固定 首先应对小鼠进行麻醉,将麻醉后的小鼠仰卧于固定板上,用橡皮筋或者棉线绑扎四肢,然后系于板周围的铁钉上。固定好四肢,即可进行尾静脉注射、心脏取血、解剖和外科手术等实验。为防止小鼠苏醒时咬伤人或者在进行颈部、胸部等实验操作时,可用棉线牵引小鼠上腭切齿系于铁钉上,固定头部。

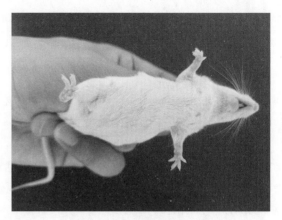

图2-2 小鼠的固定

(三)大鼠

捉拿及固定方法基本同小鼠。捉拿时,右手抓住鼠尾,将大鼠放在粗糙面上。左手戴上防护手套或用厚布盖住大鼠,用拇指和示指捏住鼠耳,余下三指紧捏鼠背皮肤,置于左掌心中,这样右手即可进行各种实验操作。捉拿时勿用力过大过猛,勿捏其颈部,以免引起窒息。大鼠在惊恐或激怒时易将实验操作者咬伤,在捉拿时应注意。

(四)兔

其颈后部的皮厚,捉拿时,一手抓住其颈背部皮肤轻轻将其提起,另一手托住其臀部(图2-3),让其体重的大部分集中在手上,即可避免抓取过程中的动物损伤。切忌抓双耳或抓提腹部。

麻醉后将兔固定在手术台或实验台上,一般取仰卧位。

1.固定头部 可以用兔头固定器(图2-4)。其为附有铁柄的半圆形铁圈和一可调铁圈,先将兔颈部放在半圆形的铁圈上,再把嘴伸入可调铁圈内,最后将兔头夹的铁柄固定在实验台上。或用一根粗棉绳,一端拴动物的两只上门齿,另一端拴在实验台的铁柱上。动物取俯卧位时(头颅部实验),常用马蹄形头固定器固定。

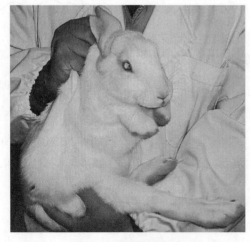

图2-3 兔的捉拿方法

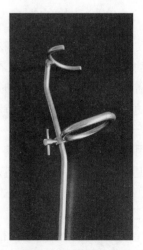

图2-4 兔头固定器

2.固定四肢 兔取仰卧位时,可将两后肢左右分开,将粗棉绳的一端缚于踝关节的上方,另一端分别缚在手术台两侧;束缚前肢的两根棉绳从背后交叉穿过,压住对侧前肢,分别缚在手术台两侧,使前肢平直放置。若动物取俯卧位,前肢缚绳则不必左右交叉,可将四肢缚绳直接固定在手术台两侧。

(五)猫

捉拿时先轻声呼唤,慢慢将手伸入猫笼中,轻抚猫的头、颈及背部,抓住其颈背部皮肤并以另一手抓其背部。如遇凶暴的猫,不让接触或捉拿时,可用套网捉拿。操作时注意猫的利爪和牙齿,勿被其抓伤或咬伤,必要时可用固定袋将猫固定。固定方法基本同兔。

(六)犬

捉拿未经驯服的犬时,可先用特制的长柄铁钳夹住颈部,将其按倒在地,由助手将嘴绑缚住。驯服犬的捉拿比较方便,可从其侧面靠近并轻轻抚摸其颈背部皮毛,用手将其抱住,由助手缚其嘴。

绑扎犬嘴的方法如下:用一根粗绳兜住下颌,绕到上颌打一结,然后将两绳端绕向下颌打第二个结,最后将两绳端引至耳后部,在颈项上打第三个结,在该结上再打一活结。捆绑犬嘴的目的是避免其咬人,故动物进入麻醉状态后,应立即解绑,因为犬嘴被捆绑后,只能用鼻呼吸,若此时鼻腔有较多黏液,就可能造成窒息。用乙醚麻醉时,尤应注意。

麻醉后将犬固定在手术台或实验台上。固定姿势依手术或实验种类而定,一般多采取仰卧位或俯卧位。前者便于进行颈、胸、腹、股等部位的实验,后者便于进行脑和脊髓的实验。

1.固定犬头 犬头固定器为一圆铁圈,圈的中央有一弓形铁,与棒螺丝相连,下面有一根平直铁闩。固定时先将犬舌拉出,将犬嘴伸入固定器的铁圈内,再将平直铁闩横贯于犬齿后部的上下颌之间,然后向下旋转棒螺丝,使弓形铁逐渐下压在动物的下颌骨上。铁圈附有铁柄,可将犬头固定器固定在实验台上。

2.固定四肢 若动物取仰卧位,可将两后肢左右分开,将粗棉绳的一端缚于踝关节的上方,另一端分别缚在手术台两侧;束缚前肢的两根棉绳从犬背后交叉穿过,压住对侧前肢,分别缚在手术台两侧,使前肢平直放置。

(武静茹)

第五节 实验动物的取血与处死

实验研究过程中,经常要采集实验动物的血液进行常规检查或特殊分析,因而必须掌握血液采集的正确操作技术。

一、实验动物的取血方法

不同实验动物的常用取血部位/方法与每次取血量见表2-1。

取血时应当注意以下几点:①要有充足的光线;②取血用具和取血部位应进行消毒;若需抗凝血,应在注射器或试管内预先加入抗凝剂;③需要麻醉后取血的动物,麻醉药的剂量应减半,以更好地触摸到心尖搏动,利于取血;④一次取血量应控制在最大安全取血量范围内。一次取血过多或连续多次取血都可能影响动物健康,甚至导致贫血或死亡。常见实验动物的最大安全取血量与最小致死取血量见表2-2。

表 2-1 实验动物（成年）的常用取血部位与每次取血量

动物	取血部位/方法	取血量/次
小鼠、大鼠	尾静脉	小鼠 0.1ml，大鼠 0.3～0.5ml
	眼眶后静脉窦（丛）	小鼠 0.2～0.3ml，大鼠 0.5～1.0ml
	心脏	小鼠 0.5～0.6ml，大鼠 0.8～1.2ml
	摘除眼球	一次性大量取血
	断头	小鼠 0.8～1.2ml，大鼠 5～10ml
兔	耳缘静脉	5～10ml
	耳中央动脉	10～15ml
	颈静脉	>10ml
	心脏	20～25ml
犬	前肢内侧皮下头静脉/后肢外侧小隐静脉	10～20ml
	股动脉	大量
	心脏	大量

表 2-2 实验动物的最大安全取血量与最小致死取血量（单位：ml）

动物	最大安全取血量	最小致死取血量
小鼠	0.1	0.3
大鼠	1.0	2.0
豚鼠	5.0	10.0
兔	10.0	40.0
犬	50.0	300.0

（一）心脏取血法

1．小鼠、大鼠的心脏取血 麻醉后，将鼠仰卧固定在固定板上，剪去心前区部位的被毛，用碘伏消毒皮肤。用左手示指在左侧第 3～4 肋间触摸心脏搏动，右手持注射器，选择搏动最明显处刺入心室。当针头正确刺入心脏时，血液依靠心脏搏动的力量自然进入注射器，即可采集血液。

在熟练的情况下，无需麻醉药，一人徒手即可取血。左手固定小鼠使之仰卧在手心内，右手持注射器于心尖搏动最明显处刺入心脏，可见血液自然进入注射器。

2．兔的心脏取血 将兔仰卧，由助手固定前后肢，剪去心前区部位的被毛，用碘伏消毒皮肤。在兔左侧第 3～4 肋间隙，选择心尖搏动最明显处垂直进针。当针头正确刺入心脏时，由于心脏搏动的力量，血液会自然进入注射器。回血不好或动物躁动时应拔出注射器，重新确认后再次穿刺取血。6～7d 后，可重复进行。

3．犬的心脏取血 最好在麻醉状态下进行。将犬仰卧固定在手术台上，前肢向背侧方向固定，暴露胸部，剪去左侧第 3～5 肋间隙的被毛，用碘伏消毒皮肤。右手持注射器，选择心尖搏动最明显处穿刺。调整穿刺方向和深度，血液自动流入注射器。

4．猫的心脏取血 猫的心脏取血方法与犬基本相同。

（二）静脉取血法

1. 小鼠和大鼠的静脉取血

（1）尾静脉取血：当需要少量血时，常采用该法。

1）剪尾法：将鼠置于固定器内，露出鼠尾，用手轻揉或置于45～50℃的温水中浸泡数分钟或用吹风机加热，也可用酒精或二甲苯反复涂擦鼠尾，使尾静脉充盈。用剪刀剪去尾尖（小鼠1～2mm，大鼠5～10mm），血液即可流出，用手轻轻地从尾根部向尾尖部推挤，即可收集到少量血液。让血液滴入试管或直接用吸管吸取。取血后，进行伤口消毒并用棉球压迫止血。

2）尾静脉切割法：用锋利刀片在尾静脉上切开一小口，血液即可流出，然后用试管收集血液。两根尾静脉可交替切割，并自尾尖向尾根方向切开，每次可取血0.2～0.3ml。切割后用棉球压迫止血，伤口在短时间内即可结痂痊愈。这种方法比较适合大鼠的血液采集。

3）尾静脉针刺法：酒精消毒后，用注射器针头直刺尾静脉，拔出针头时血滴即可涌出。测血糖及做白细胞计数或血红蛋白检查时，使用此法极为方便。

（2）眶静脉丛（窦）取血：需要多次重复取血时，常使用本法。小鼠为眶静脉窦，大鼠为眶静脉丛。

将鼠麻醉后侧卧位固定。左手拇指和示指从背部较紧地压迫鼠的颈部两侧（应避免动物窒息），造成头部静脉血液回流困难，使眶静脉窦（丛）充血。右手持玻璃采血管由内眼角在眼睑和眼球之间向喉头方向刺入，当达到蝶骨感到有阻力时，再稍后退0.1～0.5mm，边退边抽，然后将采血管保持水平位，血液即自动流入其中。取血后立即拔出采血管，放松左手即可止血。左右眼交替使用，间隔3～7d可再次取血。

2. 兔的静脉取血

（1）耳缘静脉取血：多用于兔的中量取血，可反复使用。将兔固定，拔去取血部位的被毛，消毒。为使血管扩张，可用手指轻弹，或用酒精棉球擦拭局部血管。右手持注射器，从耳缘静脉远心端刺入血管，抽取血液，取血后压迫止血。

（2）颈静脉取血：兔麻醉后仰卧位固定，暴露颈部皮肤。局部剪毛、消毒后，将颈侧皮肤切开，分离出颈静脉。右手持注射器，由近心端沿血管平行方向刺入，即可取血。取血完毕后，压迫止血。

3. 犬的静脉取血

（1）前肢内侧皮下头静脉取血：前肢内侧皮下头静脉位于前肢前部，在前肢下1/3处向内侧走行。将犬侧卧或站立固定，用橡胶管绑扎前肢上部，使静脉充盈。以左手二指固定静脉，右手持注射器刺入静脉，然后解除橡胶管，直接抽取血液。抽血速度要稍慢，取血后应注意止血。

（2）后肢外侧小隐静脉取血：后肢外侧小隐静脉在后肢胫部下1/3处的外侧浅表皮下，由前侧方向后行走。取血时，将犬侧卧固定，用橡胶管扎住后肢胫部上部，使静脉充盈。其他操作同前肢皮下静脉取血。

（3）颈静脉取血：可根据情况确定是否需要麻醉。将犬侧卧位固定于手术台上，剪去颈部被毛，用碘伏、酒精消毒皮肤。将其颈部拉直，头尽量后仰。左手拇指压住颈静脉入胸部位的皮肤，使颈静脉充盈，右手持注射器，由远心端向心脏方向刺入血管。由于颈静脉在皮下，易于滑动，针刺时需用左手固定好血管，并且刺入要准确。注意压迫止血。

（三）动脉取血法

1. 兔的动脉取血

（1）耳中央动脉取血：兔耳中央有一条较粗、颜色较鲜红的中央动脉。将兔固定好，轻揉或用加热的方法使兔耳充血。助手压迫耳根部血管，操作者左手在耳尖处固定兔耳，右手持注射器由中央动脉远心端向心脏方向刺入。取血完毕后，压迫止血。

（2）颈动脉取血：首先进行兔的颈部手术，暴露颈动脉后游离出约2~3cm长，在其下穿两条线，一条结扎远心端使血管充盈，近心端以动脉夹夹闭。紧贴远心端结扎线，用眼科剪向近心端做颈动脉小切口，插入充满肝素生理盐水的动脉插管，以另一条线结扎紧，并将远心端结扎线与近心端结扎线相互结紧，防止动脉插管脱出。手术完毕后，取血时即可打开动脉夹放出所需的血量，而后夹闭动脉夹。这样可以按照所需时间反复取血，方便而准确。

2. 犬的动脉取血

（1）股动脉取血：将犬仰卧位固定，伸展后肢向外拉直，暴露腹股沟，在腹股沟三角区动脉搏动的部位剪去被毛，用碘伏消毒。左手中指、示指探摸股动脉搏动部位并固定血管，右手持注射器由动脉搏动处直接刺入血管。当血液进入注射器时，即可根据需要量抽取血液。取血完毕后，压迫止血。

（2）颈动脉取血：方法同兔颈动脉取血。

（四）其他取血法

1. 断头法取血 是指用剪刀或者断头器在动物颈部将其头去掉后采集血液，适用于小鼠、大鼠等动物。缺点是可能造成组织液混入所导致的溶血现象。

2. 眶动脉和眶静脉取血 本法多用于小鼠，常通过摘眼球法从眶动脉和眶静脉取血，所采集的血液为眶动脉和眶静脉的混合血。

首先用左手抓住小鼠颈部皮肤，同时拇指和示指尽量将小鼠眼部周围皮肤往后拉，使眼球突出。右手持眼科镊，于眼球根部将眼球摘去，并立即将鼠头朝下，此时眼眶内动、静脉血液很快流出。该法易导致动物死亡，只能一次取血。

二、实验动物的处死方法

实验动物的处死，应根据实验目的、实验动物品系、采集标本的部位等因素选择适当方法。无论采用哪种处死方法，都必须遵循实验动物的伦理要求和动物福利法，按照人道主义原则进行安死术。所谓安死术，是指人道地终止动物生命的方法，最大限度地减少或消除动物的惊恐和痛苦，使动物安静地和快速地死亡。

（一）原则

1. 尽量减少实验动物的痛苦，尽量避免实验动物产生惊恐、挣扎、嘶叫。

2. 操作方法简便、可靠，对操作人员安全，对环境无污染或无有害影响，致死时间短。

3. 采用的安死术应不引起组织的化学变化，不增加组织的化学负荷，不引起会干涉其后研究工作的组织病理学变化。

（二）方法

实验动物安死术的选择，要根据动物的品种、年龄、研究目的、是否影响实验结果等来确定。呼吸停止不能作为判定实验动物死亡的依据，实验人员要在执行安死术后，检查实验动物的心跳是否完全停止。常用于安死术的药物与方法有以下三类。

1. 物理性方法　包括颈椎脱臼、断头、放血、电击等。

颈椎脱臼法常用于体重低于 200g 的啮齿类实验动物或体重低于 1kg 的仔兔。就是将实验动物的颈椎脱臼，断离脊髓，使实验动物死亡。操作时将小鼠放在饲养盒盖上，用拇指和示指压住小鼠的头颈部，另一手抓住小鼠尾巴并迅速用力向上向后牵拉，使颈椎脱臼。处死大鼠也可用此法，但需较大力气。

断头，即实验人员温柔稳固地保定动物，快速用断头台将小型啮齿类动物或仔兔的头颈连接处砍断。注意需随时保持断头台刀片的锐利度，并在每次使用后彻底清洗残留的血迹和气味。

2. 吸入性药物　二氧化碳最常用，因其价格便宜、无易燃易爆性、无异味，在通风良好的环境使用更安全。吸入 40% 二氧化碳即可达到麻醉效果，长时间持续吸入则可导致动物死亡。使用时先将适量二氧化碳充入透视性好的安死术箱底部，然后放入适量动物，之后再缓慢持续加入二氧化碳，可减少动物死亡前的焦虑。动物呼吸停止后至少在箱内停留 5~6min，确认动物死亡后再移除。

3. 非吸入性药物　多为注射性药物，给药途径以静脉注射为最佳选择。巴比妥类及其衍生物中的戊巴比妥钠是首选，静脉注射可使动物安详地沉睡至死。经药物镇静后的动物，对于戊巴比妥钠注射后的反应时间要比直接用药慢，需特别注意。

（武静茹）

第六节　实验动物的伦理与关怀

实验动物作为人类的实验对象已有数百年历史，它们在人类的科学研究活动中担负着特殊使命，成为"有生命的仪器和试剂"。它们作为人类的替难者，亲历各种病痛和危险，为人类的健康作出了巨大牺牲。

最初人们只是把实验动物当作研究材料，在饲养和实验过程中很少考虑它们的感受。到了 19 世纪初，随着社会文明程度的提高，越来越多的人开始认识到动物和自己一样，能够感觉疼痛、冷热，有社会性，有情感系统，同样害怕死亡，渴望爱护，大自然给予它们同等的生存权利，动物并不应该被简单视为实验对象。

随着"动物福利"概念的提出，各国陆续将实验动物归入动物福利的关心范围，其生存状况日益受到关注。英国是最早进行动物福利立法的国家；美国拥有至少 80 个动物福利机构，专门为那些流浪的和受过虐待的小动物们提供照顾和领养服务；在加拿大，虐待、杀害动物，可能面临最高 5 年的监禁；在瑞士，只养一条金鱼、置它于"孤单"境地属违法行为。目前，国际动物福利法的基本原则是保障动物具有 5 大自由，即免于饥渴的自由，免于不适的自由，免于痛苦、伤害和疾病的自由，表达主要天性的自由，以及免于恐惧和焦虑的自由。

1988 年，中国出台了《野生动物保护法》，明确了野生动物的法律地位。北京市（1996 年发布、2004 年修订）发布实施《实验动物管理条例》，率先订立了针对实验动物福利的相关法规；2006 年，科技部颁布了《关于善待实验动物的指导性意见》，倡导关注实验动物福利状况；2007 年，科技部发布《国家科技计划实施中科研不端行为处理办法（试行）》，将"违反实验动物保护规范"视为科研不端行为。

全世界对于动物福利有一个共识：应当满足实验动物生存的最低需求，保障其五大自由。这五项原则的提出，标志着人类对其认识从"实验材料"到"生命"的提升。在此基础上，使用实验动物还应遵循"3R"原则。

1. 减少（reduction） 是指如果某一研究方案中必须使用实验动物，同时又没有可行的替代方法，则应把使用数量降低到实现科研目标所需的最小量。

2. 替代（replacement） 是指使用低等级动物代替高等级动物，或不使用活着的脊椎动物进行实验，而采用其他方法达到与动物实验相同的目的。

3. 优化（refinement） 是指通过改善动物设施、饲养管理和实验条件，精选实验动物、技术路线和实验手段，优化实验操作技术，尽量减少实验过程对动物机体的损伤，减轻动物遭受的痛苦和应激反应，使动物实验得出科学的结果。

我国学者还提出了实验动物福利的"3H"原则，即机体健康（be healthy of body）、生活快乐（be happy in living）、有益于科研（be helpful for science）。"3H"原则进一步体现了实验动物科学价值和生命价值的统一，以及科学探索和人文关怀的平衡。

善待实验动物是动物福利的重要内容。相关措施包括：①生产、经营和使用实验动物的组织和个人必须取得相应的行政许可。②使用实验动物进行研究的科研项目，应制定科学、合理、可行的实施方案，并经实验动物管理委员会（或实验动物道德委员会、实验动物伦理委员会等）批准后方可组织实施。③使用实验动物进行动物实验应有益于科学技术的创新与发展，有益于教学及人才培养，有益于保护或改善人类及动物的健康及福利或有其他科学价值。④各级实验动物管理部门应根据实际情况制定实验动物从业人员培训计划并组织实施，保证相关人员了解善待实验动物的知识和要求，正确掌握相关技术。⑤在实验动物的应用者之间进行协调，尽可能合理地使用，以减少实验动物的使用数量。

善待实验动物的具体细节包括以下内容。

一、饲养管理过程中

为实验动物提供清洁、舒适、安全的生活环境和符合质量标准的笼具、垫料；保证笼具面积；笼具内应放置供实验动物活动和嬉戏的物品；非人灵长类及犬、猪等天性喜爱运动的实验动物应设有运动场地并定时遛放；饲养人员在抓取动物时，应方法得当、态度温和、动作轻柔，不得戏弄或虐待实验动物；给予动物足够的饲料和清洁的饮水等。此外，要尽量满足动物的天性，比如夜间记得关灯，因为啮齿类动物喜欢昼伏夜动，交配、繁殖、进食以及各种群体性活动都在黄昏和夜间进行，长期的强光刺激会打乱它们的生活节奏，还可能导致神经内分泌紊乱、胃溃疡、抑郁症等。

二、应用过程中

应将动物的惊恐和疼痛减少到最低程度；实验动物手术前必须进行有效麻醉，并根据实际情况进行术后镇痛、护理及饮食调理；应遵循"温和保定、善良抚慰、减少痛苦和应激反应"的原则，在不影响实验的前提下，对动物身体的强制性限制宜减少到最低程度；处死实验动物时必须按照人道主义原则实施安死术，处死现场不宜有其他动物在场，确认动物死亡后方可妥善处置尸体；在不影响实验结果判定的情况下选择"仁慈终点"（指动物实验过程中，在可获得实验结果的前提下，选择动物表现疼痛和压抑的较早阶段为实验的终点），避免延长动物承受痛苦的时间；灵长类实验动物的使用仅限于非用灵长类动物不可的实验，除非因伤病不能治愈而备受煎熬者，灵长类动物原则上不予处死，实验结束后单独饲养，直至自然死亡。

三、运输过程中

除按照国家有关活体动物运输的相关规定实施外，还应本着安全、舒适、卫生的原则，通过最直接的途径尽快完成；把动物放在合适的笼具里，笼具应能防止动物逃逸或其他动物进入，并能有效防止外部微生物侵袭和污染；能保证动物自由呼吸，必要时应提供通风设备；不应与感染性微生物、害虫及可能伤害动物的物品混装在一起运输；患有伤病或临产的怀孕动物不宜长途运输，必须运输的动物应有专人监护和照料；运输时间较长的，途中应为实验动物提供必要的饮食和饮用水，避免实验动物过度饥渴。

有下列行为之一者，视为虐待实验动物。

1．非实验需要，挑逗、激怒、殴打、电击或用有刺激性食品、化学药品、毒品伤害实验动物。

2．非实验需要，故意损害实验动物器官。

3．玩忽职守，致使实验动物设施内环境恶化，给实验动物造成严重伤害、痛苦或死亡。

4．进行解剖、手术或器官移植时，不按规定对实验动物采取麻醉或其他镇痛措施。

5．处死实验动物不使用安死术。

6．在动物运输过程中给实验动物造成严重伤害或大量死亡。

7．其他有违善待实验动物基本原则的行为。

情节较轻者，由所在单位进行批评教育，限期改正；情节较重或屡教不改者，应离开实验动物工作岗位；因管理不善屡次发生虐待实验动物事件的单位，将吊销单位实验动物生产许可证或实验动物使用许可证。

事实上，重视动物福利不仅能够最大限度地尊重生命，提升人类自身的文化修养和道德情操，维护社会的健康和稳定，而且客观上有利于获得正确、可靠的实验结果。福利较差的实验动物不仅生存质量下降，其机体各系统的紊乱状态还会改变动物在研究过程中的反应性，降低实验动物的科学应用价值。体质差的动物更是不能耐受麻醉，往往术前的麻醉即可导致动物死亡。

实施人道主义，为实验动物提供合理配伍的饲料以及最大限度的舒适度，使其身心稳定、健康，可以排除各种病原体和有害环境因素对动物健康的影响，在一定程度上为实验提供了健康、背景清晰的真实模型，以获得准确而可靠的实验结果，同时节约了实验资源。因此，动物福利既是伦理问题，也是科学技术问题。

（武静茹）

第三章　药物使用的基本知识

第一节　实验动物的麻醉

在动物实验时，宜应用清醒状态的动物，这样更接近生理状态，有些实验比如检测动物的认知行为、疼痛行为和焦虑抑郁行为等则必须用清醒状态下的动物。但是在制备某些动物模型需要进行动物手术时，或者实验时为了保护动物、消除疼痛或减少动物挣扎而尽可能减轻对实验结果的影响时，常常需要对动物进行麻醉，以利于手术的进行和减少应激反应。因此，合理选择动物麻醉的药物、麻醉方式及成功实施动物麻醉非常重要，是实验成功的保证。

一、麻醉药的种类

麻醉药分为局部麻醉药和全身麻醉药，全身麻醉药包括吸入麻醉药和静脉麻醉药。临床患者麻醉常用药物包括吸入麻醉药七氟醚和异氟醚等，以及静脉麻醉药丙泊酚、氯胺酮和依托咪酯等。由于考虑到动物的种属特性、麻醉药的理化特性、麻醉药的价格成本、对麻醉设备的特殊要求以及麻醉过程的方便性等诸多因素，在进行动物麻醉时采用的麻醉药物与临床麻醉药物的选择有所不同。

动物实验中常常需要对动物进行全麻，使用的麻醉剂主要分为三类，即吸入麻醉药、静脉麻醉药和中药麻醉剂。

（一）吸入麻醉药

主要包括乙醚、氯仿、恩氟烷、七氟烷等。

（二）静脉麻醉药

种类较多，包括苯巴比妥钠、戊巴比妥钠、硫喷妥钠等巴比妥类的衍生物，以及氨基甲酸乙酯和水合氯醛。另外非巴比妥类麻醉药丙泊酚、氯胺酮等有时也会用于实验动物麻醉。静脉麻醉剂使用方便，一次给药可维持较长的麻醉时间，麻醉过程较平稳，动物无明显挣扎现象。但缺点是苏醒较慢。

（三）中药麻醉剂

包括洋金花和氢溴酸东莨菪碱等，但由于其作用不够稳定，而且常需加佐剂麻醉效果才能理想，故在使用过程中不能得到普及，因而，多数情况下不选用这类麻醉剂进行麻醉。

二、麻醉药的选择

麻醉动物时,应根据不同的实验要求和不同的动物选择麻醉药。

(一)局部麻醉

如以 0.5%～2% 普鲁卡因或 1%～2% 利多卡因给兔颈部皮下做浸润麻醉,可进行局部手术,0.02% 盐酸可卡因可用于兔眼球手术麻醉,仅需数秒钟即可出现麻醉。0.5%～1.0% 盐酸普鲁卡因可用于猫、狗局部麻醉,眼鼻、咽喉黏膜表面麻醉宜用 2% 盐酸可卡因。

(二)全身麻醉

1. 吸入麻醉 乙醚(ether)蘸在棉球上放入玻璃罩内,利用其挥发的性质,经呼吸道进入肺泡,对动物进行麻醉。可用于各种动物。适用于时间短的手术过程或实验,吸入后约 15～20min 开始发挥作用。采用乙醚麻醉的优点是:麻醉的深度易于掌握,比较安全,麻醉后苏醒快。缺点是:局部刺激作用大,可引起上呼吸道黏膜液体分泌增多,再通过神经反射可影响呼吸、血压和心跳活动,并且容易引起窒息,需要专人管理。在麻醉初期常出现强烈兴奋现象,对呼吸道有较强的刺激作用。对于经验不足的操作者,用乙醚麻醉动物时可能因麻醉过深而致动物死亡。另外,乙醚易燃、易爆,对人亦有麻醉、刺激作用,使用时应避火、通风、注意安全。

其他吸入麻醉药如七氟烷、恩氟烷、异氟烷、一氧化二氮(笑气)等亦可用于吸入麻醉,但多需特殊器械设备。小动物麻醉机为实施动物吸入全身麻醉提供了很大的方便,适用于大鼠、小鼠、仓鼠、豚鼠等实验动物。该麻醉机可选择氧气或空气作为供气气源,提供精确的氧气流量计,麻醉蒸发罐输出稳定、密闭性好,不受流量、温度、流速、压力变化的影响,倒药式麻醉剂蒸发罐容量≥160ml,浓度范围 0～5%,带流量和温度自动补偿功能,精度不低于 0.5%,且温度保持在 15～35℃范围。可根据需要配备多通道组件,同时满足多只动物的麻醉诱导和维持实验。小动物麻醉机的基本结构如下图(图 3-1)。

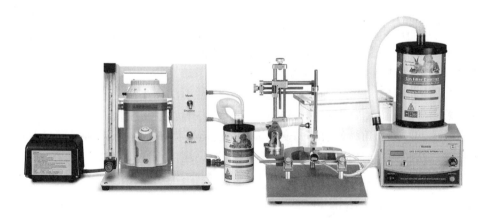

图 3-1　小动物吸入麻醉机

2. 注射麻醉

(1)巴比妥类:各种巴比妥类药物的吸收和代谢速度不同,其作用时间亦有长有短。戊巴比妥钠(sodium pentobarbital,nembutal)作用时间为 1～2h,属中效巴比妥类,人虽很少使用,但动物实验中经常使用。常配成 1%～5% 的水溶液,由静脉或腹腔给药。硫喷妥钠

(thiopental，pentothal sodium) 作用时间仅 10～15min，属超短效巴比妥类，适用于较短时程的实验。

巴比妥类对呼吸中枢有较强的抑制作用，麻醉过深时，呼吸活动可完全停止。故应注意防止给药过多过快。对心血管系统也有复杂的影响，故这类药物用于研究心血管机能的实验动物麻醉，是不够理想的。

（2）氯醛糖：本药溶解度较小，常配成 1%～2% 水溶液。使用前需先在水浴锅中加热，使其溶解，但加热温度不宜过高，以免降低药效。本药的安全度大，能导致持久的浅麻醉，对自主神经系统的机能无明显抑制作用，对痛觉的影响也极微，故特别适用于研究要求保留生理反射（如心血管反射）或研究神经系统反应的实验。静脉推注或腹腔注射，剂量为 80mg/kg，维持 4～6h。

（3）乌拉坦：又名氨基甲酸乙酯（urethane），与氯醛糖类似，可导致较持久的浅麻醉，对呼吸无明显影响。乌拉坦对兔的麻醉作用较强，是家兔实验常用的麻醉药。对猫和狗则奏效较慢，在大鼠和兔能诱发肿瘤，需长期存活的慢性实验动物最好不用它麻醉。本药易溶于水，使用时配成 10%～25% 的溶液，常用量为注射 900～1 200mg/kg，作用可维持 2～4h。

（4）氯胺酮：氯胺酮是目前为止唯一具有确切镇痛效应的静脉麻醉药，最近几年发现氯胺酮具有除麻醉以外的其他药理效应，比如快速抗抑郁效应。氯胺酮用于动物麻醉常常以腹腔注射的方式给药，小鼠的给药剂量一般在 100～200mg/kg 体重，一次给药后一般维持麻醉时间为 20min 左右。

与乙醚比较，巴比妥类、氯醛糖和乌拉坦等非挥发性麻醉药的优点是：使用方法简便；一次给药（硫喷妥钠和环己烯巴比妥钠除外）可维持较长时间的麻醉状态；手术和实验过程中不需要专人管理麻醉；而且麻醉过程比较平稳，动物无明显挣扎现象。缺点是：苏醒较慢。

三、各种动物的麻醉方法

小白鼠：根据需要选用吸入麻醉或注射麻醉。注射麻醉时多采用腹腔注射法。

大白鼠：多采用腹腔注射麻醉，也可用乙醚吸入麻醉。

豚鼠：可进行腹腔麻醉，也可将药液注入背部皮下。

猫：多用腹腔麻醉，也可用前肢或后肢皮下静脉注射法。

兔：多采用耳缘静脉注射麻醉。注射麻药时前 2/3 量注射可稍快，后 1/3 量要尽量缓慢，并密切注意兔的呼吸及角膜反射等的变化。在用巴比妥类麻醉时，特别要注意呼吸的变化，当呼吸由浅而快转为深而慢时，表明麻醉深度已足够，应停止继续注射。

狗：多用前肢或后肢皮下静脉注射。

四、麻醉时的注意事项

动物麻醉时要正确掌握麻醉的速度和深度，如果麻醉药使用过量，或者麻醉的速度过快，很容易出现麻醉意外而导致动物死亡。可见，对实验动物成功实施麻醉是保证实验顺利开展的关键环节。

（一）麻醉药剂量和麻醉深度的控制

不同动物个体对麻醉药的耐受性是不同的。因此，在麻醉过程中，除参照上述一般药物用量标准外，还必须密切注意动物的状态，以决定麻醉药的用量。麻醉的深浅可根据呼吸的深度和快慢、角膜反射的灵敏度、四肢及腹壁肌肉的紧张性以及皮肤夹捏反应等进行判断。当呼吸突然变深变慢、角膜反射的灵敏度明显下降或消失、四肢和腹壁肌肉松弛、皮肤夹捏无明显疼痛反应时，应立即停止给药。

（二）麻醉速度的控制

除了要保证麻醉药使用剂量的精确以外，合理控制麻醉药的给药速度也是保证麻醉成功的重要因素。如果给药速度过快，则会导致对中枢神经、呼吸和循环系统的快速抑制而导致动物死亡。麻醉速度过慢则会导致诱导时间过长影响麻醉效果的判断。因此合理控制麻醉给药的速度非常重要。一般来说，麻醉药静脉注射的速度应坚持先快后慢的原则，在刚开始给药时速度适当放快可以缩短诱导时间，使动物很快进入浅麻醉状态，并且一般不会导致麻醉过量。在麻醉后三分之一阶段，应明显放慢给药速度，一边给药一边密切观察动物的反应，包括动物呼吸的深度和快慢、角膜反射的灵敏度、四肢及腹壁肌肉的紧张性以及皮肤夹捏反应等，避免动物因麻醉过深而死亡。

（三）麻醉药追加的控制

如果实验持续时间过长，动物在实验结束前可能会表现出苏醒或者浅麻醉的状态，这时需要及时补充麻醉药。但是在追加麻醉药时一定要特别谨慎，严格控制追加的药物剂量，一次追加注射的麻醉药剂量不宜超过总量的1/5。

五、动物麻醉过深时的抢救

动物麻醉过深时，最常观察到的是呼吸极慢甚至停止，但仍有心跳。此时首要的处理措施是立即进行人工呼吸。可用手有节奏地压迫和放松胸廓，或推压腹腔脏器使膈上下移动，以保证肺通气。与此同时，迅速作气管切开并插入气管套管，连接人工呼吸机以代替徒手人工呼吸，直至主动呼吸恢复。还可给予苏醒剂以促恢复。常用的苏醒剂有咖啡因（1mg/kg 体重）、尼可刹米（2～5mg/kg 体重）和山梗茶碱（0.3～1mg/kg 体重）等。心脏停搏时应进行心脏按压，注射温热生理盐水和肾上腺素。动物麻醉意外的抢救只是一种补救措施，不能保证所有的动物都能抢救成功，因此在动物麻醉过程中，我们应该谨慎操作，防止出现由于麻醉过快或者过深导致的动物死亡。

（武玉清）

第二节　实验药物的剂量换算方法

一、人和不同动物之间的剂量换算方法

药物在人和不同动物体内可以发挥相似的效应，但在不同动物体内产生相同效应所需要的药物剂量却是不同的。一般来讲，动物的体重和体表面积越大，所需要的药物就越多，但是单位体重的给药剂量却是越小的。我们通常可以通过不同动物之间按照体表面积计算等效剂量的系数来换算一种动物到另一种动物的给药剂量。下表是人和各种常用实验动物之间按照体表面积折算等效剂量的系数（表3-1）。

表3-1 人和各种常用实验动物之间按照体表面积折算等效剂量的系数

	小鼠 (20g)	大鼠 (200g)	豚鼠 (400g)	兔 (1.5kg)	猫 (2.0kg)	猴 (4.0kg)	狗 (12kg)	人 (70kg)
小鼠	1.0	7.0	12.25	27.8	29.7	64.1	124.2	387.9
大鼠	0.14	1.0	1.74	3.9	4.2	9.2	17.8	56.0
豚鼠	0.08	0.57	1.0	2.25	2.4	5.2	10.2	31.5
兔	0.04	0.25	0.44	1.0	1.08	2.4	4.5	14.2
猫	0.03	0.23	0.41	0.92	1.0	2.2	4.1	13.0
猴	0.016	0.11	0.19	0.42	0.45	1.0	1.9	6.1
狗	0.008	0.06	0.10	0.22	0.23	0.52	1.0	3.1
人	0.002 6	0.018	0.031	0.07	0.078	0.06	0.32	1.0

例如，A药对于人的临床有效用药剂量是10mg/kg，那么大鼠的等效剂量大约是多少呢？我们可以根据人和大鼠之间按照体表面积折算等效剂量的系数来计算大鼠的等效剂量。

大鼠的A药等效剂量=10mg/kg×70kg×0.018÷0.2kg=63mg/kg

上式计算的结果表明，10mg/kg剂量的A药在人体内产生的药效与63mg/kg剂量的A药在大鼠体内产生的效应是大致相等的。换句话说70kg体重的人使用700mg的A药与200g体重的大鼠使用12.6mg的A药产生的药理效应是大致相等的。因此，利用人和动物之间按照体表面积折算等效剂量的系数，我们可以换算出人和各种动物的等效剂量。

二、药物配制浓度、给药剂量和给药容积的相互换算

药物在使用前常常被配制成一定浓度的溶液形式，然后按照给药剂量通过一定的给药方式给予实验动物一定体积的药物溶液。药物的浓度以百分数来表示，例如0.9%的氯化钠溶液，是指100ml溶液中含有0.9g的氯化钠。给药剂量以mg/kg为单位，例如A药的给药剂量是5mg/kg，是指每公斤体重给予5mg的A药。给药体积是指每公斤体重给予多少毫升的药物溶液。根据这三个指标的任意两个则可以计算出另一个指标的数值。

【例3-1】 体重为3kg的家兔，准备按照15mg/kg的剂量灌胃给予药物红霉素，药物已经配制成0.5%的溶液形式，那么家兔的单位体重给药体积是多少？该家兔共计需要给予多少毫升的药物溶液？

药物红霉素的溶液浓度=0.5%=0.5g/100ml=500mg/100ml=5mg/ml

家兔的给药剂量=15mg/kg

家兔的单位体重给药体积=15mg/kg÷5mg/ml=3ml/kg

家兔共计需要给药体积=3ml/kg×3kg=9ml

【例3-2】 体重为3kg的家兔，准备按照15mg/kg的剂量和15ml/kg的给药体积灌胃给予药物红霉素，那么药物红霉素需要配制成的溶液浓度是多少？该家兔共计需要给予多少毫升的药物溶液？

家兔的给药剂量=15mg/kg

家兔的单位体重给药体积=15ml/kg

药物红霉素的溶液浓度=15mg/kg÷15ml/kg=1mg/1ml=100mg/100ml=0.1g/100ml=0.1%

家兔共计需要给药体积=15ml/kg×3kg=45ml

【例3-3】 体重为3kg的家兔,准备按照15ml/kg的给药体积灌胃给予0.2%的药物红霉素溶液,那么家兔的药物红霉素给药剂量是多少? 该家兔共计需要给予多少毫升的药物溶液?

药物红霉素的溶液浓度=0.2%=0.2g/100ml=200mg/100ml=2mg/ml

家兔的单位体重给药体积=15ml/kg

家兔的给药剂量=15ml/kg×2mg/ml=30mg/kg

家兔共计需要给药体积=15ml/kg×3kg=45ml

(武玉清)

第三节 实验药物的配制与保存

麻醉试剂和化学试剂是麻醉基础教学实验室的重要组成部分,药品的质量、准确的配制、合理的存放以及正确的发放是教学实验取得预期效果的重要保证。配制试剂应当选择标准的用具,应在专用的通风良好的有防护措施的位置进行,需要低温保存的药品须按要求放入所需的环境(低温冰箱),避光保存的药品均应按要求用棕色容器(瓶)保存,或用深色纸包裹,配制的试剂每天使用后放回原位,配制时,按保质期和使用量的需要进行,进入实验室的工作人员和学生均应遵守实验室的药品管理制度。

以下是实验室常用试剂的配制与保存方法,见表3-2和表3-3。

一、化学试剂的配制与保存

表3-2 任氏液配制

名称	用量	用量	用量	用量	用量
NaCl	6.5g	13g	19.5g	32.5g	65g
10%KCl	1.4ml(0.14g)	2.8ml(0.28g)	4.2ml(0.42g)	7ml(0.7g)	14ml(1.4g)
5%NaH$_2$PO$_4$·2H$_2$O	0.26ml(0.013g)	0.52ml(0.026g)	0.78ml(0.039g)	1.3ml(0.065g)	2.6ml(0.13g)
5%NaHCO$_3$	4ml(0.2g)	8ml(0.4g)	12ml(0.6g)	20ml(1g)	40ml(2g)
10%CaCl$_2$	1.2ml(0.12g)	2.4ml(0.24g)	3.6ml(0.36g)	6ml(0.6g)	12ml(1.2g)
C$_6$H$_{12}$O$_6$	2g	4g	6g	10g	20g
H$_2$O	至1 000ml	至2 000ml	至3 000ml	至5 000ml	至10 000ml

表3-3 低钠任氏液配制

名称	用量	用量	用量	用量	用量
NaCl	3g	6g	9g	15g	30g
10%KCl	1.4ml(0.14g)	2.8ml(0.28g)	4.2ml(0.42g)	7ml(0.7g)	14ml(1.4g)
5%NaH$_2$PO$_4$·2H$_2$O	0.13ml (0.006 5g)	0.26ml (0.013g)	0.39ml (0.019 5g)	0.65ml (0.032 5g)	1.3ml (0.065g)
5%NaHCO$_3$	4ml(0.2g)	8ml(0.4g)	12ml(0.6g)	20ml(1g)	40ml(2g)
10%CaCl$_2$	1.2ml(0.12g)	2.4ml(0.24g)	3.6ml(0.36g)	6ml(0.6g)	12ml(1.2g)
C$_6$H$_{12}$O$_6$	2g	4g	6g	10g	20g
H$_2$O	至1 000ml	至2 000ml	至3 000ml	至5 000ml	至10 000ml

备注：

加入 $CaCl_2$ 时，必须将 $CaCl_2$ 单独溶解充分稀释后，再与含其他成分的溶液边搅拌边混合，否则可能导致混浊和沉淀。

$C_6H_{12}O_6$ 加或不加均可，也可在临用前加入，以免长时间存放滋生细菌产生絮状物。

任氏液 4℃保存。

生理盐水（0.9%NaCl）：称取 0.9g 氯化钠，用去离子水溶解后稀释到 100ml，用量大时，溶质和溶液同比例扩大。常温保存。

0.65%NaCl：称取原料药氯化钠 0.65g，用去离子水溶解后稀释到 100ml。常温保存。

1%KCl：称取原料药氯化钾 1g，用去离子水溶解后稀释到 100ml。常温保存。

3%CaCl：称取原料药无水氯化钙 3g，用去离子水溶解后稀释到 100ml。常温保存。

3% 乳酸：用移液管吸取乳酸原液（≥85% 含量）3.53ml，用去离子水稀释到 100ml。乳酸溶液放置一段时间易产生菌斑，注意使用时间，遮光，密闭保存。

1.5% 乳酸：量取 3% 乳酸溶液稀释一倍即可。乳酸溶液放置一段时间易产生菌斑，注意使用时间，遮光，密闭保存。

20% 葡萄糖：称取原料药葡萄糖 20g，用去离子水溶解后稀释到 100ml，用量大时，溶质和溶液同比例扩大。葡萄糖溶液放置一段时间易产生絮状物，注意使用时间，常温保存。

二、药用试剂的配制与保存

0.5% 肝素生理盐水：取原料药肝素钠（1g）1 瓶，用生理盐水溶解后稀释到 200ml，用量大时，溶质和溶液同比例扩大。肝素钠不宜用葡萄糖水（pH＝5）稀释，易产生浑浊、变色和失效。避光，低温保存。

0.01% 乙酰胆碱：称取 10mg 氯化乙酰胆碱，用生理盐水溶解后稀释到 100ml，乙酰胆碱水溶液不稳定，要现用现配，但在 pH 为 4 的溶液中比较稳定。可以用 5%NaH_2PO_4 溶液配成 0.1% 的氯化乙酰胆碱贮存液，密封后放冰箱保存，可保持药效 1 年左右。临用时用生理盐水稀释至所需浓度。避光，低温保存。

0.01% 去甲肾上腺素：取原液针剂重酒石酸去甲肾上腺素（1ml：2mg）1 支，用 5% 葡萄糖溶液稀释到 20ml。现用现配，避光，密闭，在阴凉处保存（不超过 20℃）。

0.01% 肾上腺素：取原液针剂盐酸肾上腺素（1ml：1mg）2 支，用 5% 葡萄糖溶液稀释到 20ml。现用现配，避光，密闭，在阴凉处保存（不超过 20℃）。

0.01% 异丙肾上腺素：取原液针剂盐酸异丙肾上腺素（2ml：1mg）2 支，用 5% 葡萄糖溶液稀释到 20ml。现用现配，避光，密闭，在阴凉处保存（不超过 20℃）。

1% 酚妥拉明：用原液针剂甲磺酸酚妥拉明（1ml：10mg）。避光，密闭保存。

0.5% 普萘洛尔：称取原料药盐酸普萘洛尔 0.5g，用生理盐水溶解后稀释到 100ml。遮光，密闭，常温保存。

1% 呋塞米：用原液针剂呋塞米（2ml：20mg）。避光，密闭保存。

垂体后叶注射液（5 单位 /1ml）：取原液针剂垂体后叶注射液（6 单位 /1ml）10 支，用生理盐水稀释到 12ml。密闭，遮光，在冷处（2～10℃）保存。

6% 阿司匹林：称取原料药阿司匹林 6g，用生理盐水 100ml 溶解后，水浴箱加热到适宜温度，成悬浊液。常温保存。

0.04% 纳洛酮：用原液针剂盐酸纳洛酮（1ml：0.4mg）。密闭，在阴凉处保存（不超过20℃）。

0.5% 阿托品：称取原料药硫酸阿托品 0.5g，用生理盐水溶解后稀释到 100ml。密闭保存。

0.05% 阿托品：用原液针剂硫酸阿托品（1ml：0.5mg）。密闭保存。

0.05% 新斯的明：用原液针剂甲硫酸新斯的明（2ml：1mg）。遮光，密闭保存。

三、局麻药的配制与保存

2% 利多卡因：用原液针剂盐酸利多卡因（5ml：0.1g）。密闭保存。

0.9% 利多卡因：取原液针剂盐酸利多卡因（20ml：0.4g）1 支，用生理盐水稀释到44.44ml。密闭保存。

0.9% 普鲁卡因：取原液针剂盐酸普鲁卡因（2ml：40mg）10 支，用生理盐水稀释到44.44ml。遮光，密闭保存。

0.9% 罗哌卡因：用原液针剂甲磺酸罗哌卡因（10ml：89.4mg）。遮光，密闭保存。

四、全麻药的配制与保存

25% 乌来糖：称取原料药乌来糖 25g，用生理盐水溶解后稀释到 100ml，用量大时，溶质和溶液同比例扩大。避光、4℃保存。

3% 戊巴比妥钠：称取原料药戊巴比妥钠 3g，用生理盐水溶解后稀释到 100ml，用量大时，溶质和溶液同比例扩大。低温保存。

1.14% 氯胺酮：取原液针剂盐酸氯胺酮（2ml：0.1g）4ml，用生理盐水稀释到 17.54ml。密闭保存。

0.8% 氯胺酮：取原液针剂盐酸氯胺酮（2ml：0.1g）4ml，用生理盐水稀释到 25ml。密闭保存。

0.56% 氯胺酮：取原液针剂盐酸氯胺酮（2ml：0.1g）4ml，用生理盐水稀释到 35.71ml。密闭保存。

0.39% 氯胺酮：取原液针剂盐酸氯胺酮（2ml：0.1g）4ml，用生理盐水稀释到 51.28ml。密闭保存。

0.27% 氯胺酮：取原液针剂盐酸氯胺酮（2ml：0.1g）2ml，用生理盐水稀释到 37.04ml。密闭保存。

0.19% 氯胺酮：取原液针剂盐酸氯胺酮（2ml：0.1g）2ml，用生理盐水稀释到 52.63ml。密闭保存。

五、镇静药的配制与保存

0.2% 地西泮：取原液针剂地西泮（2ml：10mg）6 支，用生理盐水稀释到 30ml（微混）。遮光，密闭保存。

六、镇痛药的配制与保存

1% 吗啡：用原液针剂盐酸吗啡（1ml：10mg）。遮光，密闭保存。

0.1% 吗啡：取原液针剂盐酸吗啡（1ml∶10mg）4 支，用生理盐水稀释到 40ml。遮光，密闭保存。

（郭忠民）

第四节 实验动物的给药方式

一、经口给药法

（一）灌胃法

1. 小鼠灌胃法 左手拇指和示指捏住小鼠颈背部皮肤，无名指或小指将尾部紧压在手掌上，使小鼠腹部向上。右手持灌胃针头（1～2ml 注射器上连接以由 7 号注射针头尖端磨钝后稍加弯曲制成的灌针头或特制的铜头或铝头灌胃针），灌胃针长 4～5cm，直径约 1mm。操作时，经口角将灌胃管插入口腔。用胃管轻压小鼠头部，使口腔和食管成一直线，再将胃管前端插入约到达膈肌水平（体重 20g 左右的小鼠），此时可稍感有抵抗。如此时动物无呼吸异常，即可将药注入，如遇阻力或动物憋气时则应抽出重插。如误插入气管时可引起动物立即死亡。药液注完后轻轻退出胃管（图 3-2）。

操作时宜轻柔、细致，切忌粗暴，以防损伤食管及膈肌。小鼠以及其他动物一次性不同方式给药最大耐受量见表 3-4。

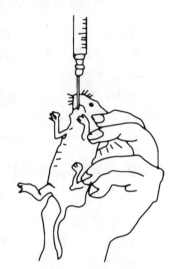

图 3-2 小鼠灌胃法

表 3-4 不同种类实验动物一次性给药最大耐受量（单位：ml）

种类	灌胃	皮下注射	肌内注射	腹腔注射	静脉注射
小鼠	0.9	1.5	0.2	1	0.8
大鼠	5.0	5.0	0.5	2	4.0
兔	200	10	2.0	5	10
猴	300	50	3.0	10	20
犬	500	100	4.0	—	100

2. 大鼠灌胃法 一只手的拇指和中指分别放到大鼠的左右腋上，示指放于颈部，使大鼠伸开两前肢，握住动物。灌胃法与小鼠相似。采用的灌胃管长约 6～8cm，直径约为 1.2mm，尖端呈球状。插管时注意判断灌胃针是落入气管还是食管，为防止插入气管，应先抽回注射器针栓，无空气抽回说明不在气管内即可注药。如遇阻力或动物憋气时则应抽出重插。一次药量可注射 1ml/100g 体重。

3. 豚鼠灌胃法 助手以左手从动物背部把后肢伸开，握住腰部和双后肢，用右手拇、示指夹持两前肢。术者右手持灌胃管沿豚鼠上腭壁滑行，插入食管，轻轻向前推进插入胃内。插管时亦可用木制或竹制的开口器，将导尿管穿过开口器中心的小孔插入胃内。插管完毕后，先回抽注射器针栓，无空气抽出时，再慢慢推注药液；如有空气抽回，说明插入气管，应拔出重插。药物注完后再注入生理盐水 2ml，冲净管内残存药物。当拔出插管时，应捏住导尿管的开口端,慢慢抽出,当抽到近咽喉部时应快速抽出,以防残留的液体进入咽喉部,使动物吸入、呛坏动物。

4. **兔灌胃法** 用兔固定箱,可一人操作。右手将开口器固定于兔口中,左手将导尿管经开口器中央小孔插入。如无固定箱,则需两人协作进行,一人坐好,腿上垫好围裙,将兔的两后肢夹于两腿间,左手抓住双耳,固定其头部,右手抓住其两前肢。另一人将开口器横放于兔口中,将兔舌压在开口器下面。此时助手的双手应将兔耳、开口器和两前肢同时固定好,另一人将导尿管自开口器中央的小孔插入,慢慢沿兔口腔上腭壁插入食管约15~18cm。插管完毕将胃管的外口端放入水杯中,切忌伸入水过深。如有气泡从胃管逸出,说明不在食管内而是在气管内,应拔出来重插。如无气泡逸出,则可将药推入,并以少量清水冲洗胃管,胃管最后的拔出同豚鼠。

(二)喂食法

可以将药物掺入动物的食物中,伴随动物的进食而进入体内。这种给药方法需要计算动物每天的进食量,保证掺入药物的食物能够被动物完全摄入体内。喂食法给药方便、安全,但不适合首过消除较大的药物。

二、注射给药法

(一)皮下注射

1. **小鼠皮下注射** 通常在背部皮下注射,注射时以左手拇指和中指将小鼠颈背部皮肤轻轻提起,示指轻按其皮肤,使其形成一个三角形小窝,右手持注射器从三角窝下部刺入皮下,轻轻摆动针头,如易摆动时则表明针尖在皮下,此刻可将药液注入。针头拔出后,以左手在针刺部位轻轻捏住皮肤片刻,以防药液流出。大批动物注射时,可将小鼠放在鼠笼盖或粗糙平面上,左手拉住尾部,小鼠自然向前爬动,此时右手持针迅速刺入背部皮下,推注药液。

2. **大鼠皮下注射** 注射部位可在背部或后肢外侧皮下,操作时轻轻提起注射部位皮肤,将注射针头刺入皮下,一次注射量为<1ml/100g体重。

3. **豚鼠皮下注射** 部位可选用两肢内侧、背部、肩部等皮下脂肪少的部位,通常在大腿内侧。注射针头与皮肤呈45°角的方向刺入皮下,确定针头在皮下推入药液,拔出针头后,拇指轻压注药部位片刻。

4. **兔皮下注射法** 参照小鼠皮下注射法。

(二)腹腔注射法

1. **小鼠腹腔注射** 左手固定动物,使腹部向上,头呈低位。右手持注射器,在小鼠左侧下腹部刺入皮下,沿皮下向前推进3~5mm,然后刺入腹腔。此时有抵抗力消失之感觉,这时在针头保持不动的状态下推入药液。一次可注射量为0.1~0.2ml/10g体重。应注意切勿使针头向上注射,以防针头刺伤内脏(图3-3)。

2. **大鼠、豚鼠、兔、猫等的腹腔注射** 皆可参照小鼠腹腔注射法。但应注意家兔与猫在腹白线

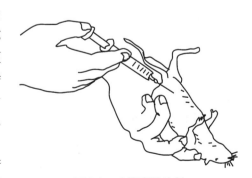

图3-3 小鼠腹腔注射

两侧注射,应离腹白线约 1cm 处进针。

(三)肌内注射法

1. 小鼠、大鼠、豚鼠肌内注射   一般因肌肉少,不做肌内注射,如需要时,可将动物固定后,一手拉直动物左或右侧后肢,将针头刺入后肢大腿外侧肌肉内,用 5～7 号针头,小鼠一次注射量不超过 0.1ml/只。

2. 兔肌内注射   固定动物,右手持注射器,令其与肌肉呈 60° 角一次刺入肌肉中,先抽回针栓,视无回血时将药液注入,注射后轻轻按摩注射部位,帮助药液吸收。

(四)静脉注射法

1. 小鼠、大鼠   多采用尾静脉注射,先将动物固定于固定器内(可采用筒底有小口的玻璃筒、金属或铁丝网笼)。将全部尾巴在外面,以右手示指轻轻弹尾尖部,必要时可用 45～50℃ 的温水浸泡尾部或用 75% 酒精擦尾部,使全部血管扩张充血、表皮角质软化。以拇指与示指捏住尾部两侧,尾静脉充盈更明显,以无名指和小指夹持尾尖部,中指从下托起尾巴固定之。用 4 号针头,令针头与尾部呈 30 度角刺入静脉,推动药液无阻力、且可见沿静脉血管出现一条白线说明在血管内,可注药。如遇到阻力较大,皮下发白且有隆起时,说明不在静脉内,需拔出针头重新穿刺。注射完毕后,拔出针头,轻按注射部位止血。一般选择尾两侧静脉,并宜从尾尖端开始,渐向尾根部移动,以备反复应用。一次注射量为 0.05～0.1ml/10g 体重。大鼠亦可舌下静脉注射或把大鼠麻醉后,切开其大腿内侧皮肤进行股静脉注射,亦可颈外静脉注射。

2. 豚鼠   可选用多部位的静脉注射,如前肢皮下头静脉、后肢小隐静脉、耳壳静脉或雄鼠的阴茎静脉,偶可心内注射。

一般前肢皮下头静脉穿刺易成功。也可先将后肢皮肤切开,暴露胫前静脉,直接穿刺注射,注射量不超过 2ml。

3. 家兔   家兔静脉注射一般采用耳缘静脉。耳缘静脉沿耳背后缘走行,较粗,剪除其表面皮肤上的毛并用水湿润局部,血管即显现出来。注射前可先轻弹或揉擦耳尖部并用手指轻压耳根部,刺入静脉(第一次进针点要尽可能靠远心端,以便为以后的进针留有余地)后顺着血管平行方向深入 1cm,放松对耳根处血管的压迫,左手拇指和示指移至针头刺入部位,将针头与兔耳固定,进行药物注射。若注射阻力较大或出现局部肿胀,说明针头没有刺入静脉,应立即拔出针头,在原注射点的近心段重新刺入。注射完毕,拔出针头,用棉球压住针刺孔,以免出血。若实验过程中需补充麻醉药或静脉给药,也可不拔出针头,而用动脉夹将针头与兔耳固定,只拔下注射器筒,用一根与针头内径吻合且长短适宜的针芯(可用针灸针代替)插入针头小管内,防止血液流失,以备下次注射时使用。

4. 狗   抓取狗时,要用特制的钳式长柄夹夹住狗颈部,将它压倒在地,由助手将其固定好,剪去前肢或后肢皮下静脉部位的被毛,前肢多取内侧的头静脉,后肢多取外侧面的小隐静脉,静脉注射麻醉药或实验药物。

(五)淋巴囊注射法

蛙类常用淋巴囊给药。它们有数个淋巴囊,该处注射药物易吸收。一般多用腹淋巴囊作为注射部位,将针头先经蛙后肢上端刺入,经大腿肌肉层,再刺入腹壁皮下腹淋巴囊内,然后注入药液。这种注射方法可防止拔出针头后药液外溢。注射量为 0.25～1.0ml/只。

（六）鞘内注射法

鞘内注射给药是通过腰穿将药物直接注入蛛网膜下腔，从而使药物弥散在脑脊液中，4～6h 即可到达脑底表面蛛网膜下腔各脑池中，整个脑室系统很快达到有效的血药浓度。鞘内给药可使药物避开血 - 脑屏障，是一种较好的给药途径和治疗颅内感染的方法。如果短期内需要连续多次给药，可以进行鞘内置管，经过留置管进行多次给药。

（七）脑立体定位注射法

大脑是所有器官中最复杂的一部分，结构上分为很多区域和核团，在需要对某个特定核团进行研究的时候就需要通过立体定位技术对其进行精确定位和操作。立体定位技术（stereotactic technique）是一种能够精确确定脑结构特定位置的技术，常用于神经科学实验研究和脑神经外科手术。某些颅外标记与颅内结构具有相对固定的位置关系，如：前囟（bregma）位于冠状缝和矢状缝的交接处，人字缝尖（lambda）位于后囟人字缝与矢状缝交会点。在研究脑与行为的实验中，经常需要对动物脑内的某些部位或结构进行刺激、损毁或注射某种药物，一般借助脑立体定位图谱，在规定的参照坐标系中确定要研究或手术的位置，然后使用立体定位仪按脑图谱提供的参数将微电极或导管精准插入特定的部位。

（武玉清）

第四章　麻醉机能实验学教学要求及规范

第一节　验证性实验教学要求及规范、实验报告的撰写

一、验证性实验

验证性实验是指学生根据实验教材在实验室内进行独立操作，通过对实验现象的观察与对实验结果的分析来验证新知识，同时训练操作技能的实验。验证性实验在实验教学中起着基础支撑和桥梁作用，是实验教学的重要组成部分。通过验证某种理论或假说，培养学生的实验基础能力，使学生获得特定的操作技能，并在不断完善认知结构的基础上，促进智力的发展与能力的提高。其强调科学理论或内容的演示和证明，注重探究的结果以及对结果的了解和掌握，强调操作和观察等实验技能的基础训练。为了保证验证性实验的教学质量，需要落实以下几方面的问题。

（一）合理制订实验教学大纲

教学管理单位应该根据专业人才培养的要求，充分发挥验证性实验在人才培养上的基础作用，在师资、课时、场地、设备和材料配置上提供满足其良好运行的条件保障。

（二）转变教师的实验教学理念与行为

教师是实验教学的具体组织者和实施者，教师应根据验证性实验教学的目标，建立与验证性实验内涵特点和要求同步的教学意识，采取针对性的教学行为，保证验证性实验教学的质量。在开课前应进行预实验，把握实验结果和基本理论之间的关系；在指导学生实验的过程中，注意培养学生理解和掌握专业理论的能力、按照要求完成实验的操作能力，使学生具有较扎实的实验基础能力、尽快形成良好的科学素养和学习习惯。

（三）明确学生进行验证性实验的基本要求

根据验证性实验的特点和要求，学生在进行验证性实验时必须满足以下要求：基本掌握与实验相关的专业基础理论，以及专业基础理论的临床应用情况；清楚预期结果，掌握该实验结果和专业理论的关系；了解实验仪器设备的基本操作、实验材料的性能和注意事项；熟悉实验操作步骤；实验前、中、后认真思考和提出问题；高质量完成实验报告。

二、实验报告

实验中应对实验的条件、实验结果、有可能出现的异常现象等进行客观详尽的记录。实验记录的结果必须进行整理和分析，以揭示其变化的规律性，探索这些自然规律的成因。

实验中得到的结果数据，一般叫作原始资料，可分两大类：一类是计量资料，可从测量仪器中读出，也可通过测量所描记的曲线而得到，用数值大小来表示某种变化的程度，例如血压值、呼吸频率、尿量、血流量等；另一类是计数材料，是清点数目所得到的结果，例如动物实验中记录动物存活或死亡数目等。实验中还必须注意记录对照资料。为了使实验数值更明确可靠，往往需要有一定数量标本的结果，并进行统计学处理，找出其规律性，关于统计方法可以参阅本书第二十三章或其他参考书。

每次验证性实验结束后，均应在专用的报告单上写出实验报告。实验报告的书写是一项重要的基本技能训练，可以初步培养和训练逻辑归纳能力、综合分析能力、文字表达能力，是进行科学论文写作的基础。参加实验的每位学生均应及时、认真地书写实验报告，要求内容实事求是、分析全面具体、文字简练通顺、誊写清楚整洁。

实验报告的格式和要求如下。

（一）姓名、学号、班级、组别

此项可写在实验报告本的封面。

（二）实验题目

同时注明日期、室温、湿度等信息。

（三）实验目的

要求尽可能简洁、清楚。

（四）实验对象

即本次实验使用的实验动物，并标注其性别、体重等信息。

（五）实验方法

如与实验教材相同，可省略。

（六）实验结果

应真实、完整地以图形、表格或文字叙述方式表示出来。曲线图显示指标的变化趋势形象生动、直观明了；表格使实验结果突出、清晰，便于相互比较，尤其适合于分组较多且各组观察指标一致的实验，可以使组间异同一目了然；文字叙述则通过准确的专业术语可以客观地描述实验现象和结果。在实验报告中，可任选其中一种或几种方法并用，以获得最佳效果。

如因操作失误或实验动物发生意外未能完成实验，需在实验报告中如实说明。

（七）讨论

根据相关的理论知识对所得到的实验结果进行解释和分析，要有根据，符合逻辑。如果本实验未能揭示实验结果产生的原因，则可用已知的理论知识加以必要的解释。讨论部分的书写应严肃认真，不应盲目抄袭书本或他人的实验报告，也不能由于所得到的实验结果与预期结果不符而随意取舍或者进行修改。

如果本次实验失败，应主动思考、找出失败的原因及以后实验应注意的事项。本次实验的心得也可写在此部分。

（八）结论

结论是对实验结果进行分析后得到的概念或论点，应与本实验的目的相呼应。不要罗列具体的经过或重复讨论的内容。本实验未能验证的内容不应写到结论中。结论不是实验结果的再次罗列，而是针对本次实验所能验证的概念、原则或理论的简明总结，是从实验结果中归纳出的一般性、概括性的判断,因此文字要精练、准确、严谨、客观。

（武静茹）

第二节 探索性实验教学要求及规范、论文的撰写

一、探索性实验

探索性实验指采用科学的逻辑思维配合实验学方法与技术,对拟定研究的目标或问题进行的一种有明确目的的探索性研究。

探索性实验是在借助前人工作与经验的基础上,通过对研究对象进行积极的思考与归纳,对未知因素进行大胆设计、探索研究的一种科学实验。通过探索性实验教学,学生得以初步掌握医学科学实验的基本程序和方法,从而培养学生独立进行科学研究能力是探索性实验的重要目的之一。

探索性实验是一项要求较高、难度较大的科学研究,基本程序包括:

1. 查阅文献,拟定立题报告;

2. 确定复制动物疾病模型的方法,开展有关实验前的预试工作;

3. 修正、制定实验研究方案和实验技术路线;

4. 确定实验所需的观察指标,准确、全面地记录实验结果;

5. 收集相关的实验文献资料,分析、纠偏实验工作;

6. 得出结论,撰写论文,报告实验工作等。这就要求学生对知识有一个全面了解和掌握的过程,同时更应该在合理地、综合性运用有关理论知识和实验学方法等方面多下功夫,进行必要、积极的准备。

二、探索性实验论文的撰写

探索性实验的论文书写与一般的实验报告有所不同,要求按照科研论文格式进行撰写。科研论文反映了作者的科学思维,是作者把科学实践所获得的科研成果进行总结归纳后写成的论证性文章。一篇优秀的科研论文既要求内容丰富、新颖、科学性强,又要富有理论性和实践性,且文字通顺、层次清楚、逻辑性强。

科研论文的写作格式一般包括以下内容。

（一）标题

应尽量简洁明了,并紧扣文章的主题,能够突出论文中特别有独创性、有特色的内容,使之起到画龙点睛、启迪读者兴趣的作用。能够反映研究课题的基本要素,字数最好不要超过25个字。

（二）作者与班级

按照研究过程中的贡献大小进行排名,并注明所在班级与指导教师姓名。

（三）摘要

是科研论文主要内容的简短扼要而连贯的叙述,必须将论文最新的、最具特色的内容表达出来(重点是结果和讨论部分),要有独立性和完整性。一般以第三人称的语气进行书写,按照目的、方法、结果、结论四个部分进行描述,字数以不超过350字为宜。

（四）关键词

是从论文中选出来,用以表示全文主题内容的单词或术语,一般选取 3～8 个,并标注与中文一一对应的英文关键词,每个关键词之间应留有空格以区别。

（五）前言

作为论文的开端,起纲领的作用,主要回答"为什么研究这个课题"。简要说明相关领域的研究概况和本研究的立论与宗旨,应言简意赅,字数一般在 300 字以内。

（六）材料与方法

包括动物、药品、仪器、实验分组、实验模型、实验过程、数据处理等。

（七）结果

用文字或图表表示,要求图表自明。

（八）讨论

该部分是结果的逻辑延伸,是全文的综合判断推理,是从感性认识提升到理性认识的过程,要求作者能够充分运用自己对该领域所掌握的知识,联系本课题的实践提出新见解、阐明新观点。讨论应从结果出发、紧扣题目,不宜离题发挥。能够运用一分为二的观点正确分析和评价自己工作中可能存在的不足和教训,提出今后的研究方向、结果可能的推广应用设想。

（九）参考文献

只列重要的文献,注明作者、标题、杂志或书名、出版社或发表时间、卷、期、起止页码等信息。

具体见本书"探索篇"。

（武静茹）

第二篇

验证篇

第五章　麻醉机能实验学验证性实验概述

在"验证篇",将会共同学习 48 个内容各异,经典、有趣的验证性实验。正如我们前面所提到的,医学从诞生伊始,就是从实践和科学中来,而这些验证性实验设计的目的正是为了去探索、去求证,进而证实医学书籍上的重要理论,以及在临床工作中医疗工作者们所必须遵守的医学规范。

验证篇共分为 3 个部分。

1. 通过 27 个实验帮助同学们形成对人体功能系统的深入理解,这些系统包括神经系统、循环系统、呼吸系统、消化系统、泌尿系统、血液系统和内分泌代谢系统。

2. 通过对药物代谢动力学、药物效应动力学的相关实验,让同学们对药物代谢建立感性认识,并系统学习药物在体内的作用机理及测定方法。

3. 通过 6 节共 16 个实验,包括吸入麻醉药、静脉麻醉药、局部麻醉药、镇痛药、肌肉松弛药和镇静催眠药等药物的给药方式、注意事项、作用机理及药物毒理方面的内容,为麻醉学临床工作服务。

在这 48 个实验中,同学们将接触到人体系统所涉及的经典实验,将会拥有你们毕生难忘的实践学习的欢乐时光,虽然在本书的最后一部分我们将会着重介绍实验安全及注意事项,但在这里我们必须强调实验的安全性,请务必遵守实验室的安全制度及带教老师的规章要求,这些制度及规章是来源于实践工作中的,是必要的,也完全经受得住实践的考验。现在在实验中保护好自己,未来才能在医学实践中保护好患者。

(张咏梅)

第六章　神经系统实验

实验一　刺激强度、频率和琥珀胆碱对骨骼肌收缩的影响

【实验目的】

掌握牛蛙坐骨神经-腓肠肌标本的制备方法；观察不同刺激强度和频率与骨骼肌收缩形式之间的关系，了解复合收缩的形成过程；观察琥珀酰胆碱对骨骼肌收缩功能的影响。

【实验原理】

骨骼肌具有兴奋性，受到刺激后产生动作电位，发生反应，表现为骨骼肌收缩。刚能引起收缩反应的最小刺激强度称为阈强度，该刺激称为阈刺激。不同的刺激频率可使骨骼肌出现不同的收缩形式。若刺激频率较低，刺激的间隔时间大于骨骼肌收缩期和舒张期之和时，则骨骼肌出现一连串的单收缩。若刺激频率逐渐增加，刺激间隔逐渐缩短，肌肉的收缩反应可以融合，如果后一个刺激落在前一收缩的舒张期内，则产生不完全强直收缩，收缩曲线呈锯齿状。如果后一个刺激落在前一收缩的收缩期内，肌肉处于持续的收缩状态，各次收缩可以融合而叠加，产生完全强直收缩，收缩曲线的锯齿波消失。

【实验对象】

牛蛙。

【实验器材与药品】

蛙类手术器械一套（蛙板、玻璃分针 2 支、粗剪刀、手术剪、眼科剪、镊子、探针、图钉 4 个），张力换能器，肌动器，铁支架，双凹夹，培养皿，锌铜弓，任氏液，0.01%～0.05% 琥珀酰胆碱。

【实验步骤】

（一）制备坐骨神经腓肠肌标本

1. 破坏脑和脊髓　左手握牛蛙，用示指压其头部前端使其尽量前俯。右手持探针在头后缘枕骨大孔处垂直刺入椎管，再将探针转向前方刺入颅腔，左右搅动捣毁脑组织，然后将探针退至枕骨大孔处，倒转针尖向下刺入椎管捣毁脊髓，直到牛蛙四肢松软即可。

2. 剪除躯干上部及内脏　左手抓住牛蛙脊柱，右手持粗剪刀，在骶髂关节上 1cm 处剪断脊柱。再沿脊柱两侧剪开腹壁，此时躯干上部和内脏全部下垂，剪除躯干上部和内脏。在腹侧脊柱的两旁可见到坐骨神经。

3. 剥除皮肤　左手用大镊子捏住脊柱断端（避开神经），右手捏住脊柱断端皮肤边缘，

逐步向下牵拉剥离皮肤,全部皮肤剥除后,将标本置于盛有任氏液的培养皿中。手及用过的器械用自来水冲洗干净。

4. 平分脊柱并分离两腿 用粗剪刀沿脊柱中线将脊柱剪成左右两半,再从耻骨联合中央剪开(为保证两侧坐骨神经完整,应避免剪时偏向一侧)。将已分离的两条腿分别浸入盛有任氏液的培养皿中。

5. 游离坐骨神经 取蛙腿一条,用蛙钉将标本背面向上固定于蛙板上,用玻璃分针沿脊柱游离坐骨神经腹腔部,然后循股二头肌和半膜肌之间的坐骨神经沟,纵向分离坐骨神经的大腿部分,直至腘窝胫腓神经分叉处。用玻璃分针划开梨状肌及其附近的结缔组织。将脊柱多余部分剪去,保留小块与坐骨神经相连的脊柱。用镊子夹住这小块脊柱,将坐骨神经轻轻提起,自上而下剪断坐骨神经分支,游离出坐骨神经。

6. 完成坐骨神经腓肠肌标本 在膝关节周围剪断股二头肌肌腱、半膜肌肌腱、股四头肌肌腱等大腿肌肉的肌腱,以去掉大腿全部肌肉,并用粗剪刀将股骨刮干净,在股骨的中段剪断。再在腓肠肌的跟腱处穿线结扎,在结扎处远端剪断腓肠肌肌腱,游离腓肠肌至膝关节处,轻提结扎线,将腓肠肌提起,然后在膝关节下方将小腿其余部分全部剪除(图6-1)。用浸有任氏液的锌铜弓触及坐骨神经,如腓肠肌收缩,则表明标本的机能良好。将标本放入任氏液中,待其兴奋性稳定后再进行实验。

(二)实验装置的连接与使用

1. 将张力换能器和肌动器用双凹夹固定在铁支架上,张力换能器在上,肌动器在下。

2. 将坐骨神经腓肠肌标本固定在肌动器内。标本中的股骨置于肌动器的固定孔内,坐骨神经置于肌动器的刺激电极上,腓肠肌跟腱的结扎线固定在张力换能器的弹簧片上,此连线不宜太紧或太松,并与张力换能器的弹簧片垂直(图6-2)。

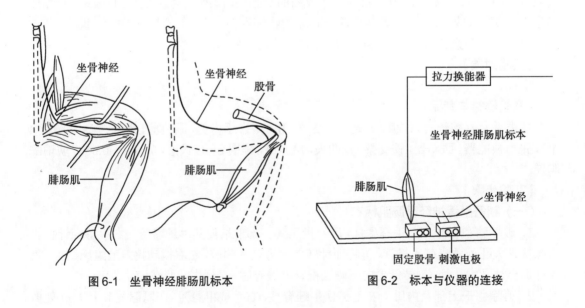

图6-1 坐骨神经腓肠肌标本   图6-2 标本与仪器的连接

3. 换能器的输出端与生物机能实验系统相连,系统的刺激输出与肌动器的刺激电极相连。

4．打开生物机能实验系统，进入"骨骼肌的单收缩和复合收缩"实验。

（三）观察项目

1．找出阈刺激、最大刺激强度　先给标本单个弱刺激，然后逐步增大刺激强度，直到刚能描记出收缩曲线时，此时的强度为阈强度。低于阈强度的刺激为阈下刺激。继续增加刺激强度，肌肉收缩曲线的幅度也逐渐增大，但当达到一定的刺激强度时，肌肉收缩曲线的幅度便不再随着刺激强度的增大而增高，此时为最大收缩反应。刚能引起最大收缩反应的刺激强度为最大刺激强度。

2．单收缩　选用最大刺激强度，将刺激频率放在单刺激或低频刺激上，描记单收缩曲线（图 6-3A，B）。

3．不完全强直收缩　增加刺激频率，可描记出呈锯齿状的不完全强直收缩曲线（图 6-3C）。

4．完全强直收缩　继续增加刺激频率，则可描记出平滑的完全强直收缩曲线（图 6-3D）。

5．琥珀酰胆碱对骨骼肌收缩的影响　用 4 号针头将浓度为 0.01%～0.05% 琥珀酰胆碱注入肌肉内（注意不要让药液渗出），电刺激神经，肌肉有何反应？将电极直接置于肌肉表面进行电刺激，肌肉有何反应？为什么？

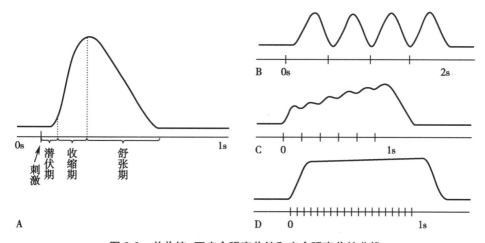

图 6-3　单收缩、不完全强直收缩和完全强直收缩曲线

A 单收缩；B 刺激频率 2Hz；C 收缩的总和（刺激频率 6Hz）；D 强直收缩（刺激频率 20Hz）。

【注意事项】

1．剥皮后须将手及用过的器械洗净，再进行下一步操作。

2．用玻璃分针去除神经周围的结缔组织，避免用力牵拉神经或用金属器械夹捏神经，以防神经损伤。

3．标本制成后须放在任氏液中浸泡数分钟，使标本兴奋性稳定。在实验过程中也需经常用任氏液湿润标本，以免影响标本的机能。

4．每次连续刺激一般不要超过 5s，每次刺激以后必须让肌肉有一定的休息时间（0.5～1min），以防标本疲劳。

【思考题】

1．为何神经肌肉标本中肌肉收缩随刺激强度的增加而增强？

2．叙述刺激坐骨神经引起腓肠肌收缩的全过程。

3．肌肉收缩的形式有几种？分别是怎样形成的？

实验二　利多卡因对神经干复合动作电位的影响

【实验目的】

观察牛蛙坐骨神经动作电位的基本波形（包括双相和单相动作电位），了解神经纤维传导兴奋的特征；观察利多卡因对动作电位的影响。

【实验原理】

神经接受刺激兴奋时所发生的电位变化，可以用一对引导电极放置在神经表面引导出来。由于坐骨神经干内含有无数条神经纤维，因此记录到的动作电位是一大群阈值不同、传导速度不同、振幅不同的峰电位的总和曲线，称为复合动作电位。利多卡因可阻滞钠通道，从而影响动作电位并产生局部麻醉作用。

【实验对象】

牛蛙。

【实验器材与药品】

蛙类手术器械一套、屏蔽盒、液状石蜡、培养皿、滴管、烧杯 2 个、纱布、棉线、黑丝线（1 号）、任氏液、方盘、针筒（1ml）、针头（4 号）、滤纸、2% 盐酸利多卡因注射液 1 支。

【实验步骤】

（一）制备牛蛙坐骨神经干标本

1．参照实验一的步骤破坏脑脊髓，去除躯干上部及内脏，剥除皮肤及平分脊柱并分离两腿，将分离的两腿放入盛有任氏液的培养皿中。

2．游离坐骨神经：取一牛蛙腿背侧向上放置于蛙板上，用图钉固定两端（注意：勿损伤坐骨神经），用玻璃分针沿坐骨神经沟（股二头肌与半膜肌之间）找出坐骨神经，小心分离至踝关节，剪去神经干上的所有分支，然后分别结扎神经脊柱端和外周端（要尽量靠两端，使神经尽可能长），在结扎处外侧剪断神经，游离出神经干并将其浸在任氏液中使其兴奋性稳定。

（二）观察项目

1．连接实验装置　记录电极（r_1，r_1'）连接通道 1，记录电极（r_2，r_2'）连接通道 2。刺激电极（s_1、s_2）连接刺激输出。须避免连接错误或接触不良，注意地线的连接（图6-4）。

2．观察神经干动作电位波形　将神经搭在电极上（近脊柱端在刺激电极，远脊柱端在记录电极），然后选择"实验模块"中的"动作电位"选项，点击刺激按钮（强度 1V，波宽0.05ms），记录正常动作电位，观察双相动作电位的波形。

3．观察神经干动作电位的幅度　在一定范围内其幅度可随刺激强度变化而变化，记下一定波宽时的阈刺激和最大刺激强度数值。

4．观察神经干动作电位不应期　选择双脉冲刺激，并逐步调节刺激间隔，可观察不应期。

5．测量传导速度　用两个通道同时记录时可以较准确地测量神经冲动在神经干上传导的速度。根据公式 $v = s/t$ 计算。

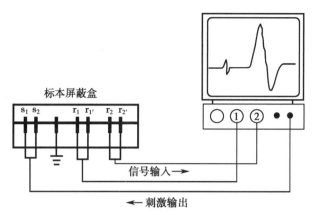

图 6-4 神经干动作电位实验装置及连接示意图

6. 观察利多卡因对神经干复合动作电位的影响　在刺激电极(s_2)与记录电极(r_1)之间滴一滴 2% 利多卡因(要在神经干上附着,以便充分作用),然后每隔 1min 刺激并记录几秒钟,直至动作电位明显减小。

7. 观察单相动作电位　恢复 15min 后,在两记录电极(r_1' 与 r_2)之间用镊子将神经夹伤,观察动作电位波形有何改变;然后在刺激电极(s_2)与记录电极(r_1)之间夹伤神经,记录动作电位(图 6-5)。

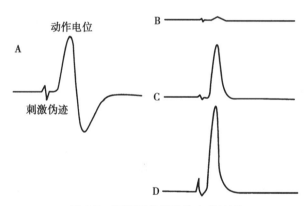

图 6-5 双相及单相动作电位波形
A. 双相动作电位;B、C、D. 单相动作电位。

【注意事项】

1. 神经干分离过程中慎勿损伤神经组织,以免影响实验效果。

2. 屏蔽盒内不要放过多的任氏液,以免电解质在刺激电极与记录电极之间形成"短路",使刺激伪迹过大。

【实验报告与思考题】

1. 绘出所观察到的动作电位波形,并说明原因。

2. 如何区别刺激伪迹与神经干动作电位?

3. 利多卡因对动作电位有何影响?为什么?

实验三　反射弧分析

【实验目的】

分析反射弧的组成部分,证明反射弧的完整性与反射活动之间的关系。

【实验原理】

反射是指在中枢神经系统参与下,机体对内、外环境刺激发生的规律性适应性的应答反应,其结构基础是反射弧。反射弧中任何一个组成部分的解剖结构和生理完整性遭到破坏,反射活动就无法进行。

【实验对象】

牛蛙。

【实验器材和药品】

蛙类手术器械一套、培养皿、滴管、烧杯(250ml、500ml 各一)、纱布、滤纸片、肌夹、双凹夹、铁支架、棉球、3% 硫酸溶液。

【实验步骤】

(一)实验准备

1. 制备脊髓动物:取牛蛙一只,用粗剪刀稍剪开两侧口角,然后将剪刀插入剪开的口角,在平枕骨大孔处剪去头颅(下颌不要剪掉),并在断端放置棉球压迫止血。

2. 用肌夹夹住牛蛙的下颌,悬挂在铁支架上,稳定 10min。

(二)观察项目

1. 用培养皿盛 3% 硫酸 1~2ml,分别刺激两后肢的趾端,观察其反射活动(特别注意大腿和小腿的活动方式)。出现反射后,立即用清水洗去硫酸并擦干。

2. 将浸有 3% 硫酸的滤纸放于牛蛙的腹部皮肤上,观察其反射活动,注意观察小腿与足趾的活动方式。然后立即用清水洗去硫酸并擦干。

3. 在右下肢小腿腓肠肌中部,沿皮肤作环行切口,撕去小腿以下皮肤(去除皮肤要完全)。再用 3% 硫酸刺激该侧足趾,观察有无反射活动,然后用清水洗去硫酸并擦干。

4. 将已制备好的脊髓动物俯卧固定在蛙板上。在左大腿后内侧做一纵形皮肤切口,用玻璃分针在股二头肌和半膜肌之间的坐骨神经沟内找出坐骨神经,将其高位剪断。然后再将牛蛙悬挂在铁支架上,待其安静后重复步骤 2,观察左大腿与左小腿的活动方式。

5. 用 3% 硫酸刺激左足趾,观察有无反射活动。试说明步骤 4、5 影响了反射弧的哪个环节。

6. 用剪刀将右下肢的胫前肌群及腓肠肌剪断,使其与胫骨分离。再重复步骤 2,观察右下肢小腿与足趾的活动。此步骤说明破坏了反射弧的哪个环节?

7. 用金属探针插入椎管捣毁脊髓后,再用硫酸分别刺激牛蛙腹部皮肤,观察有无反射活动。此步骤说明反射弧的哪个环节被破坏?

【实验结果】

将实验结果记入表 6-1。

表 6-1　牛蛙在不同条件下对不同部位刺激的反应

部位		脊髓			去除右下肢皮肤	切断左侧坐骨神经		切断右下肢小腿肌群	捣毁脊髓
		左趾	右趾	腹部	右趾	腹部	左趾	腹部	腹部
左下肢	大腿								
	小腿								
	足趾								
右下肢	大腿								
	小腿								
	足趾								

【注意事项】

1．离断颅脑部位要适当，太高可能保留部分脑组织而出现自主活动，太低则可能影响反射活动的引出。

2．每次刺激后，应立即用清水洗去皮肤上残存的硫酸并用纱布擦干，以保护皮肤并防止冲淡硫酸溶液。

3．坐骨神经的剪断部位应尽量靠近大腿根部。

4．注意动物保温，适当调节室温。

5．入硫酸溶液的部位应限于一个趾尖。每次浸入范围应恒定，以保持刺激强度一致。

【实验报告与思考题】

1．以上结果产生的原因分别是什么？

2．请您设计一个实验，验证局麻药的感觉 - 运动分离现象。

实验四　视野测定

【测试目的】

学会视野的测定方法，了解测定视野的意义。

【测试原理】

视野是指单眼固定注视正前方一点时所能看到的空间范围。测定视野使用视野计，所测的视野用视野图纸记录后即得视野图。测定视野可了解视网膜、视觉传导通路和视觉中枢的机能。正常人的视野，鼻侧与上侧较窄小，颞侧与下侧较宽阔。有色视野较无色视野小。在同一光亮条件下，白色视野最大，其次为黄蓝色，再次为红色，绿色最小。

【测试对象】

人。

【测试器材】

视野计（图 6-6）、各色视标、视野图纸（图 6-7）、铅笔。

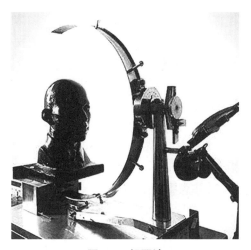

图 6-6　视野计

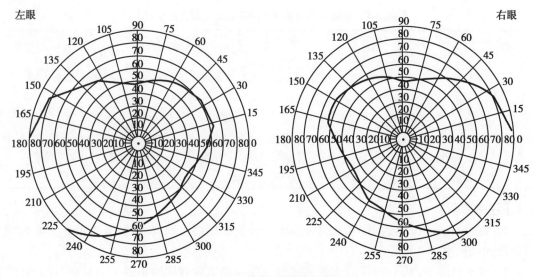

图 6-7 视野测定坐标图纸

【测试步骤】

（一）熟悉视野计的构造

弧形视野计是一个半圆弧形金属板，安在支架上，可绕水平轴作 360° 的旋转，旋转的角度可从分度盘上读出。圆弧外面有刻度，表示由该点射向视网膜周边的光线与视轴所夹的角度，视野界限就是以此角度来表示。在圆弧内面中央装有一面小镜作为目标物，其对面的支架附有托颌架与眼眶托。此外，还附有各色视标。

（二）测定视野

1. 将视野计对着充足的光线放好，受试者把下颌放在托颌架上，眼眶下缘靠在眼眶托上。调整托颌架的高度，使眼恰与弧架的中心点位于同一水平面上。先将弧架摆在水平位置，测试眼注视弧架的中心点，遮住另一眼。实验者首先选择白色视标，从周边向中央慢慢移动，随时询问受试者是否看见了视标。当受试者回答看见时，就将受试者刚能看到视标的所在点标在视野图纸的相应经纬度上。用同样方法测出对侧刚能看见的视标点，亦标在视野图纸的相应经纬度上。

2. 将弧架转动 45° 角，重复上项操作。如此继续下去，共操作 4 次，得出 8 个点。将视野图纸上的 8 个点依次连接起来，就得出白色视野的范围。

3. 按照相同的操作方法，测出红、黄、绿各色视觉的视野，分别用红、黄、绿三色在视野图纸上标出。

4. 依照同样的方法，测定另一眼的视野。

5. 在视野图纸上记下测定所得的眼与注视点间距离和视标的直径。通常前者为 33cm，后者为 3mm。

【注意事项】

1. 视野计要对着光线放好，受试者背光而坐。

2. 在实验过程中受试者略休息，避免因眼睛疲劳而影响实验结果。

3. 测试过程中受试者被测的一侧眼睛一定要固定注视弧架上的中心点，眼球不得转动,而是用余光观察视标。测颜色视野一定要看清是什么颜色的视标方为有效。

【思考题】

1. 不同颜色的视野范围有何不同?

2. 夜盲症患者的视野是否发生变化,为什么?

实验五   人体听力检查和声音的传导途径

【测试目的】

学习听力检查方法,比较空气传导和骨传导的听觉效果,了解听力检查的临床意义。

【测试原理】

声音由外界传入内耳可以通过两条途径:①气传导:声音经外耳、鼓膜、听小骨链和前庭窗传入内耳;②骨传导:声音直接作用于颅骨、耳蜗骨壁传入内耳。正常人空气传导的功效远远大于骨传导。比较声音的空气传导和骨传导两种途径的特征,是临床上鉴别神经性耳聋和传导性耳聋的方法。从一个方向传来的声音,到达两耳的时相和强度不同,据此听觉系统可辨别音源的方向。

【测试对象】

人。

【测试器材】

秒表、直尺、音叉、棉花、橡皮锤。

【测试步骤】

1. 受试者闭目静坐,测试者手持音叉柄,打击音叉臂的前1/3处,将振动之音叉先在被试者左侧、右侧及前面等方位给予声音刺激,请被试者判定音源的位置,然后再用棉花塞住一侧外耳道,重复进行试验,判断听力是否与前相同。

2. 以棉花塞紧左耳,取秒表置于受试者耳1m远处,由远移近,反复测定刚能听见秒表声的距离,即为该耳的听距。

3. 任内试验(比较同耳的空气传导和骨传导):室内保持安静,受试者取坐位,将已振动的音叉柄底端置于颞骨乳突上,待听不到声音时立即将音叉移放于外耳道口1cm处,注意是否还能听到声音。反之,将振动音叉先置于外耳道口,待听不到声音后,再将音叉柄置于乳突上,受试者是否又听到声音?

4. 韦伯试验(比较两耳的骨传导):将已振动的音叉放在前额正中发际处,让受试者区别声响偏向何侧,如感觉声响在中间,表明两耳骨传导听力相等。

5. 用棉花塞住被试者一侧外耳道,然后在此侧重复任内试验结果如何?为什么?再重复韦伯试验,出现什么现象?为什么?

【注意事项】

1. 振动音叉时不要用力过猛,可用手掌、橡皮锤敲击,切忌在坚硬物体上敲击,以免损坏音叉。

2. 将音叉置于外耳道口时,应将音叉臂的振动方向对准外耳道口。

【思考题】

1. 正常人听觉声波传导的途径与特点是什么?

2．如何根据任内试验和韦伯试验鉴别传导性耳聋和神经性耳聋？

3．听力实验的结果如表6-2，试分析之。

表6-2 听力实验结果

	正常人	传导性耳聋	神经性耳聋
任内试验	气导>骨导（阳性）	骨导>气导（阴性）	均缩短，但气导>骨导
韦伯试验	两耳相等	偏向患侧	偏向健侧

实验六 去小脑动物的观察

【实验目的】

观察小白鼠一侧小脑损伤后对肌紧张和身体平衡等躯体运动的影响，熟悉小脑对躯体活动的调节功能。

【实验原理】

小脑是调节机体姿势和躯体运动的重要中枢，它接受来自运动器官、平衡器官和大脑皮层运动区的信息，其与大脑皮层运动区、脑干网状结构、脊髓和前庭器官等有广泛联系，对大脑皮层发动的随意运动起协调作用，还可调节肌紧张和维持躯体平衡。小脑损伤后会发生躯体运动障碍，主要表现为躯体平衡失调、肌张力增强或减退及共济失调。

【实验对象】

小白鼠。

【实验器材与药品】

哺乳动物手术器械、鼠手术台、9号注射针头、棉花、200ml烧杯、乙醚。

【实验步骤】

1．观察 观察小鼠的正常活动，注意其姿势、肌张力以及运动的表现。

2．麻醉 将小白鼠罩于内含浸有乙醚棉球的倒扣烧杯中，使其麻醉，待动物呼吸变为深慢且不再有随意活动时，将其取出。

3．手术 剪除头顶部的毛，用左手拇、示指捏住头部两侧，将头固定，沿正中线切开皮肤直达耳后部。右手用刀背刮剥骨膜和颈肌，分离顶间骨上的肌肉，充分暴露顶间骨。仔细辨认小鼠颅骨的各骨缝（冠状缝、矢状缝、人字缝），透过颅骨辨认小脑的位置。右手持针在人字缝下1mm，正中线一侧旁开1~2mm处垂直刺入约3mm（图6-8），在一侧小脑范围内前后左右搅动，以破坏该侧小脑。取出针头，用棉球压迫止血。

4．观察项目 将小白鼠放在实验桌上，待其清醒后，观察动物姿势和肢体肌肉紧张度的变化，行走时有无不平衡现象，是否向一侧旋转或翻滚。

【注意事项】

1．麻醉时要密切注意动物的呼吸变化，避免麻醉

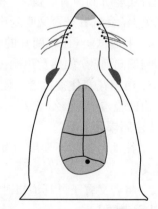

图6-8 破坏小白鼠小脑的位置示意图
小黑点为破坏小脑进针处。

过深致动物死亡。手术过程中如动物苏醒挣扎，可随时用乙醚棉球追加麻醉。

2．捣毁一侧小脑时不可刺入过深，以免伤及中脑、延髓或对侧小脑。

【思考题】

1．试述小脑对躯体运动的调节作用。

2．小脑一侧损伤后动物的姿势和躯体运动有何异常？

实验七　大脑皮层运动机能定位

【实验目的】

观察电刺激大脑皮层运动区时引起的躯体运动效应，以了解大脑皮层运动区的机能定位关系及其特点，进一步理解皮层运动区对躯体运动的调节作用。

【实验原理】

大脑皮层运动区是调节躯体运动机能的高级中枢。它通过锥体系和锥体外系下行通路，控制脑干和脊髓运动神经元的活动，从而控制肌肉运动。电刺激皮层后发生的效应在人和高等动物的中央前回最为明显，称为皮层运动区机能定位。在较低等的哺乳动物，如兔和大鼠，大脑皮层运动机能定位已具一定雏形。

【实验对象】

大鼠或家兔（雌雄不拘）。

【实验器材和药品】

电刺激器、刺激电极、哺乳类动物手术器械一套、小骨钻、小咬骨钳、3% 戊巴比妥钠、生理盐水、液状石蜡、骨蜡（或止血海绵）、纱布。

【实验方法与步骤】

1．麻醉　大鼠以 3% 戊巴比妥钠 1ml/kg 体重进行腹腔注射，兔则用 3% 戊巴比妥钠以 1ml/kg 体重从耳缘静脉注射，轻度麻醉。

2．手术　将动物俯卧位固定，将头部固定在头架上。剪去头部的毛，从眉间至枕部矢状线切开皮肤及骨膜，用刀柄向两侧剥离肌肉并刮去颅顶骨膜。用小骨钻小心钻开颅骨（图 6-9），勿伤硬脑膜。用小咬骨钳扩大创口，暴露一侧大脑表面，勿伤及矢状窦。需要时用骨蜡（或明胶海绵）止血。小镊子夹起硬脑膜并仔细剪掉暴露出大脑皮层，滴上少量温热液状石蜡，以防皮层干燥。手术完毕放松动物的头及四肢，以便观察躯体运动效应。

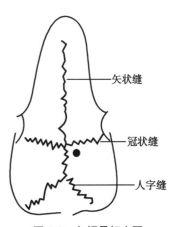

图 6-9　兔颅骨标志图

3．观察刺激皮层的效应　逐点依次刺激大脑皮层不同区域，观察躯体运动反应，并将结果标记在大脑半球示意图上（图 6-10）。刺激参数：波宽 0.1～0.2ms、电压 10～20V、频率 20～100Hz，每次刺激时间持续约 1～5s，每次刺激后休息约 1min。

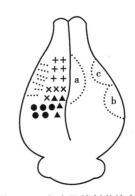

图 6-10　兔皮层的刺激效应区

【注意事项】

1．麻醉不宜过深，否则将影响刺激的效应。

2．注意止血和保护大脑皮层。

【思考题】

1．大脑皮层运动区的功能定位有哪些特点？

2．锥体系和锥体外系的作用有何不同？

（张　洋　张咏梅）

第七章 循环系统实验

实验八 氯胺酮对牛蛙心脏起搏点、期前收缩和代偿间歇的影响

【实验目的】

观察蛙心起搏点的部位以及心脏对额外刺激的反应，了解心肌有效不应期的特点。

【实验原理】

心脏具有自动节律性，能够自动地有节律地产生兴奋，引起心脏的收缩。心脏各部位的自律性高低不一，心脏活动受自律性最高部位的控制。这个控制心脏正常活动的部位在两栖类为静脉窦，在哺乳类为窦房结。

心肌每兴奋 1 次，其兴奋性就发生 1 次周期性的变化。心肌兴奋性的特点在于其有效不应期特别长，约相当于整个收缩期和舒张早期。因此，在心脏的收缩期和舒张早期内，任何强大的刺激均不能引起心肌兴奋。但在舒张早期以后，当正常起搏点的兴奋尚未到达之前，给心脏一个适宜刺激，就可能引起心肌兴奋，提前出现一次收缩，称为期前收缩。期前收缩引起的兴奋后也有一个有效不应期。正常起搏点传来的兴奋落在该有效不应期中，不能引起心肌兴奋。所以期前收缩之后，脱漏一次正常起搏点兴奋引起的收缩，出现一个较长的心脏舒张期，称为代偿间歇。

在整体情况下，氯胺酮因兴奋交感神经而兴奋心血管系统，在离体情况下则对心肌有直接抑制作用。

【实验对象】

牛蛙。

【实验器材与药品】

蛙类手术器械、铁支架、蛙心夹、刺激电极、双凹夹 2 个、任氏液、温度计、恒温水浴箱、滴管、烧杯 2 个、拉力换能器、丝线、5% 盐酸氯胺酮注射液 1 支。

【实验步骤】

（一）实验准备

1. 破坏脑脊髓　左手握住牛蛙，右手持金属探针从枕骨大孔刺入，向上左右搅动，破坏脑组织。然后把金属探针向下插入椎管，捣毁脊髓。

2. 暴露心脏　将牛蛙仰卧固定于蛙板。从剑突下将胸部皮肤向上剪开（或剪掉）后，用镊子提起剑突，于其下方剪一小口，然后紧贴胸壁剪开胸骨和左右锁骨。用镊子提起心包膜，剪开暴露心脏。

3．观察 观察并识别心脏的静脉窦、窦房沟，然后将已连接拉力换能器的蛙心夹在心室舒张期夹在心尖部，垂直吊起心脏，再将刺激电极紧贴于心室肌上（图7-1）。

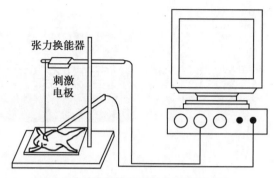

图7-1 期前收缩实验仪器连接方法

（二）观察项目

1．选择"实验模块"中的"期前收缩"，记录正常的心肌收缩曲线，分清曲线的收缩相和舒张相。

2．将刺激设定为强度 1V、波宽 0.5ms、延时 0.05ms 的单次刺激。增加刺激强度，用中等强度的单个阈上刺激分别在心室收缩期和舒张早期刺激心室，观察能否引起期前收缩。

3．用同等强度的刺激在心室舒张早期之后刺激心室，观察有无期前收缩出现。

4．刺激如能引起期前收缩，观察其后是否出现代偿间歇。

5．在蛙心静脉窦处滴加 35℃ 左右的任氏液 1 滴，观察心跳变化。

6．在心脏表面滴加 5% 的盐酸氯胺酮溶液 1～2 滴，重复以上步骤后冲洗。

7．结扎蛙心静脉窦，观察心跳变化。

8．结扎窦房沟后，观察心跳变化。

【实验报告与思考题】

1．外加刺激在什么条件下才能引起期前收缩和代偿间歇？为什么？

2．心肌兴奋后的兴奋性变化与神经、骨骼肌有何异同？

3．氯胺酮对牛蛙心脏的收缩活动有何影响？为什么？

4．在窦房沟处结扎后，心房肌和心室肌的收缩活动会发生什么变化，为什么？

5．结扎静脉窦与结扎窦房沟所引起的心跳变化不同，说明牛蛙心脏的节律中心在什么位置？

实验九 蛙 心 灌 流

【实验目的】

学习离体蛙心灌流的方法，观察理化因素的改变对心脏正常节律性活动的影响。

【实验原理】

离体心脏在模拟其内环境的条件下，可以持久地维持其生理特性，而人为改变其环境因素，则影响其生理特性。

【实验对象】

牛蛙。

【实验器材与药品】

蛙类手术器械、蛙心套管、蛙心夹、拉力换能器、双凹夹 2 个、滴管 2 支、烧杯 2 个、任氏液、丝线、低钠任氏液（其中 NaCl 为 0.3%）、0.65%NaCl、1%KCl、3%CaCl$_2$、3% 乳酸、0.1‰ 肾上腺素、0.1‰ 乙酰胆碱、铁支架、25% 羟丁酸钠注射液 1 支、低钙任氏液（所含 CaCl$_2$ 量为一般任氏液的 1/4,其他成分不变)、0.02% 毛花苷 C(或 0.1% 毒毛花苷 K 溶液)、1% 氯化钙溶液、0.25% 利多卡因。

【实验步骤】

(一)离体蛙心的制备

1.取牛蛙一只,破坏脑脊髓,仰卧固定于蛙板。剪开胸部皮肤和胸骨,打开心包,暴露心脏。用玻璃分针分离主动脉干周围的结缔组织,在其下方穿一丝线,并打一松结。

2.将心脏翻向头端,分离后腔静脉,在其下方穿一丝线并结扎(尽量向下以免损伤静脉窦)。

3.左手用镊子从扣结中拉出左心房壁,右手用眼科剪剪破心房壁约 2mm,将盛有任氏液的蛙心套管插入心室,打结(左手的镊子始终不要放开)。用滴管吸去套管内的血液,并用任氏液冲洗数次,以防血液凝固阻塞套管。然后将结扎线固定于套管的小突起上,以免蛙心套管滑出。

4.轻轻提起套管,分别于主动脉干和后腔静脉结扎点远心端剪断,将心脏游离摘出。再用滴管吸出套管内的血液,并用任氏液冲洗,使心脏和套管内无血液或血块。

5.将蛙心套管固定在铁支架上,用蛙心夹在心舒期夹住蛙心尖部,蛙心夹上的丝线连于拉力换能器上(丝线略倾斜,不要完全垂直于桌面,以防液体滴在换能器上)。

6.选择"实验模块"中的"蛙心灌流",记录正常心肌收缩曲线。

(二)观察项目

1.把套管内的任氏液全部换为 0.65%NaCl 溶液,观察心跳变化后,更换任氏液,使心跳恢复正常。

2.加入 3%CaCl$_2$ 溶液 1~2 滴,观察心跳变化后更换任氏液,使心跳恢复正常。

3.加入 1%KCl 溶液 1 滴,观察心跳变化后更换任氏液,使心跳恢复正常。

4.加入 0.01‰ 肾上腺素溶液 1 滴,观察心跳变化后更换任氏液,使心跳恢复正常。

5.加入 0.01‰ 乙酰胆碱溶液 1 滴,观察心跳变化后更换任氏液,使心跳恢复正常。

6.加入 25% 羟丁酸钠溶液 1 滴,观察心跳变化后更换任氏液,使心跳恢复正常。

7.加入 3% 乳酸溶液 1 滴,观察心跳变化后更换任氏液,使心跳恢复正常。

8.吸出任氏液,全部换上低钠任氏液,观察心跳变化后更换任氏液,使心跳恢复正常。

9.加入低钙任氏液,当心脏收缩有减弱时,向套管内加入 0.02% 毛花苷 C 0.02~0.08ml(或 0.1% 毒毛花苷 K 溶液 0.2ml),观察心跳变化后(中毒),再向套管内加入 1% 利多卡因(或加入 1% 氯化钙溶液 2~3 滴),观察心跳变化后更换任氏液,使心跳恢复正常。

【注意事项】

1.制备离体蛙心时,手术应小心,尤其不可损伤静脉窦。

2.当每种化学药物作用已明显时,应立即将套管内液体吸出来,并换任氏液灌流冲洗数次,使心脏活动恢复正常后,才能进行下项实验。若化学药物作用不明显时可再滴加。

3.滴加化学药物与调换溶液时,应及时做好标记。

4.吸任氏液和化学药物的滴管要专用,不可混淆。每次均要确保滴入套管内的溶液中,如有挂壁,用任氏液冲入。

5.心套管内液面的高度应保持恒定。

6. 在实验中以低钙任氏液灌注蛙心,使心脏的收缩减弱,可以提高心肌对强心苷的敏感性。

【实验报告与思考题】

1. 记录实验结果并说明原因。

2. 在实验过程中,心套管内的灌流液面为什么应保持一定高度?

3. 羟丁酸钠对离体牛蛙心脏的收缩活动有何影响?可能机制是什么?意义如何?

4. 低钠和高钙溶液影响心脏收缩活动的机制是什么?

实验十　人体动脉血压的测量

【测试目的】

学习并掌握间接测定人体血压的原理和方法,掌握人体肱动脉的收缩压与舒张压的正常值。

【测试原理】

通常血液在血管内顺畅流动时是没有声音的,但当外加压力使血管变窄形成血液涡流时,则可发生声音。因此,可以根据血管音的变化来测量动脉血压。测定人体动脉血压最常用的方法是使用血压计间接测量。测压时,用压脉带在上臂或手腕加压,当外加压力超过动脉的收缩压时,动脉血流完全被阻断,此时在动脉处听不到声音。当外加压力等于或稍低于动脉内的收缩压时而高于舒张压时,则在心脏收缩时,动脉内有少量血流通过。此时血液将断续通过受压迫的血管,形成涡流而发出声音。故恰好可以完全阻断血流的最小外加压力相当于收缩压。当外加压力等于或小于舒张压时,血管内血流连续通过,所发出的音调会突然降低或声音消失,此时最大管外压力相当于舒张压。

在正常情况下,人或哺乳动物的血压是通过神经和体液调节保持其相对的稳定性,即血压的稳定性是动态的,而不是静止不变的。人体的体位、运动、呼吸、温度以及大脑的思维活动等因素对血压均有一定的影响。

【测试对象】

人。

【测试器材】

血压计、听诊器、冰水。

【测试步骤】

(一)熟悉血压计结构

血压计由检压计、袖带和气球三部分组成。检压计是一个标有 mmHg(或 kPa)刻度的玻璃管,上端通大气,下端和水银储槽相通。袖带是一个外包布套的长方形橡皮囊,借橡皮管分别和检压计的水银储槽及气球相通。气球是一个带有螺丝帽的球状橡皮囊,供充气或放气之用。

(二)测量动脉血压方法

1. 受试者取坐位,心脏与血压计零点同一水平。静坐 5min,待肢体放松,呼吸平稳与情绪稳定。旋松血压计上充气球的旋转阀,放出袖带内的残余气体,血压计归零,然后将螺丝帽旋紧。

2．受试者脱左臂衣袖,将袖带缠在该上臂,袖带下缘至少位于肘关节上2cm,松紧须适宜,手掌向上放在实验台上。

3．将听诊器两耳器塞入耳道,务必使耳器的弯曲方向与外耳道一致。

4．在肘窝内侧先用手指触及肱动脉脉搏所在,将听诊器胸件置于其上。

5．测量收缩压:用橡皮气球将空气打入袖带内,同时注意倾听声音变化,在声音消失后再加压30mmHg,随即松开充气球的旋转阀,徐徐放气,以降低袖带内压,在水银柱缓慢下降的同时仔细听诊,当突然出现"崩崩"样的第一声动脉音时,血压表上所示水银柱刻度即代表收缩压(图7-2)。

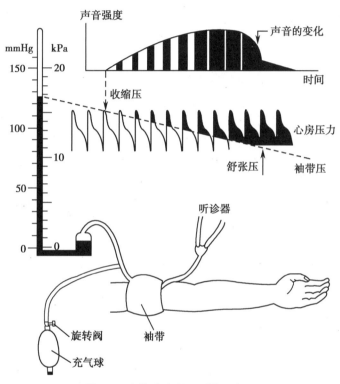

图7-2　人体动脉血压测量示意图

6．测量舒张压:使袖带继续缓慢放气,这时声音有一系列的变化,先由低而高,而后由高突然变低,最后则完全消失。在声音由强突然变弱这一瞬间,血压表上所示水银柱刻度即代表舒张压。血压记录常以收缩压/舒张压 kPa(mmHg)表示之。例如,收缩压为16kPa(120mmHg),舒张压为10.1kPa(76mmHg)时,记为16/10.1kPa(120/76mmHg)。

(三)观察项目

1．受试者加深呼吸加快呼吸频率对血压的影响:记录正常的血压后,令受试者加快加深呼吸1min测压。

2．情绪对血压的影响:待血压恢复正常后,惊吓,或者假装针刺造成情绪变化后1min测量。

3．肢体运动对血压的影响:让受试者做原地蹲起运动,1min内完成50～60次,共做

1~2min,运动后立即坐下测压,并将变化最大的血压值记录下来。

4.冰水刺激对血压的影响:受试者取坐位,测量正常血压,然后让受试者的手浸入冰水中1min测压。

实验结束后,以大组为单位,将记录的实验数据进行统计学处理,求出P值,说明实验前后血压的变化有无显著性意义。

【注意事项】

1.室内保持安静,以利听诊。

2.受试者必须静坐,上臂须与心脏处于同一水平。

3.袖带应平整地缠绕于上臂中部,松紧合适。

4.听诊器胸件放在肱动脉搏动处,不可用力压迫动脉。

5.每次测量应在半分钟内完成,否则将影响实验结果且受试者将有手臂麻木感。重复测定时压力必须降到零后休息片刻再打气。

6.发现血压超出正常范围时,应让被测者休息10min后复测。

【思考题】

1.如何判定收缩压和舒张压?

2.为什么不能在短期内反复多次测量血压?

3.分析各项实验结果。

实验十一　生理、药理、病理因素对血压的影响

【实验目的】

学习家兔动脉血压的描记方法,识别有关神经和血管;观察神经体液因素、药物对血压的影响,了解药物作用的受体机制;观察丙酮酸钠液对休克肠黏膜的保护作用。

【实验原理】

本实验采用动脉插管法直接测定动脉血压,并通过压力换能器和电脑,将血压记录下来。通过动脉血压的变化,直接或间接地观察心血管活动的神经体液性调节,用受体激动剂或阻滞剂为工具药,分析药物作用的受体机制;失血性休克时,肠道血流不能通过大量补液而有效恢复,肠黏膜屏障功能持续破坏,导致炎性介质大量释放,加重多器官功能衰竭;丙酮酸钠液具有良好肠黏膜保护作用。

【实验对象】

家兔。

【实验器材】

压力换能器、兔台、哺乳类动物手术器械一套、丝线、纱布、烧杯2个、铁支架1台、双凹夹2个、动脉夹、气管插管、动脉导管、三通开关2个、保护电极、注射器(5ml×2、1ml×8、20ml×1)、头皮静脉针、生理盐水、3%戊巴比妥钠、0.5%肝素生理盐水、0.01%乙酰胆碱、0.5%阿托品、0.01%去甲肾上腺素、0.01%肾上腺素、0.01%异丙肾上腺素、1%酚妥拉明、0.5%普萘洛尔、2.5%丙酮酸钠液(丙酮酸钠4.48g、氯化钙0.183g、氯化镁0.05g、氯化钠5.38g溶于750ml双蒸水中,最后加入10%葡萄糖液250ml,用稀HCl调pH为4.5,过滤消毒后分装,4℃保存)、10%中性甲醛。

【实验步骤】

（一）实验准备

1．记录血压的方法　将压力换能器与电脑相连，并将压力换能器固定于铁支架上，其位置大致平行于心脏水平面。然后经三通开关，将换能器与准备插入颈总动脉内的动脉导管之间的整个管道内充满 0.5% 肝素生理盐水，备用。

2．连接好刺激装置，备用。

3．动物麻醉与固定　在家兔耳缘静脉缓慢注射 3% 戊巴比妥钠 1ml/kg（剂量为 30mg/kg），麻醉后将兔仰卧固定于兔台上，剪去颈部手术部位的兔毛。

4．动物手术　用手术刀切开颈部正中的皮肤 5～7cm，用止血钳分离皮下组织和肌肉，在气管两侧深部即可见颈总动脉鞘，其内包裹颈总动脉 - 神经束。神经束中，迷走神经最粗，位于外侧；减压神经最细，位于迷走神经和交感神经之间，并常与交感神经紧贴在一起。分离气管，插入气管插管后结扎固定。分离出右侧迷走神经和两侧颈总动脉，总长约 2～3cm，分别在其下方穿线备用（图 7-3）。

5．颈总动脉插管并记录动脉血压　在左侧颈总动脉的远心端用丝线结扎，近心端用动脉夹夹住（在结扎处与动脉夹之间的动脉长度越长越好，一般至少 3cm 左右）。在紧靠远心端结扎处稍下方（2～3mm），用细剪刀在动脉上做一斜形切口，将准备好的动脉导管由切口向心脏方向插入动脉血管内，再用已穿好的丝线将套管扎紧并将余线扎在导管的侧管上固定，以防导管从插口处滑出。通道空载调零结束后，将三通开关调至与动脉方向一致，缓慢打开动脉夹，即见有血液自动脉内冲入动脉导管，电脑屏幕上显示血压曲线。注意：导管应与动脉方向一致，防止血管壁被导管口刺破。每隔 30min 从动脉插管的三通接头处向心脏方向注入 0.5% 肝素 0.5ml/ 次，以防动脉导管内血液凝固。

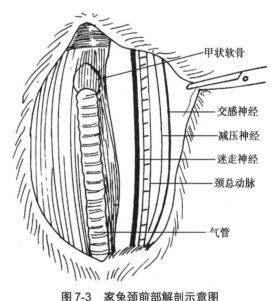

图 7-3　家兔颈前部解剖示意图

（图中标注：甲状软骨、交感神经、减压神经、迷走神经、颈总动脉、气管）

6．建立静脉通路　用头皮静脉针穿刺耳静脉成功后，经三通开关连接于充满生理盐水的 20ml 注射器。每次给药均由三通开关经头皮静脉针注入。

（二）观察生理、药理因素对血压的影响

1．观察正常血压曲线。

2．用动脉夹夹闭对侧颈总动脉 10～15s，观察血压和心率的变化。

3．改变体位：突然抬高双后肢后，观察血压和心率的变化。

4．刺激迷走神经：牵拉迷走神经，观察血压和心率的变化。然后电刺激右侧迷走神经（波宽 5ms，波间隔 20ms，强度 1.5～3.0V，频率 30Hz），观察血压和心率的变化。

5．每次待血压恢复正常后，按下列次序静脉给药：

（1）0.01% 乙酰胆碱 0.1～0.2ml/kg；

（2）0.5% 阿托品 0.33ml/kg；

（3）0.01% 乙酰胆碱 0.1ml/kg；

（4）0.01% 去甲肾上腺素 0.1ml/kg；

（5）0.01% 肾上腺素 0.1ml/kg；

（6）0.01% 异丙肾上腺素 0.1ml/kg；

（7）1% 酚妥拉明 0.1ml/kg；

（8）重复给去甲肾上腺素、肾上腺素、异丙肾上腺素，剂量同上；

（9）0.5% 普萘洛尔 0.1ml/kg；

（10）重复给去甲肾上腺素、肾上腺素、异丙肾上腺素，剂量同上。

每一次给药后均需观察血压和心率的变化，待血压平稳（恢复正常）后再顺次给药。

（三）观察病理因素对血压的影响以及丙酮酸钠的肠黏膜保护作用

1. 同上做右侧颈总动脉插管，动脉导管通过三通管与 20ml 注射器相连。插管、三通管、注射器都要预先肝素化。

2. 放血前实验组腹腔注射丙酮酸钠溶液，对照组腹腔注射生理盐水，均为 55ml/kg 体重。

3. 腹腔注射后，放血前，描记一段血压曲线。

4. 从右侧颈总动脉迅速放血 7ml/kg，观察记录动物各项指标的变化。

5. 10min 后第 2 次放血，使血压降至 4kPa（30mmHg）左右，再观察记录动物各项指标的变化。

6. 停止放血 30min 后，将注射器内的血液快速从静脉输回，同时补充生理盐水至总量与放出血液总量相同，待血压稳定后描记一段血压曲线。

7. 处死动物后开腹，取一段 1cm 左右小肠组织，浸于 10% 中性甲醛液中，留作石蜡切片。

【实验结果】

比较每次给药前后、放血及输血前后的血压和心率的变化，并思考其变化的原理；第二次实验课时观察切片，比较小肠黏膜形态的异同。

【注意事项】

1. 缓慢注射麻醉药，注意观察麻醉指标，防止麻醉过深。

2. 在整个实验过程中，注意保护好动脉插管处，防止血管被刺破或插管脱落。

3. 每项观察结束后，待血压基本恢复正常后再进行下一项实验。

【实验报告与思考题】

1. 列表比较每次给药前后、放血及输血前后的血压和心率的变化。

2. 概述上述各项血压变化，解释其原因。

3. 本实验的设计思路是什么？请您做一设计，用工具药分析药物的作用及受体机制。

实验十二　麻醉期间不良刺激对循环功能的影响

【实验目的】

认识在麻醉情况下，一些不良刺激如窒息、压迫颈动脉窦区、气管插管、腹腔内探查、大量失血等对循环功能的影响，以利于理解麻醉期间更自觉、全面、有效地维护循环功能稳定的重要性。

【实验原理】

临床上常可见到患者在行气管插管或腹腔内探查时，可引起明显的循环功能紊乱，这可能是由于：在气管、支气管黏膜及肠壁系膜上有丰富的迷走神经分布，且该部位对异物和牵拉刺激异常敏感。本实验模拟临床粗暴气管内插管及手术中粗暴腹腔内探查等不良刺激，观察这些操作对循环功能的影响，并探索消除不良影响的方法。

【实验对象】

家兔。

【实验器材】

压力换能器、兔台、哺乳类动物手术器械一套、丝线、纱布、烧杯2个、铁支架、双凹夹2个、动脉夹、"Y"型气管插管、动脉套管、注射器（5ml×3、2ml×3）、生理盐水、3%戊巴比妥钠、0.5%肝素生理盐水、塑料管（15cm）、2%利多卡因、阿托品（0.5mg/支）。

【实验步骤】

（一）实验准备

1. 按实验十一记录血压：将血压换能器与电脑相连，并将其固定于铁支架上，其位置大致应平行于心脏水平面，然后将换能器一端开口夹闭，另一端与准备插入颈总动脉内的塑料管相接，整个管道内要充满0.5%肝素生理盐水，备用。

2. 家兔麻醉与固定：在兔耳缘静脉缓慢注射3%戊巴比妥钠（剂量为30mg/kg），麻醉后将兔仰卧固定于兔台上，剪去颈部手术部位的兔毛。

3. 记录颈总动脉血压：按实验十一的方法记录。

4. 腹部正中切口暴露腹腔（可在观察项目2之间进行），沿腹部正中线切开皮肤约3～5cm，再沿腹白线切开肌腱、腹膜而暴露腹腔，用止血钳夹闭切口备用。

5. 分离胸骨舌骨肌找出气管，在气管下方穿线，在甲状软骨下方气管上做一倒"T"形切口，插入气管插管后结扎固定。

（二）观察项目

1. 较为粗暴地气管内插管，观察血压变化。

2. 气管内快速喷入2%利多卡因2ml后，于第5min、10min、15min再进行较粗暴的气管插管，观察血压变化。

3. 阻塞呼吸道：堵住气管插管口（15s）。

4. 压迫颈动脉窦：用力压迫兔双侧下颌深部，观察血压改变。

5. 腹腔探查：将肠管拉出腹腔外，观察血压变化。

6. 从兔耳缘静脉同时注射1mg阿托品，观察血压和呼吸的变化，并于注射后第1min、5min、8min再进行上述同样腹腔探查、气管插管，观察血压变化。

7. 待动物血压稳定后

（1）经另一侧颈总动脉插入充满肝素的细塑料管，结扎固定。从该颈总动脉放血于注射器内，放血量约占全血量的10%（全血量以约占体重的7%计算），放血后立即夹闭颈总动脉。观察并记录血压的变化。

（2）第二次放血：于第一次放血后5min，再打开右侧颈动脉夹放血，使血压降至30mmHg左右（动脉导管内注入少量肝素以防血液凝固），夹闭颈总动脉，记录血压的变化。

（3）回输血液：于第二次放血后5min，自右侧颈动脉加压将放出之血液全部回输入兔体内,再记录各项指标。应注意回输速度。

【注意事项】

1. 缓慢注射麻醉药,注意观察麻醉指标。

2. 在整个实验过程中,注意保护好动脉插管处,防止血管刺破。

3. 腹腔探查时,注意刺激强度保持一致。

【实验报告与思考题】

记录上述各项结果,并分析其原因。

实验十三　硝普钠、腺苷的降压作用

【实验目的】

观察硝普钠、腺苷降压作用的特点及其对呼吸的影响。

【实验原理】

硝普钠(sodium nitroprusside)可直接松弛小动脉和静脉平滑肌,属硝基扩张血管药,在血管平滑肌内代谢产生一氧化碳(NO),NO 具有强大的舒血管平滑肌作用,属于非选择性血管扩张药,很少影响局部血流分布,一般不降低冠脉血流、肾血流及肾小球滤过率。腺苷是一种遍布人体细胞的内源性核苷,可直接进入心肌经磷酸化生成腺苷酸,参与心肌能量代谢,同时还参与扩张冠脉血管,增加血流量,能使房室结传导减慢,阻断房室结折返途径,使阵发性室上性心动过速(PSVT)(伴或不伴预激综合征)患者恢复正常窦性心律。

【实验对象】

家兔。

【实验器材和药品】

3% 戊巴比妥钠、0.01% 硝普钠(临时配制)、0.5% 腺苷、输液架 1 个、头皮静脉针 1 个。

【实验步骤】

1. 兔静脉注射戊巴比妥钠 30mg/kg 麻醉,分离颈总动脉并进行颈总动脉插管,以便监测血压。注意:①此时不要放开动脉夹;②整个换能器管道系统在动脉插管前要充满肝素生理盐水,排尽气泡。

2. 用剑突拴线法通过张力换能器监测呼吸:在动物剑突处皮肤上缝一根丝线,此线与张力换能器相连(但此时此线不要拉紧)。

3. 将压力换能器和张力换能器接到生理记录仪或电脑相应插孔。

4. 描记正常呼吸、血压波形后,静滴 0.01% 硝普钠,滴速控制在 30 滴 /min 左右,观察血压,呼吸变化。待血压降至稳定水平 5 分钟后停药,观察血压恢复情况。停药 30 分钟后,静脉推注腺苷 5mg/kg,给药一半时记录描记血压、呼吸波形,给完药时再记录一次血压、呼吸波形,然后每半分钟记录一次。

【结果记录】

根据实验结果绘出呼吸、血压波形曲线。

【实验讨论】

硝普钠、腺苷为何可用于控制性降压?二者有何异同?使用时应注意什么问题?

【注意事项】

1. 一半小组按讲义顺序做,另一半小组先给兔静脉推注腺苷,半小时后静滴硝普钠。

2. 硝普钠不稳定,遇光易分解,输液瓶外应用锡箔包裹。

3. 若无腺苷,可改用三磷酸腺苷(ATP)注射液 1mg/kg。

(张　洋　张咏梅)

第八章　呼吸系统实验

实验十四　肺通气功能的测定

【测试目的】

了解肺通气功能的测定方法,加深对肺容量各组成部分和测定肺活量常用指标的理解。

【测试原理】

机体在进行新陈代谢过程中,不断地消耗氧和产生二氧化碳。为了实现机体与环境之间的气体交换,机体通过肺脏吸入氧气、排出二氧化碳的方式来维持新陈代谢的正常进行。因此,肺通气功能测定可作为肺功能的衡量指标之一。通过肺量计测定人体肺容量和肺通气量来评定肺的通气功能。

【测试对象】

人。

【测试器材与药品】

FJD-80 型单筒肺量计、消毒棉球、大烧杯、塑料盒、橡皮吹嘴、鼻夹、氧气、钠石灰、0.1% 高锰酸钾、75% 乙醇。

【测试步骤】

（一）FJD-80 型单筒肺量计的使用方法

FJD-80 型肺量计为一立式单筒肺量计。仪器内装有可吸收呼出气中 CO_2 的钠石灰,还有与平衡锤相连能在记录纸上进行曲线记录的描笔记录装置等。专用记录纸上印有表示容积和表示走纸速度的直格与横格(一直格为 100ml,一横格为 25ml)。此外,在肺量计的侧面有进气管和出气管与水槽的中央进气管相通,外面由两条螺纹管与三通阀门相连,呼吸气即经此进入。肺量计顶部有排气开关,可供筒内充气,也可使筒内气体由此排出。浮筒实验使用容量为 6～8L(图 8-1)。

1. 将仪器水平放置,支架插入支架座内,吊丝经滑轮与浮筒顶端螺丝固定。

2. 调节"水平调节盘",使浮筒能自由升降且不与水筒内外筒接触。

3. 关紧"放溢出水开关"和"放水开关",向内外筒之间灌水,使水平面到达"水位表水线"。

4. 装好钠石灰,接好螺纹管和三通管,安装好记录纸,描笔滴上墨水,整机接上电源。

5. 让三通管与大气相通,经"氧气接头"向浮筒内充氧气约 6L,关闭"氧气接头"。

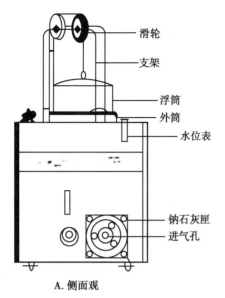
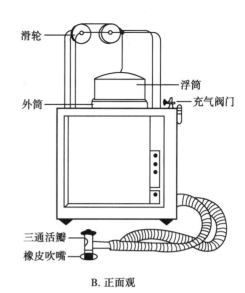

图 8-1 肺量计的构造示意图

6. 用 75% 酒精消毒橡皮吹嘴,将其装在三通管上。受试者取站立姿势,用鼻夹夹住鼻子,将吹嘴的薄片置于口腔前庭,并用牙齿咬住吹嘴上的两个突起,用口呼吸。

7. 打开电源开关和记录开关,采取适当的记录速度,旋动三通管,使吹嘴与浮筒内腔相通,被测者呼吸浮筒内氧气,即可描记呼吸曲线。

（二）观察项目

1. 潮气量、补吸气量、补呼气量和肺活量的测定

（1）设置走纸速度 1 格 /30s,以 0.83mm/s 的速度记录。

（2）受试者静坐,平静呼吸 3～4 次后,此时描记出的曲线即为潮气量。

（3）在平静吸气之末,令受试者尽力吸气,此时描记出的曲线即为补吸气量。

（4）在平静呼气之末,令受试者尽力呼气,此时描记出的曲线即为补呼气量。

（5）令受试者尽最大力量吸气后,尽最大力量呼气,此时描记出的曲线即为肺活量。

2. 用力呼气量（时间肺活量）的测定

（1）令受试者尽最大力量吸足气,并屏气数秒钟。

（2）迅速按动变速键,设置走纸速度 1 格 /s,以 25mm/s 速度记录,同时令受试者尽力尽快呼气,直到不能再呼出为止。关上记录开关、去除鼻夹、取出橡皮吹嘴清洗后放入消毒液中。

（3）从记录纸上读出第 1s、第 2s 和第 3s 内所呼出的气量,并分别计算出它们占全部呼出气量的百分率。

【注意事项】

1. 每次测定前都应练习几次,在检测时受试者不能看着描笔呼吸。

2. 每一单项指标测定完成后,令其平静呼吸几次,然后再测下一个指标。

3. 钠石灰变为黄色即不宜使用。

4. 不同受试者使用吹嘴前均应进行消毒,避免交叉感染。

实验十五 呼吸运动的调节及胸膜腔内压的测定

【实验目的】

掌握实验动物呼吸运动的记录方法；观察神经、体液及药物因素对呼吸运动的影响；学习实验动物胸膜腔内压的测定方法。

【实验原理】

呼吸运动能够自主、有节律地进行，是神经系统反射性调节的结果。体液因素及药物可以直接影响呼吸中枢或感受器而反射性影响呼吸运动。

胸膜腔内压是胸膜脏层和壁层之间的压力的简称，主要由肺的弹性回缩力造成。正常机体的胸膜腔内压在平静呼吸的吸气相及呼气相会发生波动，但均低于大气压，故胸膜腔内压为负值。

【实验对象】

家兔。

【实验器材与药品】

哺乳动物手术器械一套、张力换能器、简易水检压计、缝针、注射器、Y型气管插管、长乳胶管（50cm）、气袋、兔台、CO_2 气体、1.5% 乳酸、25% 氨基甲酸乙酯、生理盐水、1% 盐酸吗啡注射液、0.04% 盐酸纳洛酮注射液。

【实验步骤】

（一）实验准备

1. 麻醉固定　将家兔称重后，经兔耳缘静脉缓慢注射 25% 氨基甲酸乙酯（1g/kg），麻醉后仰卧固定于兔台上。

2. 手术　剪去颈部的毛，沿颈部正中切开皮肤。用止血钳钝性分离皮下组织，分离胸骨舌骨肌找到气管。气管下方穿线备用，在甲状软骨下方的气管上做一倒"T"形切口，插入气管插管后结扎固定。分离两侧迷走神经，其下分别穿线备用。术毕用盐水纱布覆盖手术野。

在兔胸骨剑突上方（呼吸运动最显著处）的皮肤上穿一根细线，打结后将线尾与张力换能器相连，信号输入生物信号采集分析系统，由计算机描记呼吸运动曲线。

（二）观察项目

1. 观察正常呼吸曲线，仔细区分吸气相与呼气相。

2. 增加无效腔：气管插管的一侧管接 50cm 长的乳胶管，用止血钳夹闭另一侧管的乳胶管，观察呼吸运动的变化。

3. 增加吸入气中 CO_2 浓度：将装有 CO_2 的气袋和气管插管侧管（二者必须保持一定距离）共置于倒置的烧杯内。将气袋管口的夹子缓缓松开（约 5s），使 CO_2 气体不会过急地随吸气进入气管，观察此时呼吸运动的变化。

4. 增大气道阻力：用止血钳夹闭气管插管一侧乳胶管，同时用手指将另一侧乳胶管管口部分堵塞，观察呼吸运动的变化。

5. 耳缘静脉较快注射 1.5% 乳酸 4ml，观察呼吸运动的变化。

6. 耳缘静脉注射 1% 吗啡 0.5ml/kg（5mg/kg），观察呼吸运动的变化。当呼吸频率明显减慢时,通过耳缘静脉注射纳洛酮 1mg/kg,观察呼吸运动的变化。

7. 剪断颈部两侧迷走神经,观察呼吸运动的变化。

8. 胸膜腔内压测定:在兔第Ⅳ、Ⅴ肋间(腋前线),沿肋骨上缘垂直刺入已连接好简易水检压计的 16# 钝针头,有突破感后(进针约 1cm),观察此时水检压计的液面变化。

【注意事项】

1. 当呼吸运动幅度或者频率发生明显变化后,立即去除刺激因素。

2. 待呼吸运动接近正常或者完全恢复后,才可进行下一项实验。

3. 勿将乳酸注入血管外组织,避免家兔剧烈挣扎。

4. 在进行胸膜腔内压测定时,注意勿进针过深而刺破胸膜脏层和肺组织。

【思考题】

1. 迷走神经对呼吸运动有何影响?

2. 请解释缺氧及二氧化碳增多对呼吸运动的影响及机制。

3. 请解释纳洛酮为何能拮抗吗啡的呼吸抑制作用。

实验十六　生理因素及丙泊酚对膈神经放电的影响

【实验目的】

学习使用计算机生物信号采集系统记录膈神经放电的方法。观察血液中化学成分改变对膈神经放电的影响。

【实验原理】

呼吸运动能够自主、有节律地进行,并能根据机体代谢的需要进行适应性改变,有赖于呼吸中枢的调节作用。呼吸中枢的节律性活动通过肋间神经和膈神经引起肋间肌和膈肌的节律性收缩和舒张,从而产生节律性呼吸运动。因此,用电生理方法记录膈神经放电活动情况可以作为反映呼吸中枢节律性活动的一项指标,也能反映某些体内外因素对呼吸运动的反射性影响。

【实验对象】

家兔。

【实验器材与药品】

哺乳动物手术器械一套、气管插管、兔台监听器(可选)、引导电极、张力换能器(可选)、固定支架、皮兜架、注射器(2ml、20ml)、玻璃分针、25% 氨基甲酸乙酯、生理盐水、液状石蜡、CO_2 气体、丙泊酚、尼可刹米注射液。

【实验步骤】

(一)手术操作

1. 麻醉和固定　家兔称重后用 25% 的氨基甲酸乙酯溶液(4ml/kg)自耳缘静脉注射麻醉后,仰卧位固定在兔台上。

2. 剪除颈部兔毛　自胸骨上端向头端将皮肤做约 6～8cm 正中切口,仔细分离皮下组织、肌肉,充分暴露并分离气管,进行气管插管。将颈部两侧的迷走神经分离后穿结扎线备用。

3. 分离膈神经　在一侧颈外静脉和胸锁乳突肌之间用止血钳向深处分离,可见到较粗的臂丛神经向外下方行走。在臂丛的内侧有一条较细的膈神经横过臂丛神经并和它交叉，向内下方行走，从斜方肌的腹缘进入胸腔，此神经就是膈神经（图8-2）。用玻璃分针在臂丛上方分离膈神经1~2cm，在神经的外周端穿线备用。将皮肤提起做好皮兜，注入37℃的液状石蜡，防止神经干燥并起到保温、绝缘的作用。将膈神经钩在悬空的引导电极上，避免触及周围组织，将颈部皮肤接地以减少干扰。

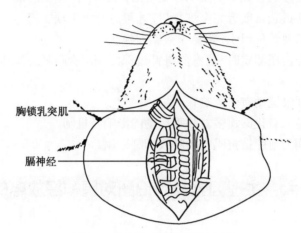

胸锁乳突肌

膈神经

图8-2 膈神经解剖位置示意图

（二）仪器的连接与调试

膈神经放电信号连接生物机能实验系统通道1，系统输出连接监听器（可选）。地线连接在动物手术切口处。仪器外壳均应接地。

若同时记录呼吸曲线，则换能器连接生物机能实验系统通道4（可选）。

进入BL-420F生物机能实验系统，选生理实验模块中的膈神经放电。

（三）观察项目

1．膈神经放电与呼吸运动的关系：注意观察膈神经的放电形式及其通过监听器所发出的声音与吸气相的关系。

2．吸入气中CO_2浓度增加对膈神经放电的影响：将充有CO_2的气袋对准气管插管的开口，使动物吸入CO_2，观察呼吸运动和膈神经放电的变化。

3．经家兔耳缘静脉注入稀释的尼可刹米1ml（50mg），观察呼吸运动和膈神经放电的变化。

4．经耳缘静脉注射丙泊酚（3mg/kg），观察呼吸运动和膈神经放电的变化。

5．切断一侧迷走神经干后，观察呼吸运动及膈神经放电有何变化，再切断另一侧迷走神经，观察呼吸运动及膈神经放电的变化。

【注意事项】

1．神经分离要干净，在分离过程中不能过度牵拉神经，要防止神经干燥。

2．如果不做皮兜，可用37℃液状石蜡棉条覆盖在神经上。

3．实验动物和仪器均需接地。

4．注意区分呼吸频率（密集程度）与放电频率。

【思考题】

1. 当家兔吸入气 CO_2 增多时,膈神经放电有何变化?机制是什么?

2. 家兔耳缘静脉注射尼可刹米以后,膈神经放电有何变化?机制是什么?

3. 切断家兔两侧迷走神经干后,呼吸运动的深度、频率及膈神经放电频率有何改变?机制是什么?

实验十七　离体肺顺应性的测定

【实验目的】

学习离体肺容积 - 压力曲线的制作方法;掌握肺泡表面张力对肺顺应性的影响。

【实验原理】

顺应性是指弹性组织在外力作用下的可扩张性,与弹性阻力呈负相关。肺顺应性是度量肺弹性阻力的一个指标,可用单位跨肺压引起的肺容积改变来表示。肺弹性阻力来自肺本身的弹性回缩力以及肺泡液 - 气界面的表面张力,肺充气时有肺泡表面张力和肺弹性回缩力的共同作用;而充生理盐水时仅有肺弹性回缩力的影响。通过对不同情况下肺顺应性的测定,可以了解肺泡表面张力对肺顺应性的影响。

【实验对象】

家兔。

【实验器材与药品】

哺乳动物手术器械一套、Y 型气管插管、托盘、烧杯、水检压计、30ml 或 50ml 注射器、乳胶管两段(长 20cm 左右)、25% 氨基甲酸乙酯。

【实验步骤】

(一)实验准备

1. 麻醉固定　经兔耳缘静脉缓慢注射 25% 氨基甲酸乙酯(1g/kg),麻醉后仰卧固定于兔台。

2. 制备离体气管 - 肺标本　剪去颈部被毛,沿颈部正中切开皮肤。用止血钳钝性分离皮下组织,找到两侧颈总动脉,其下各穿一段线备用。将家兔连同兔台搬至水槽,家兔头朝下放置,提起颈动脉下方备用线,剪开颈动脉放血处死家兔。然后沿正中线剪开颈部至剑突下的皮肤。用止血钳钝性分离皮下组织,分离胸骨舌骨肌找出气管。气管下方穿线,在气管上做一倒"T"形切口,插入 Y 型气管插管并结扎固定。从腹腔侧找到膈肌,在肋膈角处小心撕裂膈肌造成气胸,使双侧肺萎缩。自剑突下向上劈开胸骨,打开胸腔,小心分离与气管和肺联系的周围组织,把气管和肺游离出来(心脏可保留),用生理盐水冲去血迹后,将气管 - 肺标本置于盛有生理盐水的托盘中。

(二)观察项目

1. 注气与抽气　用气体适度扩张肺,将气管 - 肺标本浸于生理盐水中,检测标本是否完好,标本无漏气后开始下面的实验。检压计内预先注入适量水至零刻度,将标本连接于检压装置,调整水检压计的零点与托盘的水面相平后,进行以下实验。

(1)注气:将 30ml 注射器充满空气,连接气管插管。每次向肺内注入适量气体,使检压计的压力上升 $2cmH_2O$,待检压计的读数稳定后,读取此时注入的气体体积。连续多次注气,使肺扩张。

(2)抽气:随后从肺中抽气,每次均使检压计的压力降低 2cmH₂O,待检压计的读数稳定后,读取此时抽出的气体体积。连续多次抽气,至检压计上的压力读数为"0"。

2. 注生理盐水与抽生理盐水 将肺浸在盛有生理盐水的托盘中。通过注射器反复向肺内注入和抽出生理盐水,尽量将肺内气体赶尽。再将检压计与肺之间的管道内充满生理盐水,并调整水检压计的零点与托盘的水面相平。

(1)注生理盐水:将 30ml 注射器抽满生理盐水,连接气管插管。每次向肺内注入适量生理盐水,使检压计的压力上升 1cmH₂O,待检压计的读数稳定后,读取此时注入的生理盐水体积。连续多次注生理盐水,使肺扩张。

(2)抽生理盐水:随后从肺中抽出生理盐水,每次均使检压计的压力降低 1cmH₂O,待检压计的读数稳定后,读取此时抽出的生理盐水体积。连续多次抽出生理盐水,直到检压计上的压力读数为"0"。

【注意事项】

1. 制备无损伤的气管 - 肺标本是本实验的关键步骤。游离气管和肺时应小心谨慎,特别要与周围脂肪组织相区别。

2. 注气或注生理盐水的速度不可太快、量不可过大。

3. 读取跨肺压时,务必等水检压计内液面停止波动后再读数。

4. 在整个实验过程中,注意保持气管 - 肺标本湿润。

【思考题】

1. 请以测得的压力为横坐标、容积为纵坐标,分别绘出注气和抽气、注生理盐水和抽生理盐水时的肺容积 - 压力曲线。

2. 请思考为何注气和注生理盐水对肺顺应性的影响不同。

实验十八 酚妥拉明对小鼠肺水肿的预防作用

【实验目的】

掌握实验性肺水肿模型制作方法,了解肺水肿的表现及酚妥拉明对小鼠实验性肺水肿的预防作用。

【实验原理】

水肿是指组织间隙内的液体增多。肺间质有过量液体积聚和 / 或溢入肺泡腔内,称为肺水肿。机制为:①毛细血管血压的增加或者胶体渗透压的降低都能引起组织间液的增加和水肿的形成。②当毛细淋巴管阻塞时,淋巴液回流障碍也会导致肺水肿发生。③毛细血管和肺泡上皮细胞通透性增高时,血浆蛋白从毛细血管和微静脉壁滤出,毛细血管静脉端及微静脉内的胶体渗透压下降,组织液胶体渗透压升高,导致肺水肿发生。肺水肿最常见于左心室心力衰竭。

【实验对象】

小鼠。

【实验器材与药品】

注射器、纱布、线、天平、滤纸、止血钳、0.1% 肾上腺素(1% 浓度每只小鼠所需体积只有

0.02ml 左右,不便于操作)、酚妥拉明 1(0.01%)、酚妥拉明 2(0.02%)、生理盐水。

【实验步骤】

每组取小鼠 3 只,称重,腹腔注射肾上腺素 10mg/kg(0.1ml/10g),然后分别立即腹腔注射酚妥拉明 1(1mg/kg)、酚妥拉明 2(2mg/kg)和生理盐水,注射量均为 0.1ml/10g 体重。

观察注射前后小鼠呼吸频率及皮肤、口唇颜色,及是否有粉红色泡沫状液体从口鼻流出。当发现肺水肿出现时,即夹住气管,处死动物,然后打开胸腔,用线在气管分叉处结扎,防止肺水肿液流出。在结扎处以上切断气管,小心将心脏及其血管分离(勿损伤肺组织),把肺组织取出,用滤纸吸去肺组织表面的水分后称重,计算肺系数。然后肉眼观察肺大体改变,并将其切开,观察切面的变化,注意有无泡沫状液体流出。

$$肺系数计算公式:肺系数 = \frac{肺重量/g}{体重/g}$$

【实验结果】

记录于表 8-1。

表 8-1　酚妥拉明对小鼠实验性肺水肿的预防作用($\overline{x} \pm s, n=$　　)

组别	呼吸频率	皮肤黏膜颜色	粉红色泡沫(有无)	出现水肿时间 /min	肺系数
酚妥拉明 1					
酚妥拉明 2					
生理盐水					

【注意事项】

1. 将全班结果汇总后进行统计分析并讨论。

2. 解剖取肺时,注意勿损伤肺表面和挤压肺组织,以防水肿液流出而影响肺系数计算。

3. 在第一次使用肾上腺素后肺水肿征象不明显者,可重复给予肾上腺素,两次给药间隔 10min 左右。

【思考题】

请根据实验结果分析肺水肿发生的机制及酚妥拉明的治疗机制。

(宋　英　张咏梅)

第九章　消化系统实验

实验十九　胃肠道运动的形式及影响因素

【实验目的】

观察正常生理情况下家兔的胃及小肠的运动形式；了解神经因素和某些药物因素对胃肠道运动的影响。

【实验原理】

胃和小肠属于平滑肌，平滑肌的生理特性有收缩缓慢、富有伸展性、具有紧张性、具有自动节律性、对温度和化学刺激敏感而对电刺激不敏感。胃的运动形式有紧张性收缩、容受性舒张及蠕动，小肠的运动形式有紧张性收缩、分节运动及蠕动。胃肠运动可以对食物进行机械性消化，也可以使食物与消化液充分混合以利于食物的化学性消化和吸收。

胃肠道的运动受神经和体液因素的影响。在神经或某些药物的作用下，平滑肌的活动可发生改变，胃肠运动幅度、频率等发生变化。

【实验对象】

家兔。

【实验器材与药品】

哺乳类动物手术器械一套、保护电极、生理盐水、3%戊巴比妥钠、阿托品、新斯的明、0.01%乙酰胆碱、0.01%肾上腺素、注射器（5ml×1、2ml×2）、丙泊酚。

【实验步骤】

（一）实验准备

1. 动物麻醉与固定　取家兔一只，称重后经耳缘静脉缓慢注射3%戊巴比妥钠（1ml/kg）进行全身麻醉，待家兔肌紧张消失后，仰卧固定于兔台。

2. 动物手术　剪去颈部的被毛，沿颈部正中切开皮肤。用止血钳钝性分离皮下组织，分离胸骨舌骨肌找出气管。气管下方穿线，在甲状软骨以下的气管上做一倒"T"形切口，插入气管插管后结扎固定。

3. 识别腹腔脏器　将腹部的毛剪掉，自剑突下沿腹部正中线剪开，暴露腹腔，识别胃与小肠。

4. 分离迷走神经和内脏大神经　在膈下食管末端分离迷走神经的前支，穿线打松结备用。用温热生理盐水纱布包裹肠管并将其推向右侧，在左侧腹后壁肾上腺的左上方分离内脏大神经，穿线打松结备用。

为了便于观察和保持胃肠的自然位置,可在腹部正中切口的两侧用止血钳夹住腹壁向外上方提起并固定。

(二)观察项目

1. 观察正常情况下的胃肠的蠕动和紧张度以及小肠的分节运动。

2. 保护电极钩住膈下迷走神经,选择"连续刺激"进行电刺激,观察胃肠运动的改变。

3. 保护电极钩住左侧内脏大神经,选择"连续刺激"进行电刺激,观察胃肠运动的变化。

4. 在胃和活动的小肠部位各滴加 0.01% 肾上腺素 5～10 滴,观察该段胃肠的运动变化。

5. 用生理盐水清洗胃肠,然后用棉球吸走生理盐水,再滴加适量生理盐水,待胃和小肠活动恢复正常后,在胃和小肠的松弛部位各滴 0.01% 乙酰胆碱 5～10 滴,观察该段胃肠运动的变化。

6. 用生理盐水清洗胃肠,当胃和小肠活动恢复正常后,从家兔耳缘静脉注射丙泊酚 4mg/kg,观察胃肠运动的变化。

7. 当胃和小肠活动恢复正常后,从家兔耳缘静脉注射新斯的明 0.25mg,观察胃肠运动的变化。

8. 在观察项目 7 的基础上,经耳缘静脉注射阿托品 0.5mg,观察胃肠运动的变化。

【实验结果】

记录于表 9-1。

表 9-1　神经因素及药物对胃肠道运动的影响

观察项目	胃的运动	小肠运动
正常情况		
连续刺激迷走神经		
连续刺激内脏大神经		
滴加 0.01% 肾上腺素		
滴加 0.01% 乙酰胆碱		
耳缘静脉注射丙泊酚		
耳缘静脉注射新斯的明		
耳缘静脉注射阿托品		

【注意事项】

1. 电刺激神经时,当看到明显实验现象,立即去除电刺激。

2. 为避免暴露时间长而造成腹腔温度下降、胃肠表面干燥,可在实验过程中,不断滴加适当温度的生理盐水于其上,防止降温和干燥。

实验二十　血氨升高在肝性脑病发生中的作用

【实验目的】

采用模拟肝大部分切除术,造成急性肝功能不全的动物模型,并从十二指肠插管灌注复方氯化铵溶液,观察血氨升高在肝性脑病发病机制中的作用。

【实验原理】

肝性脑病是临床上各种严重肝脏疾病所致的以代谢紊乱为基础的中枢神经系统功能失调综合征。临床表现有意识障碍、行为异常、昏迷、扑翼样震颤、出现病理反射、血氨升高等。氨中毒学说是肝性脑病的发病机制之一。

【实验对象】

家兔。

【实验器材与药品】

腹部手术器械一套、兔固定台、5ml注射器、20ml注射器、十二指肠插管、丝线、1%普鲁卡因、3%戊巴比妥钠、复方氯化铵溶液。

【实验步骤】

1. 取家兔一只，称量体重后经耳缘静脉缓慢注射3%戊巴比妥钠（1ml/kg）进行全身麻醉，然后仰卧固定于兔台。

2. 剪去腹壁正中被毛，从胸骨剑突起，沿腹白线作上腹正中切口打开腹腔，切口长约8cm。红褐色的肝脏位于右上腹。轻轻下压肝脏，用手剥离肝与横膈之间的镰状韧带。再将肝向上翻起，剥离肝脏和胃之间的肝胃韧带（图9-1）。

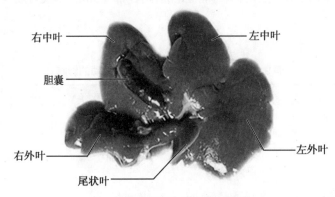

右中叶　　左中叶

胆囊

右外叶　　左外叶

尾状叶

图9-1　家兔肝脏示意图（背侧）

3. 辨明肝脏分叶情况，进行模拟肝大部切除术：用粗丝线结扎左外侧叶、左中叶、右中叶和方形叶的根部，使此四肝叶的血流完全阻断，保留右外侧叶和尾状叶。

4. 沿胃幽门向下找到十二指肠，在十二指肠下穿一根丝线，然后用眼科剪在肠壁做一小切口，将十二指肠插管插入十二指肠约5cm，用已穿好的丝线结扎固定。

5. 止血钳夹住腹壁切口，关闭腹腔，用生理盐水纱布覆盖切口。

6. 向十二指肠插管中注入复方氯化铵溶液10ml，以后每隔5min注入一次，每次5ml，仔细观察动物面部、口周小肌肉有无阵挛出现，继续给药直至动物出现角弓反张，记录所用的复方氯化铵溶液总量，并计算每公斤体重用量和注射药物至出现角弓反张所需时间。

7. 另取一只家兔，称重、麻醉、固定。于腹壁正中线作同样切口，分离肝脏但不做结扎，作为假手术对照。同上作十二指肠插管，闭合腹腔，以同样方案向十二指肠腔内注入复方氯化铵溶液，直至动物出现角弓反张，记录所用总量、每公斤体重用量以及注射至出现角弓反张所需时间。

【注意事项】

1. 分离镰状韧带时，谨防损伤肝脏及膈肌；游离肝脏时，动作宜轻柔，以免肝脏破裂出血；结扎线应扎于肝叶根部，避免损伤肝脏。

2. 十二指肠插管结扎要牢固，避免插管脱出；防止复方氯化铵溶液溢出漏入腹腔。

【思考题】

试述复方氯化铵中毒引起肝性脑病发生的机制。

实验二十一 拟、抗胆碱药对家兔离体肠管的作用

【实验目的】

观察拟、抗胆碱药对家兔离体肠管的作用，并了解其作用机制；掌握离体肠管的实验方法。

【实验原理】

消化道平滑肌的一般生理特性：兴奋性低、收缩缓慢、富有伸展性、具有紧张性及自动节律性，对化学、温度和机械牵张刺激较敏感。给予离体肠管以接近于在体情况的适宜环境，消化道平滑肌仍可保持良好的生理特性。

消化道平滑肌以胆碱能神经占优势，小剂量乙酰胆碱即能激动 M 胆碱能受体，产生与兴奋胆碱能神经节后纤维相似的作用，即收缩增强，张力增高。阿托品作用于 M 胆碱能受体，能阻断胆碱能递质或拟胆碱药物与受体的结合，从而产生抗胆碱作用。

【实验对象】

家兔。

【实验器材与药品】

10^{-4}mol/L 与 10^{-6}mol/L 乙酰胆碱（ACh）、10^{-3}mol/L 硫酸阿托品、10^{-3}mol/L 水杨酸毒扁豆碱、台氏液、张力换能器、双凹夹、培养皿、手术器械、烧杯、丝线。

【实验步骤】

1. 取家兔一只，兔耳缘静脉注射空气致死，立即剖腹，剪取空肠段，置于充氧的台氏液中，将肠内容物冲洗干净，切勿损伤肠肌，然后将空肠剪成 2cm 左右的肠段备用。

2. 将张力换能器插头插入生物机能实验系统通道 4，并进入"离体平滑肌"实验工作状态。参数设置：采样周期（SR）32～128ms，压缩比 1∶（4～8）。调节水浴温度至（38±0.5）℃，浴管中加 30ml 台氏液预热。通气量调节为 30 个气泡/min。

3. 取备用兔肠一段，两端用线结扎，一端固定于浴管套管的金属环上，放在盛有 30ml 台氏液的浴管内，另一端连线与换能器相连，调节静止张力至 2.0g 左右，待浴管稳定后，记录正常肠收缩曲线，同时进行"正常"标注。

4. 按下列顺序加药

（1）10^{-4}mol/L 乙酰胆碱 0.45ml，待肠管收缩达高峰时加入（2）。

（2）10^{-3}mol/L 硫酸阿托品 0.9～1.2ml，观察肠管是否松弛。待作用明显时加入（3）。

（3）10^{-4}mol/L 乙酰胆碱 0.45ml，观察反应与（1）有何不同。停止采样，用台氏液换洗两次，间隔 5 分钟。向浴管内加入同前量的台氏液，待稳定后，继续采样，记录一段正常收缩曲线。

（4）10^{-6}mol/L 乙酰胆碱 0.45ml，反应与（1）比较，按前法换洗两次。

（5）10^{-3}mol/L 水杨酸毒扁豆碱 0.15ml。

（6）在（5）的基础上再加入 10^{-6}mol/L 乙酰胆碱 0.45ml，观察肠管反应。按前法换洗两次。

（7）10^{-3}mol/L 硫酸阿托品 0.9～1.2ml，观察反应与（2）有何不同。

上述每次加药前均进行标注。

【注意事项】

1. 控制好浴槽内温度，保持在（38±0.5）℃。

2. 整个操作过程中，不宜过度牵拉肠管。

3. 浴槽内台式液应浸没肠管，实验中应结合标本大小控制液量。

【思考题】

胃肠绞痛时可用哪些药物治疗？其机制是什么？

（宋　英　张咏梅）

第十章　泌尿系统实验

实验二十二　影响尿液生成的因素

【实验目的】

通过对家兔尿生成影响因素的观察,加深对尿生成过程及其调节机制的理解。

【实验原理】

尿的生成包括三个环节:肾小球的滤过作用;肾小管与集合管的重吸收作用;肾小管与集合管的分泌排泄作用。因此,凡影响上述过程的因素都可以引起尿量的改变。

【实验对象】

家兔。

【实验器材与药品】

哺乳动物手术器械一套、压力换能器、兔台、丝线、纱布、烧杯 2 个、铁支架、双凹夹 2 个、动脉夹、动脉套管、保护电极、注射器(5ml×3、2ml×3)、生理盐水、3% 戊巴比妥钠、细塑料管、培养皿、计滴器、输液器、输液架、6#静脉留置针、20% 葡萄糖、0.1‰ 去甲肾上腺素、0.1‰ 乙酰胆碱、呋塞米(20mg/2ml)、垂体后叶激素 5 单位 /1ml、三通开关 2 个。

【实验步骤】

1. 动物麻醉与固定　按实验十一的方法麻醉与固定家兔。

2. 记录颈总动脉内血压及分离两侧迷走神经　参见实验十一。

3. 分离一侧输尿管　在耻骨联合上方沿正中线向上作 5cm 长的皮肤切口,沿腹白线切开腹壁,将膀胱向尾侧移出体外,暴露膀胱三角,确认输尿管后,将膀胱远端的输尿管用止血钳作钝性分离,穿线备用。将近膀胱端的输尿管穿线结扎,在结扎线处剪一斜向肾脏的切口,将充满生理盐水的细塑料管向肾脏方向插入输尿管,用线结扎固定。此后可见尿液从细塑料管慢慢逐滴流出。将细塑料管连至计滴器。将计滴器连接至生物信号采集系统的4通道上。手术操作结束后,用 37℃ 生理盐水纱布盖好手术切口。

4. 建立静脉通路　用头皮静脉针穿刺耳缘静脉成功后,经三通开关连接于充满生理盐水的 20ml 注射器。每次给药均由三通开关经头皮静脉针注入。

一、尿钠的测定

【原理】

用无水乙醇沉淀尿中蛋白,得出无蛋白尿滤液,与焦性锑酸钾作用生成焦性锑酸钠沉

淀,与标准管比较求钠含量,其化学反应如下:

$$NaCl + K[Sb(OH)_6] \rightarrow Na[Sb(OH)_6] \downarrow + KCl$$

【方法】

取尿 0.1ml 加入无水乙醇 1.9ml 后充分摇匀,经离心沉淀 10min(转速为 1 500r/min),取上清液按下列方法操作(表 10-1),操作完毕后立即比浊,用 752 型分光光度计于 520nm 波长处比色,以空白管调"0"点,读出光密度。

表 10-1 尿钠测定方法

试剂	测定管	标准管	空白管
钠标准液 /ml	—	0.5	无水乙醇 0.5
尿上清液 /ml	0.5	—	—
2% 焦性锑酸钠 /ml	5	5	5

【计算方法】

所测尿钠含量(mg/ml)= 测定液管密度 / 标准液管密度 ×0.075/0.025

注:0.025ml 表示测定液里所含尿量,0.1ml 尿加无水乙醇 1.9ml 稀释至 2ml,实际仅取 0.5ml 稀释液,故为 0.025。0.075 表示标准液里实际含钠毫克量(1ml＝0.15mg 钠,0.5ml＝0.075mg 钠)。

【液体配制】

钠标准液(1ml＝0.15mg 钠):取氯化钠 30～40g 于称量瓶中,置于 110～120℃烘箱中 15h 左右,取出置于干燥器内待冷却后,精确称取 0.381 5g 用 50ml 蒸馏水溶解,移入 1 000ml 容量瓶内,加蒸馏水至刻度。

二、尿糖的测定(试纸法)

【原理】

通过尿糖试纸来检测尿糖的浓度。试剂由浅蓝色→棕色变化表示尿糖含量的多少。浅蓝色为阴性,表示无尿糖,用"－"表示,棕色表示阳性,用"＋"表示,棕色愈深,"＋"号愈多,表示尿糖值愈高。

1. 取洁净的试管 2 支,分别放入适量的新鲜待测的兔尿样 1 和兔尿样 2。

2. 取试纸条 2 张,分别将有蓝颜色的末端浸入尿样中,约 2s 后顺试管边缘将试纸取出,以除去多余的尿液。

3. 在 1min 内与标准色板对照观察颜色,试纸与标准色板相同颜色即为该尿样的尿糖值,用"－,＋,＋＋,＋＋＋,＋＋＋＋"表示尿糖浓度的高低。

【试剂】

市售尿糖试纸。

三、观察项目

1. 记录正常血压和尿量。收集尿液测尿糖。

2. 静脉注射 37℃生理盐水 20ml,观察血压和尿量变化,并收集尿液测尿糖及尿钠。

3．静脉注射垂体后叶激素 0.3ml，观察血压和尿量变化。

4．静脉注射 20% 葡萄糖 5ml，观察血压和尿量变化。收集尿液测尿糖。

5．静脉注射 0.1‰ 乙酰胆碱 0.2ml，观察血压和尿量变化。

6．静脉注射呋塞米 5mg/kg 体重，观察血压和尿量变化。收集尿液测尿糖及尿钠。

7．静脉注射 0.1‰ 去甲肾上腺素 0.5ml，观察血压和尿量变化。

8．电刺激迷走神经，使血压降至 50mmHg 左右，维持 5min，观察尿量变化。

9．颈总动脉放血 20ml，观察到血压和尿量变化后再回输观察。

【实验结果】

1．将实验结果记入表 10-2。

表 10-2　生理、病理、药理因素对兔泌尿功能的影响

		NS（20ml）	垂体后叶激素 0.3ml	20%GS	0.1‰ACh	呋塞米	0.1‰NA	刺激迷走神经	放血
尿量（滴/min）	前								
	后								
	增加								
血压（mmHg）	前								
	后								
	增加								

注：NS：生理盐水；GS：葡萄糖；ACh：乙酰胆碱；NA：去甲肾上腺素。

2．测定观察项目 1、2、4、6 时的尿糖变化。

3．测定观察项目 2 和 6 的尿钠。

【注意事项】

1．缓慢注射麻醉药，注意观察麻醉指标，以免麻醉过深。

2．整个实验过程中保护好动脉插管处，防止血管刺破。

3．分离输尿管时宜轻柔，防止损伤周围血管。整个实验过程中保护好输尿管插管。

4．保持耳缘静脉畅通。

5．实验观察时，应待家兔血压和尿量基本稳定后方可开始下一观察项目实验。

6．为保证动物有足够的尿量，实验前一天和实验当日晨加饲富含水分的饲料，必要时可在实验前从静脉补适量的生理盐水。

7．尿钠测定时，试管、吸管必须十分清洁，无 Na^+ 污染。

【思考题】

1．记录上述各项结果，分析其原因。

2．大量饮水、静脉输入生理盐水、高渗葡萄糖引起的尿量增多的机制有何不同？

实验二十三　家兔急性肾衰竭

【实验目的】

复制中毒性肾衰竭的动物模型；观察汞中毒家兔的一般状态、尿的变化、血尿素氮水平

以了解肾脏功能情况,并观察肾脏大体形态改变;根据实验指标,判断、分析及讨论急性肾衰竭的发病机制。

【实验原理】

肾脏是机体最重要的排泄器官,其主要功能之一是泌尿功能。肾脏通过调节肾血流、肾小球滤过率、肾小管重吸收与分泌以及排泄体内代谢物质以维持机体内环境的稳定。当肾血流量减少,肾小球滤过率下降或肾小管重吸收和分泌以及排泄功能障碍时,肾的泌尿功能受到影响,从而导致肾功能不全。

【实验对象】

家兔。

【实验器材和药品】

试管、滴管、吸管、试管夹、酒精灯、试管架、哺乳动物手术器械一套、1% 氯化汞($HgCl_2$)溶液、3% 戊巴比妥钠、0.9% 氯化钠溶液、5% 醋酸溶液、6mg/ml 酚红。

【实验步骤】

1. 取两只家兔,一只为正常对照兔,另一只为中毒实验兔。于实验前一天称重后,实验兔皮下或肌内注射 1%$HgCl_2$(1.5~1.7ml/kg,一次注射),造成急性中毒性肾病模型备用。对照兔则在相同部位注射等量的生理盐水。两兔实验前均少喂蔬菜。

2. 实验开始,取家兔称重,耳缘静脉缓慢注射 3% 戊巴比妥钠(1ml/kg)进行全身麻醉后固定于兔台上。从耳缘静脉缓慢输注生理盐水 20~50ml/kg,以便于增加尿液。

3. 下腹部剪毛,在耻骨联合上 1.5cm 处向头端做腹部正中切口,长约 4cm,分离皮下组织,沿腹白线切开腹膜,暴露出膀胱,并将膀胱翻向体外,在膀胱底部找到并分离两侧输尿管(动作要轻柔,避免损伤输尿管),在两侧输尿管下方穿一根线,利用此线在膀胱根部进行结扎,防止实验过程中产生的尿液流失,然后将膀胱内尿液抽出,作尿蛋白定性检查。

4. 当尿液抽完后,于兔耳缘静脉注射酚红 0.5ml,1h 后再从膀胱内抽尽尿液,做兔酚红排泄试验。

5. 最后将中毒兔及对照兔一并处死,取出肾脏,观察并比较两只家兔肾脏体积大小、色泽、剖面颜色等的异同。

【注意事项】

1. 膀胱结扎要确实,避免损伤输尿管。

2. 蛋白定性实验中所加醋酸要足够。

3. 注入酚红溶液的量要准确,可以在耳缘静脉推注生理盐水过程中推注酚红。

【其他】

1. 尿蛋白定性检查　取对照兔及中毒兔尿液各 2~3ml 分别放入试管中,以试管夹夹住试管,在酒精灯上加热至沸腾(试管口不要对着人,小心加热,切勿让试管内尿液溢出)。若有混浊,加入 5% 醋酸 3~5 滴,再煮沸。若尿变清,是尿内尿酸盐所致;若混浊仍存在,则表示尿中含有蛋白,根据尿混浊程度可按下面标准判定结果:

"－"表示尿液清晰不混浊。

"＋"表示尿液出现轻度白色混浊(含蛋白质 0.01~0.05g%)。

"＋＋"表示尿液稀薄乳样混浊(含蛋白质 0.05~0.2g%)。

"＋＋＋"表示尿液混浊或有少量絮片存在(含蛋白质 0.2~0.5g%)。

"++++"表示尿液出现絮状混浊（含蛋白质 >0.5g%）。

2. 酚红排泄试验（PSP 试验）

（1）从兔耳缘静脉准确快速注入酚红溶液 0.5ml（6mg/ml）并计时，记录 60min 尿量。

（2）将 60min 尿液置于 500ml 量筒内，加入 10% 氢氧化钠 10ml（碱化尿液、沉淀蛋白），加水至 500ml，搅拌均匀后从中取出 10ml 尿液置于试管中与标准管比色，记录尿液中的酚红排泄率。

（3）标准管酚红溶液的配制：向 50ml 水中加入 10% 氢氧化钠 1ml、酚红（6mg/ml）0.05ml 作为母液，然后按照表 10-3 配制各标准液。

表 10-3　标准管酚红溶液的配制

	100%	90%	80%	70%	60%	50%	40%	30%	20%	10%
母液 /ml	10	9	8	7	6	5	4	3	2	1
水 /ml	0	1	2	3	4	5	6	7	8	9

（秦　霞　张咏梅）

第十一章 血液系统实验

实验二十四　影响血液凝固的因素

【实验目的】

观察某些因素对血液凝固的影响。

【实验原理】

血液凝固是一种发生在血浆中由许多因子参与的复杂的生物化学连锁反应过程。其最终结果是血浆中的纤维蛋白原变成纤维蛋白，即血浆由流体状态变成胶冻状态。根据激发凝血反应的原因和凝血酶原复合物形成途径的不同，可将血液凝固分为内源性凝血系统和外源性凝血系统。内源性凝血系统是指参与凝血过程的全部因子存在于血浆中，而外源性凝血系统指在组织因子的参与下的血凝过程，凝血时间较前者短。

本实验采用颈总动脉放血取血，血液几乎未与组织因子接触，其发生的凝血过程基本上可以看作是由血浆中凝血因子启动的内源性凝血。肺组织浸液含有丰富的组织因子，在血液中加入肺组织浸液时，可以观察外源性凝血系统的作用。

血液凝固过程受许多因素的影响，除凝血因子可直接参与凝血过程外，还受温度、接触面光滑度等的影响。

【实验对象】

家兔。

【实验器材与药品】

兔手术台、哺乳动物手术器械1套、动脉夹、秒表、动脉插管、20ml注射器、试管8支、50ml小烧杯两个、滴管、竹签（或小试管刷）1支、冰块、棉花；液状石蜡、肝素、草酸钾、生理盐水、0.025mol/L $CaCl_2$ 溶液、25%氨基甲酸乙酯（乌拉坦）溶液、肺组织浸液。

【实验步骤】

1. 麻醉和固定　用25%氨基甲酸乙酯溶液按4ml/kg体重注入兔耳缘静脉，待动物麻醉后，仰卧固定在兔台上。

2. 手术　剪去颈前部兔毛，颈部正中切口，分离出一侧颈总动脉，头端用线结扎阻断血流，近心端用动脉夹夹闭动脉，在结扎线下方剪一斜形切口，向心方向插入动脉插管，予以结扎固定，备取血用。

3. 观察纤维蛋白原在凝血过程中的作用　取动脉血10ml分别注入两小烧杯内，一杯静置，另一杯用竹签或小试管刷不断搅拌，2～3min后，用水洗净竹签上的血，观察有无纤维蛋白产生,经过这样处理的血液是否会再发生凝固。

4.记录凝血时间 将8支试管按表11-1准备好后,每管加入血液2ml,即刻开始计时。每隔15s,将试管倾斜一次,观察血液是否凝固,至血液成为凝胶状,试管倒立时血液不流出为止。记下所历经全程时间,即为凝血时间。

比较2管和3管,4管和5管,1管和8管的凝血时间,分析产生差别的原因。如果加入肝素及草酸钾管不出现血凝,两管各加0.025mol/L 的 CaCl$_2$ 溶液2~3滴,观察血液是否发生凝固。

【注意事项】

1.记录凝血时间应力求准确。

2.判断凝血的标准要力求一致。一般以倾斜试管达45°时,试管内血液不见流动为准。

3.每支试管口径大小及采血量要相对一致,不可相差太大。

4.肺组织浸液制备:取新鲜兔肺,剪成小块,洗净血液,磨成糊状。加入3~4倍量的生理盐水,摇匀。放冰箱中过夜,过滤后即可得肺组织浸液。贮存于冰箱备用。

【思考题】

将实验结果逐项填入表11-1中,并解释每项结果产生的原因。

表 11-1 内源性凝血与外源性凝血观察以及理化因素对血凝的影响

实验仪器	试管编号	实验条件		凝血时间
10ml 试管,每管加血 2ml	1	对照管		
	2	粗糙面	放棉花少许	
	3		液状石蜡润滑内表面	
	4	温度	置于37℃水浴槽中	
	5		置于盛有碎冰块的烧杯中	
	6	加肝素8U(加血后摇匀)		
	7	加1%草酸钾2ml(加血后摇匀)		
	8	肺组织浸液1ml(加血后摇匀)		

(秦 霞 张咏梅)

第十二章 内分泌系统实验

实验二十五 肾上腺在小鼠应激中的作用

【实验目的】

复制冷应激模型,观察肾上腺在应激中发挥的作用,以及应激时胃黏膜的损伤反应,探讨应激的病理生理机制。

【实验原理】

应激是机体在受到各种内外因素刺激后出现的全身性非特异性反应,肾上腺在应激反应中发挥核心作用。

【实验对象】

成年小鼠。

【实验器材和药品】

小动物手术器械1套、棉球、大烧杯、冰水、乙醚。

【实验步骤】

1. 小白鼠,体重30g,乙醚麻醉。俯卧位,剪去胸腰椎交界处背毛,碘伏消毒。沿背部正中胸腰椎交界处纵向剪开皮肤,约1cm,用小剪刀在左侧最后一根肋骨与脊柱交界处分离肌肉及后腹壁其他组织,直达肾脏。用小镊子撑开创口,在肾脏上方靠脊柱侧找到灰色的肾上腺,用眼科镊摘除。同法去除对侧肾上腺。缝合背部切口。

2. 取体重、性别相同的另一只小白鼠,做同样手术,但不摘除肾上腺,作为阴性对照。

3. 术后在同样条件下饲养1周(环境温度20℃左右,食水供应充足,去肾上腺动物供应盐水饮料)。实验前2天将盐水饮料改为清水,两组动物均停止供食。

4. 实验时,将两组小白鼠同时分别放入盛有冰水的两只大烧杯中,小白鼠开始在冰水中游泳,计时,观察小白鼠在应激状态下的表现。当两组动物表现出现明显差别时,取出动物,擦干动物身上的水。比较动物在应激后的姿势、活动及恢复情况。

5. 处死小鼠,做腹部正中切口,取胃观察胃黏膜损伤指数。

6. 胃黏膜病理观察:在胃体部切取5mm×7mm大小的胃组织,常规石蜡包埋切片,HE染色,光镜下观察。亦可观察已有的标本切片。

【注意事项】

1. 去除肾上腺时注意不要损伤肾脏及腹腔内其他组织器官。

2. 手术时避免损伤膈肌造成气胸。

3. 动物饲养要保证良好的环境及适宜的喂养条件。

【其他】

胃黏膜损伤指数（gastric mucosal lesion index，GMLI）测定方法：颈椎脱臼法处死小鼠，立即解剖，取出全胃，沿胃大弯侧剪开，展开全胃，摊平，于装有 2ml 蒸馏水的平皿中冲洗胃黏膜，将胃置于 10% 甲醛中充分固定，平铺于立体显微镜（配测微尺）载物台上观察损伤情况并计分。全胃各病灶的长度按下面标准评分后的和为损伤指数。损伤 <1mm（包括糜烂、出血点）为 1 分，1mm< 损伤≤2mm 为 2 分，以此类推。损伤 >2mm 者，指数加倍。

【思考题】

1. 试述应激发生的病理生理学机制以及肾上腺在应激中发挥的作用。

2. 试述应激时出现胃黏膜损伤性改变的原因。

实验二十六　家兔酸中毒及其处理

【实验目的】

1. 复制急性呼吸性酸中毒、代谢性酸中毒的动物模型；观察反映体液酸碱平衡状态的各项指标及呼吸的变化。

2. 了解纠正酸中毒的方法。

【实验原理】

用隔绝空气方法复制家兔呼吸性酸中毒模型，用恢复通气纠正呼吸性酸中毒；静脉推注 $12\%NaH_2PO_4$ 减少 HCO_3^- 复制代谢性酸中毒，静脉推注 $5\%NaHCO_3$ 纠正之。

【实验对象】

家兔。

【实验器材与药品】

兔固定台、手术器械、呼吸描记装置、动脉取血装置（塑料三通开关、针头、动脉夹）、5ml 注射器（麻醉用）、1ml 注射器、小橡皮塞、20ml 注射器（注射 $NaHCO_3$ 用）、血气分析仪、塑料杯、瓷碗、线、纱布、胶布；1% 普鲁卡因 2 支、0.3% 肝素生理盐水、$5\%NaHCO_3$、生理盐水。

【实验步骤】

1. 动物麻醉与固定　家兔称重后于耳缘静脉缓慢注射 3% 戊巴比妥钠，1ml/kg，麻醉后将兔仰卧固定于兔台上，剪去颈部手术部位的兔毛。

2. 气管分离及插管　描记呼吸。

3. 颈总动脉分离及插管　切开颈部正中皮肤，分离皮下组织，暴露颈部肌肉，颈总动脉位于气管两侧，分离覆于气管上的胸骨舌骨肌和侧面斜行的胸锁乳突肌，深处可见颈动脉鞘，用纹式血管钳分离鞘膜，避开鞘膜内神经，分离出 2～3cm 长的颈动脉，在其下穿二根线备用，一根线结扎动脉远心端，用动脉夹夹住近心端，以左手示指垫于动脉下，拇指和中指捏住近端结扎线。右手用眼科剪，离远心端结扎线 0.5cm 处；在动脉壁向心剪一呈 45° 角的小口，深约为管径的 1/3 或 1/2。右手插入已备好的动脉导管（插入前先打开三通开关，用注射器向导管内灌满肝素生理盐水，排去气泡，关上三通开关），插入后将穿好的另一根线把导管与动脉扎在一起（先打个结，不要太紧。然后小心放开动脉夹，若有出血，可将线扎紧以不影响导管继续送入动脉为好，将导管送入动脉约 2～4cm，扎紧，固定）。用远心端的线，围绕导管打结,使固定,用胶布将导管粘在兔头固定夹的口套上以进一步固定。

4．取血 用1ml注射器接7号针头吸取少许肝素,将管壁湿润后推出,针芯推到底,使注射器死腔和针头内都充满肝素。将动脉导管三通开关内的肝素液放掉,再关好三通;接上准备好的1ml注射器,然后打开三通,一手轻轻抵住注射器尾部,接收(不抽)$0.5\sim1.0$ml不含气泡的血液,关闭三通取下注射器,立即套上针头并插入橡皮塞内,以隔绝空气,用手搓动注射器半分钟,使血与肝素混匀,送技术室用血气分析仪测动脉血pH、二氧化碳分压($PaCO_2$)、标准碳酸氢盐(SB)、实际碳酸氢盐(AB)、碱剩余(BE)。

5．复制呼吸性酸中毒,并测定各项指标 用血管钳夹闭气管插管的侧管乳胶管,持续1.5min,立即观察呼吸频率和幅度的变化,黏膜及血液颜色的变化。在打开血管钳之前,同上法取血并测定各指标。解除窒息后15min,同法取血测各项指标。

6．代谢性酸中毒及其治疗 经耳缘静脉缓慢注入$12\%NaH_2PO_4$,5ml/kg体重,注意观察呼吸变化,10min后取动脉血并测各项指标。

7．根据BE值,按下式进行补碱治疗

$$BE绝对值\times体重(kg)\times0.3=所需补充碳酸氢钠的量(mmol)$$

$$(0.3是HCO_3^-进入体内分布的间隙,即体重\times30\%)$$

因5%碳酸氢钠1ml相当于0.6mmol,故:

所需补充的5%碳酸氢钠毫升数＝所需补充碳酸氢钠的毫摩尔数/0.6

注入碳酸氢钠治疗后10min,再取血测定各项指标,观察是否恢复到接近正常。

【实验结果】

实验结果见表12-1。

表 12-1 兔酸中毒及其救治

	pH	$PaCO_2$	SB	AB	BE
正常兔					
缺氧后					
复氧后					
静脉推注 NaH_2PO_4 后					
静脉推注 $NaHCO_3$ 后					

【注意事项】

1．取血时切勿进入气泡,否则影响血气和酸碱指标测定结果。

2．取血前应让动物安静5min,以免因刺激造成的过度通气影响血气和酸碱指标。

【思考题】

1．各型酸碱平衡紊乱模型是否复制成功?依据是什么?

2．各型酸碱平衡紊乱发生的病因和机制是什么?

实验二十七　家兔高钾血症及治疗

【实验目的】

观察高血钾对心脏的毒性作用,了解和掌握高血钾心电图改变的特征及其防治。

【实验原理】

血清钾高于 5.5mmol/L。钾离子摄入过多、肾衰竭是其发生的常见原因。高钾血症对机体的影响首先表现为明显的心脏毒性作用。出现多种心律失常，使心肌兴奋性、自律性、传导性和收缩性降低。家兔静脉推注氯化钾复制高血钾症，静脉推注 5% 碳酸氢钠纠正之。

【实验动物】

家兔。

【实验器材与药品】

心电图机、5ml 注射器、棉球、生理盐水、3% 戊巴比妥钠溶液、5% 氯化钾溶液、铝片、粗天平、6 号注射针头、剪刀、镊子。

【实验步骤】

1. 将动物称重，3% 戊巴比妥钠 1ml/kg 体重腹腔注射麻醉，然后仰卧固定。

2. 熟悉心电图机的使用，心电图机在未接通电源前将各控制器放于下列位置："导联选择"→"0"位，"衰减"→"1"，"记录、观察、准备"→"准备"，"纸速"→ 25mm/s，"零位"放于中间位置。地线插头—电线与自来水管相连。

接通心电图机电源，将开关向上，指示灯亮，预热 2min 后即可开始工作。将"记录、观察、准备"键放于"记录"，记录纸走出，重复拨动"1mV"定标电压钮，记录纸应描出 10mm 振幅方波（即 1mm 的细格高度等于 0.1mV），若不到 10mm 可调节"增益"加以校正，然后"记录"拨返至"准备"。

3. 心电图机圆形电极杆外面紧包 2～3 层固定电线用的铝皮，外套上 6 号新的注射针头（铝皮、针头固定要紧密，勿松动），作为针形电极。以生理盐水擦净针头，分别按以下顺序插入四肢踝部皮下：红电极插入右前肢，黄电极插入左前肢，黑电极插入右后肢，绿电极插入左后肢。

4. 将"导联选择"旋到Ⅱ，描记心电图，若正常时 T 波高于 0.15mV，宜改用其他导联，若 T 波仍高，宜另换动物，若用头胸导联，可描记出较大较清晰的心电图波形，方法是将心电图机上导联选择钮旋到"Ⅰ"，将红色针形电极插在右下颏部皮下，黄色针形电极插在心尖部位的胸壁皮下。

5. 将"准备"位置拨向"观察"，待描笔跳动较稳定后，将"观察"拨向"记录"。记下正常心电图（纸长以小组内每人能分到 4～5 个心跳为度）。若"T"波不显，可将纸速改为 50mm/s 观察。

6. 记录注射前一段心电图，然后缓慢静脉注射 5%KCl 1ml/kg，立即持续观察、记录心电图改变，直至心电图出现明显变化（如心率减慢、Q-T 间期缩短、T 波高尖等）。此时立即静脉推注 5% 碳酸氢钠 5ml/kg（10% 氯化钙 2ml/kg 或 30% 葡萄糖加胰岛素）救治，观察、记录心电图改变。

7. 继续注入氯化钾直至心电图出现心室纤维性颤动。

8. 将导联旋至"0"，立即将动物开胸，观察心脏停搏状态。

9. 若首次静脉推注 KCl 起 5min，心电图无明显变化，则再注入 5%KCl 0.5ml/kg，直至心电图明显改变，再静脉推注 5% 碳酸氢钠 5ml/kg（10% 氯化钙 2ml/kg 或 30% 葡萄糖加胰岛素）救治。

10. 关闭心电图机电源，将各控制器恢复到实验前状态。

【注意事项】

1. 动物对注入氯化钾的耐受性有个体差异, 有的需注入较多氯化钾才出现异常心电图。

2. 若记录心电图时出现干扰, 应将动物远离心电图机, 检查各导线有无发生纵横交错现象, 动物固定台应保持干燥。

3. 每次使用针形电极时, 要用盐水擦净并及时清除电极和电线周围的血水, 以保持良好的导电状态。

【思考题】

1. 注射氯化钾后, 异常心电图有哪些表现? 它们是怎样发生的?

2. 出现心室颤动时, 开胸看到心脏停搏在何种状态? 为什么?

3. 碳酸氢钠、氯化钙或 30% 葡萄糖加胰岛素为何能救治高血钾?

(秦 霞 张咏梅)

第十三章　药物代谢动力学实验

实验二十八　磺胺类药物血浆半衰期的测定

【实验目的】

1. 学习磺胺类药物血浆中药物浓度的测定方法。

2. 学习药物血浆半衰期的测定及计算方法。

3. 掌握耳缘静脉取血的方法。

【实验原理】

血浆半衰期是指血浆药物浓度下降一半所需要的时间。临床常用药物在体内转运大多按一级动力学进行，药物静脉注射后，如以血浆药物浓度的对数值为纵坐标，时间为横坐标，一室模型的时量关系常呈直线。

显色反应：磺胺类药物为对氨基苯类化合物，在酸性溶液中，与亚硝酸钠起重氮反应，产生重氮盐，在碱性溶液中与酚类化合物（麝香草酚）起偶联反应，形成橙红色的偶氮化合物。偶氮染料的显色深浅与磺胺的浓度有关。通过分光光度计测出其光密度，与标准品光密度比较，可进行定量分析。根据用药后不同时间血浆药物浓度的变化规律，可计算血浆半衰期及其他药代动力学参数。

【实验对象】

家兔。

【实验器材与药品】

分光光度计、离心机、离心管、试管、烧杯、注射器（1ml、5ml、10ml）、加样器、吸头、卫生纸、吸球、试管架、天平、塑料盆、兔固定器。

7.5% 三氯醋酸、0.5% 肝素生理盐水、20% 磺胺嘧啶、0.5% 亚硝酸钠、0.5% 麝香草酚（溶于 20%NaOH）。

【实验步骤】

1. 取 4 支试管，各加入 7.5% 三氯醋酸 5.8ml，分别标志 A、B、C、D 备用。

2. 取家兔 1 只，称重，用经 0.5% 肝素湿润的 1ml 注射器由一侧耳缘静脉取血 0.2ml，将血液注入 A 管（对照管）。留置固定头皮针，另取一注射器（5ml 或 10ml）自头皮针注入 20% 磺胺嘧啶 2ml/kg，记录注完时间。

3. 分别在给药后 5min 及 35min 左右，用同样方法自对侧耳缘静脉各取血 0.2ml，分别注入 B 管及 C 管。准确记录取血标本的时间。

4. 将试管内液体摇匀，离心（1 500bpm，5min）。离心后取上清液 1.5ml，先加 0.5% 亚硝酸钠 0.5ml，摇匀，再加 0.5% 麝香草酚（溶于 20%NaOH）1.0ml，摇匀，可见药液呈橙黄色。

5. 比色 将各管内药液分别置于分光光度计的比色杯或比色皿中，用波长 525nm 光进行比色，用给药前的样品管调零。分别测出各样品管的光密度值并记录。

6. 根据公式计算某一时间点血中药物浓度 根据同一种溶液浓度与光密度成正比的原理，可用无血标准管的浓度及其光密度值求出某一时间点血液中磺胺浓度（mg%）。

公式如下：

样品管浓度 / 标准管浓度 = 样品管光密度 / 标准管光密度

$$C_{测}/C_{标} = OD_{测}/OD_{标}$$

$$C_{测} = OD_{测}/OD_{标} \times C_{标} \tag{13-1}$$

7. 根据公式计算半衰期（$t_{1/2}$）

$$t_{1/2}: T = \log(1/2): \log R_T$$

即：

$$t_{1/2} = T \times \log(1/2)/\log R_T \tag{13-2}$$

式中 T 为给药后两次取血的间隔时间，$T = t_2 - t_1$，R_T 为经过 T 时间段代谢后药物在体内存活率，即 C_2/C_1。根据比色原理，$C_2/C_1 = OD_2/OD_1$，根据测定光密度值算出 $t_{1/2}$。

8. 计算 V_d 表观分布容积 $V_d = D/C_0$，D_0 为进入动物体内药物的总量，C_0 为药物在体内达动态平衡时血药浓度。

$$C_0 = C_1 \times \log^{-1}(0.301 \times t_1/t_{1/2}) \tag{13-3}$$

$$V_d = D_0/C_0 \tag{13-4}$$

例题：如某实验，家兔 1.5kg，用药 80mg，剂量为 40mg/kg（D_0），静脉时间为 3 点 11 分 10 秒，第一次取血时间为 3 点 16 分 25 秒，距用药时间 5min15s（$t_1 = 5.25min$），经比色测定药物浓度为 24.1mg%（$C_1 = 241mg/L$）；第二次取血时间为 3 点 36 分 40 秒，距用药 35min30s（$t_2 = 35.5min$），药物浓度为 22.7mg%（$C_2 = 227mg/L$）。

（1）代入一室模型半衰期公式：

$$t_{1/2} = T \times \log(1/2)/\log R_T$$

式中 T 为间隔时间，本例 $T = t_2 - t_1 = 30.25min$；R_T 为 T 时后药物浓度存活率 $= OD_2/OD_1$。代入公式，计算半衰期：

$$t_{1/2} = T \times \log(1/2)/\log R_T = 30.25 \times (-0.301)/\log 0.941\ 9 = 350.5(min) = 5.8(h)$$

（2）代入公式 13-3 及 13-4 计算预期零时药浓（C_0）及分布容积（V_d）

式中 $C_1 = 241mg/L$，$t_1 = 5.25min$，$t_{1/2} = 350.5min$，$D_0 = 40mg/kg$，0.301 是 $-\log(1/2)$。将各参数代入公式 13-3 和 13-4，可得出：

$$C_0 = 241 \times \log^{-1}(0.301 \times 5.25/350.5) = 243.5(mg/L)$$

$$V_d = 40mg/kg \times 1.5kg/243.5(mg/L) = 0.246L$$

9. 实验结果记录 记录实验结果（表 13-1）并根据公式计算出用药 5min 和用药 35min 时药物的血药浓度，药物血浆半衰期（$t_{1/2}$），以及磺胺药在家兔体内分布的表观分布容积（V_d）。

表 13-1 比色反应加样顺序

	给药前（A）	用药后 5min（B）	35min（C）	标准管（D）
取样量 /ml	0.2	0.2	0.2	标准液（0.2）
5% 三氯醋酸 /ml	5.8	5.8	5.8	5.8
	1 500r/min 离心 5min，取上清液 2.0ml			
0.5% 亚硝酸钠 /ml	0.5	0.5	0.5	0.5
0.5% 麝香草酚 /ml	1.0	1.0	1.0	1.0
光密度值（A）				
浓度 /(mg·ml^{-1})				

【注意事项】

1. 如耳缘静脉取血有困难时，可采用心脏取血。

2. 计时取血时间点误差尽量控制在 1min 内。

3. 试管取血前一定要用肝素浸润；每次取血之前要先将残血放掉。

4. 离心时要注意离心管的配平。

5. 每吸取一个血样时，必须更换注射器；加样时注射器头不要碰到三氯醋酸液面。

6. 将血样加到三氯醋酸试管中应立即摇匀，否则易出现血凝块。

7. 加亚硝酸钠和麝香草酚顺序不要混乱。

8. 注意各比色杯要清洗干净、擦干，匹配及吸取药液要准确。

【思考题】

1. 根据公式，推算本次实验动物在用药 10h 后，血浆浓度是多少？

2. 推算本次实验动物血中药物浓度降到 10mg/L 时，需要多长时间？

3. 测定血浆半衰期有何临床意义？

4. 不同个体磺胺类药物的半衰期不同，除个体差异外还受什么因素影响？

实验二十九　药物代谢动力学参数的计算

【实验目的】

了解线性开放二室模型药物的药代动力学参数的计算方法（剩余法）。

【实验原理】

药物代谢动力学主要研究机体对药物的作用，即药物在体内的过程（包括吸收、分布、代谢和排泄），并运用数学原理和方法阐释体内药物浓度随时间变化的规律。血药浓度与药物效应有相关性，药物进入机体后，血药浓度随时间发生变化，我们通过采集给药后不同时间点血样，测定血中药物浓度，可以通过公式计算出该药物的相关动力学参数，进一步分析这些参数可以指导临床合理用药。

【实验对象】

家兔。

【实验器材与药品】

分光光度计、电子计算器或 SPSS 统计软件、注射器、头皮针、肝素、氨茶碱。

【实验步骤】

1. 家兔,平均体重 2.87kg,耳缘静脉推注氨茶碱 12.5mg/kg(相当于茶碱 10mg/kg),在不同时间点取血,处理血样,用紫外分光光度法测得茶碱的血液浓度如表 13-2。

表 13-2 紫外分光光度法测得茶碱的血液浓度

时间 /h	0.05	0.1	0.15	0.20	0.30	0.40	0.50	1	2	4	6
血药浓度 /(μg·ml⁻¹)	35.01	28.64	24.94	23.44	21.03	19.94	18.60	17.71	15.11	12.81	9.5

求茶碱的药代动力学参数: A、B、α、β、$t_{1/2\alpha}$、$t_{1/2\beta}$、V_C、K_{12}、K_{10}、K_{21}、CL、AUC。

2. 二房室模型参数估算方法

某药静脉注射后的血药浓度 - 时间曲线(图 13-1),该曲线有一个拐点(t_1),符合二房室模型特点,其血药浓度 - 时间函数方程可使用以下公式:

$$Ct = Ae^{-\alpha t} + Be^{-\beta t} \ (\alpha >> \beta)$$

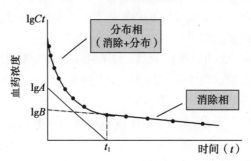

图 13-1 血药浓度 - 时间曲线模式图(半对数坐标)

(1)由图 13-1 可知,当 t 趋向于 ∞ 时,$e^{-\alpha t}$ 趋向于 0,则 $Ct \approx Be^{-\beta t}$,即达到一定时间后只剩下消除相。曲线中慢处置相最后几个坐标(t_1 之后)应满足直线关系:

$$Ct' = Be^{-\beta t}$$

上式取对数,得直线方程:

$$\lg Ct' = \lg B - \beta/2.302\,6t \tag{13-5}$$

用直线方程(13-5)的 r 值进行线性回归。根据截距 $a_1 = \lg B$,斜率 $b_1 = -\beta/2.302\,6$,求得:

$$B = \lg^{-1} a_1, \ \beta = -2.302\,6 \times b_1, \ T_{1/2\beta} = 0.693/\beta$$

(2)上述曲线前面一段(t_1 之前)分布与消除因素同时存在,若去掉消除因素,则只剩下分布因素影响血药浓度。

由消除直线方程(13-5)外推 0 到 t_1 时间内各时间点的血药浓度值,用实测值减去外推值,可得:

$$Cr = Ct - Ct' = Ae^{-\alpha t}$$

取对数后,此 Cr 值与各时间点又可形成一条直线方程:

$$\lg Cr = \lg A - \alpha/2.302\,6t \tag{13-6}$$

用直线方程(13-6)的 r 值进行线性回归。根据截距 $a_2 = \lg A$;斜率 $b_2 = -\alpha/2.302\,6$,求得:

$$A = \lg^{-1} a_2, \ \alpha = -2.302\,6 \times b_2, \ T_{1/2\alpha} = 0.693/\alpha$$

3. 由上述计算结果可得出该药二房室模型血药浓度 - 时间函数方程：

$$Ct = Ae^{-\alpha t} + Be^{-\beta t}$$

4. 根据公式计算其他药代动力学参数值

$$C_0 = A + B$$

$$Vc = X_0/C_0$$

$$K_{21} = (\alpha B + \beta A)/(A + B)$$

$$K_{10} = \alpha \cdot \beta/K_{21}$$

$$K_{12} = \alpha + \beta - K_{21} - K_{10}$$

$$AUC = X_0/Vc \cdot K_{10}$$

$$CL = X_0/AUC = Vc \cdot K_{10}$$

【注意事项】

1. 计算过程最好把参数单位一起进行,确保最终参数单位准确。

2. 在药理学研究过程中,为了将各曲线简化成简单的线性方程,我们常常将其取对数后再进行计算。

【思考题】

1. 评述各药代参数的临床意义。

2. 对于麻醉过程的用药管理,你有何见解？

（孟　晶）

第十四章　药物效应动力学实验

实验三十　不同给药途径对药物作用的影响

【实验目的】

观察不同给药途径对药物作用的影响。

【实验原理】

硫酸镁口服不易被吸收，具有导泻和利胆作用。注射给药则具有降血压、解痉、平喘、舒张平滑肌以及镇静作用。

【实验动物】

昆明种小鼠，体重（20±2）g。

【实验器材与药品】

注射器 2 支、玻璃钟罩 2 个、小鼠灌胃针头 2 支、天平 1 台；10% 硫酸镁、0.5% 戊巴比妥钠。

【实验步骤】

1. 将小鼠随机分成 2 组，每组 10 只，称重并标记。

2. 第一组小鼠腹腔注射 10% 硫酸镁溶液 0.6ml/只，第二组小鼠口服（灌胃）10% 硫酸镁溶液 0.6ml/只。

3. 观察各组小鼠的呼吸频率、肌力和步态等变化，收集动物粪便，比较两组动物反应有何不同，记录所观察的实验结果（表 14-1）。

表 14-1　硫酸镁不同途径给药对小鼠效应的影响

组别	给药途径	呼吸频率		肌张力		大便	
		给药前	给药后	给药前	给药后	给药前	给药后
第一组							
第二组							

【注意事项】

1. 给药途径不同，所产生药物作用的快慢和强弱不同。

2. 如果动物数量充足，也可以同时设置空白对照组。

【思考题】

1. 给药途径不同,一般情况下对药物的作用有无影响?为什么某些药物的作用可产生质的差异?试举例说明。

2. 试分析硫酸镁产生不同效应的机制及临床用途。

实验三十一　氯胺酮催眠 ED_{50} 和 LD_{50} 的测定

【实验目的】

学习测定 ED_{50}、LD_{50} 的方法,比较分组法和序贯法优缺点,了解 ED_{50}、LD_{50}、TI 的计算方法和意义。

【实验原理】

半数有效量(median effective dose,ED_{50})指药物引起半数实验动物发生阳性反应(质反应)的剂量。若以死亡作为阳性反应的指标,则为半数致死量(median lethal dose,LD_{50})。因此,LD_{50} 可视为 ED_{50} 的一个特例。ED_{50} 表示药物作用强度的大小,LD_{50} 表示药物毒性的大小,两者的测定原理、计算方法相同。药物的治疗指数(therapeutic index,TI)等于两者的比值,即 $TI = LD_{50}/ED_{50}$,表示对半数动物有效的剂量增大多少倍可引起半数动物死亡,是评价药物的重要指标。

测定 ED_{50} 有分组法和序贯法两种。分组法是较正规的方法,对一批动物进行分组后,给予不同剂量的药物(最好设置的剂量组能够包括全阴性和全阳性的效应),记录各组阳性率。序贯法将动物依次序贯地进行实验,药液配成等比浓度(剂量比值多在 0.6~0.8)。每只动物的给药剂量依据前一只动物的反应结果确定,即先用某一剂量,如动物出现阳性反应,下一动物即用低一级剂量,如为阴性反应,则用高一级剂量。序贯法节省动物,也可用于作预实验摸索大致剂量范围,但仅适用于短期内能判断效应的实验。

(一)分组法

分组法的计算方法多达 20 余种,以加权概率单位法(正规法、Bliss 法)最为严谨精密,但是计算较复杂。点斜法可以简便地算得与正规法相当接近的全部有关数据,其精确度优于其他各种简化法。点斜法适用于:①剂量呈等比数列;②各组动物数基本相等;③阳性率分布大致符合常态。这些条件要求不高,在实际工作中不难做到。

点斜法计算 LD_{50}(ED_{50} 类同)的公式为:

$$LD_{50} = \log^{-1}[Xm - i(\sum P - 0.5) + i/4(1 - Pm - Pn)] \tag{14-1}$$

含有 0% 及 100% 死亡率时,上式简化为:

$$LD_{50} = \log^{-1}[Xm - i(\sum P - 0.5)] \tag{14-2}$$

$$S_{X50} = i \times \sqrt{\frac{\sum P - \sum P^2}{n - 1}} \tag{14-3}$$

LD_{50} 的 95% 可信限 $= \log^{-1}(\log LD_{50} \pm 1.96 \times S_{X_{50}})$ $\tag{14-4}$

式中 Pm 为最高死亡率,Xm 为最高死亡率 Pm 组的剂量对数值,i 为组距即浓度比值的对数,Pn 为最低死亡率,n 为各组组内动物数。$S_{X_{50}}$ 为 LD_{50} 对数值(X_{50})的标准误。

举例:某药给(20±2)g 小鼠腹腔注射,测得 24h 死亡数据(表 14-2),计算其 LD_{50} 及其 95% 可信限。

表 14-2 实验结果记录表

剂量/(mg/kg)	100	143	204	292	416	595
死亡率	0/10	2/10	3/10	6/10	9/10	10/10

将上述数据填入表 14-3 进行计算。

表 14-3 LD$_{50}$ 计算参数统计表

剂量/(mg/kg)(D)	对数剂量(X)	死亡率(P)	P^2
100	2	0/10(0)	0
143	2.155	2/10(0.2)	0.04
204	2.310	3/10(0.3)	0.09
292	2.465	6/10(0.6)	0.36
416	2.619	9/10(0.9)	0.81
595	2.774	10/10(1.0)	1.0
$i = 0.155$		$\sum P = 3.0$	$\sum P^2 = 2.3$

将上述结果代入公式（14-2）

$$i = \log 595/416 = 0.155$$

$$\mathrm{LD}_{50} = \log^{-1}[Xm - i(\sum P - 0.5)] = \log^{-1}[2.774 - 0.155(3 - 0.5)] = 10^{2.387} = 243.5 \,(\mathrm{mg/kg})$$

$$S_{X_{50}} = 0.155 \times \sqrt{\frac{3 - 2.3}{10 - 1}} = 0.043$$

LD$_{50}$ 的 95% 可信限 $= \log^{-1}(\log \mathrm{LD}_{50} \pm 1.96 \times S_{X_{50}}) = \log^{-1}(\log 243.5 \pm 1.96 \times 0.043) = 200.8 \sim 296.0 \mathrm{mg/kg}$

测定结果：LD$_{50}$ 为 243.5mg/kg，LD$_{50}$ 的 95% 可信限为 200.8～296.0mg/kg。

（二）序贯法

序贯法有三种计算法，代表三种思路。现仅介绍 Dixon-Mood 法。

举例：实验剂量为 350mg/kg、245mg/kg、172mg/kg、120mg/kg、84mg/kg，按序贯法用药，死亡者用 x 表示，存活者用 o 表示，实验结果见表 14-4。

表 14-4 Dixon-Mood 法序贯统计过程演示表

剂量 (mg/kg)	对数剂量 X	组距 d	序贯结果	死 x	活 o	阳性 a	ad	ad^2
350	2.544	2		2	0	0	0	0
245	2.389	1		3	1	1	1	1
172	2.234	0		5	2	2	0	0
120	2.079	-1		3	4	4	-4	4
84	1.924	-2		0	2	2	-4	8
$i = 0.155$ $X_0 = 2.234$			存活者少，作为阳性(a)	13	9	9(N)	-7(A)	13(B)

1. 剂量按等比数列安排，最好在 4～5 组内可包括全部动物，本例剂量比值为 1∶0.7，对数剂量组距 $i = \log 1/0.7 = 0.155$。

2．任选一中心组使其组距（d）为零，剂量较高者依次为 1，2，3，……。剂量较低者为 -1，-2，-3，……。组距为 0 的对数剂量为 X_0，本例 $X_0 = 2.234$。

3．序贯实验完成后，总计各组的死亡率及存活数，求其总和，以总和较小者为 a，计算 ad 及 ad^2。本例总死亡数为 13，总存活数为 9，故以存活数为 a。第一组 a = 0，故 ad、ad^2 均为 0。第二组 a = 1，d = 1，故 ad = 1，$ad^2 = 1$。第五组 a = 2，d = -2，故 ad = -4，$ad^2 = 8$。

4．将 a，ad，ad^2 之总和分别以 N、A、B 代表之。

5．计算 LD_{50} 有两个公式，可按情况选用

（1）当 a 表示存活数时，公式中取加号

$$LD_{50} = \log^{-1}[X_0 + i(A/N + 0.5)] \tag{14-5}$$

（2）当 a 表示死亡数时，公式中取减号

$$LD_{50} = \log^{-1}[X_0 + i(A/N - 0.5)] \tag{14-6}$$

本例因存活数动物少，以其为 a，故取加号

$$LD_{50} = \log^{-1}[2.234 + 0.155(-7/9 + 0.5)] = \log^{-1}2.191 = 155.2$$

6．计算 S_{X50} 及 95% 可信限

Dixon-Mood 原法计算较复杂，现提出简法如下：

$$S_{X_{50}} = \frac{i}{\sqrt{N}}\{1.46 \times [B/N - (A/N)^2] + 0.17\} \tag{14-7}$$

本例 $S_{X_{50}} = \frac{0.155}{\sqrt{9}}\{1.46 \times [13/9 - (-7/9)^2] + 0.17\} = 0.072$

LD_{50} 的 95% 可信限 $= \log^{-1}(X_{50} \pm 1.96 \times S_{X_{50}}) = \log^{-1}(2.191 \pm 1.96 \times 0.072) = 112.2 \sim 214.8$（mg/kg）

（三）LD_{50} 参数的显著性检验

比较两药 LD_{50} 之间的差别有无统计学意义，可用两组 t 检验，但计算中不能直接计算 LD_{50} 的差值，而应计算 $\log LD_{50}$（即 X_{50}、X_{50}' 及 $S_{X_{50}}$、$S_{X_{50}}'$）。

$$t = \frac{\left| X_{50}^2 + X_{50}'^2 \right|}{\sqrt{S_{X_{50}}^2 + S_{X_{50}}'^2}} \quad (f = \infty)$$

例如甲药、乙药的 $LD_{50} \pm L_{95}$ 分别是 14 ± 2.9 及 20 ± 5.4，应先化为 $X_{50} \pm S_{X_{50}}$

根据 $S_{X_{50}} \cong L_{95}/(4.5 \times LD_{50})$

算得甲药 $X_{50} \pm S_{X_{50}}$ 为 $1.146\,1 \pm 0.046$，乙药为 $1.301\,0 \pm 0.06$

$$t = \frac{|1.146\,1 - 1.301\,0|}{\sqrt{0.046^2 + 0.06^2}} = \frac{0.154\,9}{0.075\,6} = 2.05\,(P < 0.05)$$

则甲药、乙药 LD_{50} 差别有统计学意义。如果误用 $LD_{50} \pm L_{95}$，则 t = 1.92，结果为差异无统计学意义。

【实验对象】

昆明小鼠，体重（20±2）g，雌雄不拘。

【实验器材与药品】

注射器 6 支，4 号或 5 号针头，瓶盖打孔的广口瓶，瓶架，1.14%、0.8%、0.56%、0.39%、0.27%、0.19% 的氯胺酮溶液，计算器。

【实验步骤】

1. 序贯法　每组拿 15 只小鼠,每用一剂量后,若动物死亡,则下一剂量降低,若存活,则高一剂量。第一只小鼠先注射中间剂量(即 0.56% 或 0.39% 的药液),然后根据翻正反射是否消失决定降低或升高一个剂量。

2. 分组法　取 60 只小鼠,每组 10 只,分别给一个剂量。每组依次给氯胺酮 114mg/kg、80mg/kg、56mg/kg、39mg/kg、27mg/kg 和 19mg/kg。给药容积均为 0.1ml/10g 体重。

3. 观察指标　小鼠称重标记,腹腔注射药物后立即放入广口瓶,拧紧瓶盖后横放在瓶架上,慢慢旋转广口瓶,观察小鼠翻正反射是否消失(小鼠 10s 不能自行站立即为翻正反射消失)记录小鼠翻正反射消失的潜伏期、持续期。

4. 结果记录　结果记录于表 14-5 至表 14-7。

表 14-5　序贯法实验原始记录表

鼠号	给药时间	翻正反射消失时间	潜伏期 /min	翻正反射恢复时间	持续期 /min

表 14-6　分组法测定氯胺酮 ED_{50} 结果分析表

剂量 /(mg/kg)	对数剂量(X)	入睡率(P)	P^2
114	2.057		
80	1.903		
56	1.748		
39	1.591		
27	1.431		
19	1.279		
		$\sum P =$	$\sum P^2 =$

表 14-7　序贯法计算氯胺酮 ED_{50} 结果分析表

剂量 /(mg/kg)	对数剂量(X)	组距(d)	序贯结果	睡(x)	醒(o)	阳性 a	ad	ad^2
114	2.057	2						
80	1.903	1						
56	1.748	0						
39	1.591	−1						
27	1.431	−2						
19	1.279	−3						
	$X_0 = 1.748$	$i = 0.155$				(N)	(A)	(B)

【注意事项】

1. 分组法各组小鼠的性别比例、平均体重应基本一致。

2. 每支注射器事先标注浓度标签,避免用错剂量。

3. 翻动小鼠动作要轻柔,不要频繁翻动。

4. 计算公式较多,需要谨慎选择。

【思考题】

1. 药物出厂前测定 ED_{50} 和 LD_{50} 的意义是什么?

2. 评价药物安全性的指标还有哪些?

实验三十二 α受体拮抗剂 pA_2 值的测定

【实验目的】

掌握 α 受体激动剂和 α 受体拮抗剂的量效曲线意义,了解 α 受体拮抗剂 pA_2 值的计算方法。

【实验原理】

平滑肌上有 α 肾上腺素受体,该受体的激动药能使其收缩。竞争性的拮抗剂能与激动剂竞争相同受体,两药合用时,虽然激动药引起效应的最大效能不变,但所需激动药剂量会增加。若两倍浓度的激动药所产生的效应恰好是未加入拮抗药时激动药所引起的效应,则所加入拮抗药的浓度的负对数称为拮抗参数(pA_2)。pA_2 反映竞争性拮抗药的作用强度。

【实验对象】

雄性 SD 大鼠。

【实验器材和药品】

恒温浴槽、台式平衡记录仪、张力换能器、铁支架、双凹夹、氧气瓶、通气管路、注射器、针头、剪刀、镊子、培养皿、烧杯、输液夹、丝线。

Krebs 溶液、2×10^{-2} mol/L 去甲肾上腺素、2×10^{-5} mol/L、2×10^{-4} mol/L、2×10^{-3} mol/L、3.15×10^{-5} mol/L 酚妥拉明。

【实验步骤】

处死动物→快速分离组织或器官→与张力换能器连接并处于有适宜培养液的浴槽中,保温通氧气→记录一段给药前收缩曲线,即基线→记录效应指标→给某一浓度的竞争性受体拮抗剂,给几个不同浓度的激动剂,记录效应指标→给另一浓度的竞争性受体拮抗剂,再给几个不同浓度的激动剂,记录效应指标,如此循环,直到得到一条平行右移的激动剂的量效曲线。描记给药曲线并标以给药浓度和种类。

(一)实验准备

取 SD 大鼠 1 只,处死后剪开下腹部近肛门处皮肤及肌层,暴露下腹腔,剪断耻骨联合。分离直肠,在其与结肠交界处剪断,将直肠翻转向下,露出直肠末端(肛门外)。在直肠与骶骨之间连着一对细长肛尾肌,分离肛尾肌并在其下穿两根线结扎,剪下标本并悬挂浸入盛有 Krebs 溶液的恒温水槽内(37℃),调整平滑肌长度,连接张力换能器,描记肌张力曲线。往恒温水槽 Krebs 溶液中通入 95%O_2 和 5%CO_2 的混合气体,标本静止张力 0.5g,平衡 30min,其间更换浴槽内 Krebs 液 1~2 次。

（二）观察项目

1. 给药 按 $1/2\log_{10}$ 对数剂量累积加入去甲肾上腺素，最初为 $2×10^{-5}$mol/L 去甲肾上腺素 0.01ml，使浴槽内去甲肾上腺素终浓度分别为 $1×10^{-8}$，$3×10^{-8}$，$1×10^{-7}$，$3×10^{-7}$，$1×10^{-6}$，$3×10^{-6}$，$1×10^{-5}$，$3×10^{-5}$，$1×10^{-4}$mol/L。当收缩反应达最大效应后冲洗标本 3 次，每次间隔 5min。当肌张力恢复至原基线时，加入 $3.15×10^{-5}$mol/L 酚妥拉明 0.05～0.1ml，15min 后同上法重复累加去甲肾上腺素至最大收缩效应。

2. 绘制量效曲线及计算 pA_2 值 记录去甲肾上腺素每次浓度的收缩反应幅度，以效能为百分之百，按如下公式计算：

$$各浓度反应百分率 = \frac{每个浓度收缩幅度}{最大收缩幅} ×100\%$$

求出各浓度的反应百分率。以去甲肾上腺素终浓度的横坐际，反应百分率为纵坐标，绘制出去甲肾上腺素的量效曲线，从量效曲线上分别求出加入拮抗剂前后激动剂引起 50% 反应所需的剂量（ED_{50}），代入公式计算 pA_2 值。

$$pA_2 = -\lg B + \lg(E'/E - 1)$$

E′：有拮抗剂时激动剂的 ED_{50}；E：无拮抗剂时激动剂的 ED_{50}；B：拮抗剂的浓度（mol/L）。

【注意事项】

1. 肛尾肌肉质感强，需要细心辨认，在整个操作过程中，随时滴上少量的 Krebs 液，防止标本干燥。

2. 冲洗标本时要用温 Krebs 液，标本与张力换能器结扎固定时，切勿人为将标本线拉紧或放松。

3. 实验过程中切勿随便调整基线，每次给药前一定待它自动恢复至基线后才能继续做。

【思考题】

1. 试述 pA_2 和 pD_2 有何区别。

2. pA_2 能否反映激动药的性质？

（孟 晶）

第十五章　麻醉药理学与毒理学实验

实验三十三　乙醚麻醉及麻醉前给药

【实验目的】

观察乙醚麻醉的特点及麻醉前给药对其作用的影响。

【实验原理】

全身麻醉药的初筛实验常用小鼠或大鼠进行，复试观察则多用猫、犬或猴等大动物。在初筛实验中，由于麻醉药以外的多种中枢抑制药、肌松药也能使动物的翻正反射消失，因此，应以翻正反射与痛觉反射同时消失及停药后短时间内各种功能恢复等，作为全身麻醉和复苏的指标。供试品如属挥发性物质，可用含药空气给小鼠吸入。若是非挥发性物质，则按不同剂量给予小鼠，经过一定时间，将小鼠轻轻限制于仰卧位，如松手后小鼠仍能保持仰卧状态，即为翻正反射消失。观察痛觉反射时，可用大头针刺小鼠后足，视其有无退缩反应。可以从麻醉浓度与致死浓度的差距或麻醉剂量与致死剂量之间的差距，初步估计药物的安全性。

大动物实验时，常可根据给药后各种反射的消失过程及其他表现，来了解供试品的诱导快慢、作用强度、维持时间长短及对各生理系统的影响等。

【实验对象】

SD大鼠2只，体重200~400g（停食12h）。

【实验器材与药品】

玻璃麻醉箱、铁丝笼、注射器、药棉、麻醉乙醚、吗啡和阿托品混合注射液（每毫升含盐酸吗啡10mg和硫酸阿托品0.5mg）。

【实验步骤】

取空腹大鼠2只，标记称重，分别置于两个小笼内。其中一只大鼠于麻醉前15min皮下注射吗啡和阿托品混合注射液1ml/kg，另一只大鼠皮下注射生理盐水1ml/kg。观察两只大鼠的活动情况。将两个小笼并置于麻醉箱内，使乙醚蒸气经与箱顶开口相连的管道压入箱内或用浸有乙醚的棉球悬吊于箱内顶盖正中，记录开始给乙醚的时间。

注意观察两只大鼠躁动、流涎等反应的差异，直至卧倒。记录开始卧倒的时间。随即将大鼠从麻醉箱中取出，并观察下列项目：

1. 呼吸形式　是单纯膈肌舒缩的腹式呼吸，还是兼有胸腔扩缩的胸式呼吸。

2. 肌肉松弛　以手拉其后肢，检查肌张力。

3．痛反射　以针刺其后足，视其是否引起缩退。

4．角膜反射　以棉线直触角膜，视其是否引起眨眼。

5．翻正反射　将动物仰卧，视其能否翻身。

分别计算各大鼠从开始吸入乙醚到出现卧倒的诱导时间及从开始卧倒到翻正反射恢复的麻醉维持时间。将实验结果记入表 15-1。

表 15-1　麻醉前给药对乙醚麻醉作用的影响

大鼠	体重 /g	麻醉前给药	开始吸入乙醚时间	卧倒时间	箱内取出时间	苏醒时间	诱导时间	麻醉维持时间
甲								
乙								

大鼠	诱导期表现			麻醉后各项指标变化			
	流涎	躁动	呼吸形式	肌肉松弛	痛反射	角膜反射	翻正反射
甲							
乙							

【注意事项】

1．麻醉玻璃箱不宜过大，并不漏气，否则乙醚用量增加，且产生作用较慢。

2．如室温较低，可将盛乙醚的瓶子放入热水杯中，以助挥发。但不能用直火加温，以免发生燃烧、爆炸等意外。

3．也可改用猫，缚住其嘴，按下口罩，在口罩上滴乙醚进行观察。

4．麻醉前给药也可用冬眠合剂 1 号 4ml/kg 注射，以代替吗啡和阿托品混合液注射。冬眠合剂 1 号每毫升含盐酸氯丙嗪 1mg、盐酸异丙嗪 1mg 和盐酸哌替啶 2mg。

【思考题】

1．乙醚麻醉有何优缺点？现今在临床上的地位如何？

2．乙醚麻醉是如何被发现的？从中可得到什么启示？

3．麻醉前给药常用哪些药物？预先给予此类药物有何意义？

实验三十四　注射挥发性麻醉药对动物的效应

【实验目的】

以注射的方式给予挥发性麻醉药，观察药物对动物的影响。

【实验原理】

挥发性吸入麻醉药（乙醚、恩氟烷、异氟烷等）在临床使用时通常需配置昂贵、笨重的麻醉机，既不经济，也不宜用于现场急救，且吸入给药造成诱导缓慢。在动物实验中，吸入给药需连接各种管道，给实验带来很多不便，甚至部分实验无法进行。因此，人们一直在探索挥发性麻醉药注射给药的可能性。从药代动力学观点看，挥发性麻醉药被吸入肺泡后，被血液摄取，继而进入中枢神经系统产生麻醉作用。而注射给药也可先入血而后入脑，故也产生麻醉作用。本实验将用动物实验证实这一新的给药方法的可行性。

【实验对象】

昆明种小鼠、兔。

【实验器材与药品】

10μl、50μl、0.25ml 注射器各 2 支,鼠笼,兔固定箱,乙醚(分析纯),恩氟烷、异氟烷各 10ml。

【实验步骤】

1. 用序贯法分别测定以上各药皮下注射(s.c.)、腹腔注射(i.p.)、静脉注射(i.v.)时,翻正反射消失的 ED_{50}。

2. 每次实验只测一种药物、一种动物、一种给药途径。

3. 可同时观察翻正反射消失的潜伏期、持续期(表 15-2)。

表 15-2　各药翻正反射消失的 ED_{50} 和 LD_{50} 参考值

药物	动物	给药途径	$ED_{50}/(ml \cdot kg^{-1})$	$LD_{50}/(ml \cdot kg^{-1})$
乙醚	小鼠	s.c.	5.35	13.7
			4.58～6.28	10.6～17.5
		i.p.	1.62	2.32
			1.24～1.92	2.01～2.67
恩氟烷	小鼠	i.p.	3.01	7.50
			2.21～3.98	6.41～7.89
	兔	i.v.	0.064	—
			0.058～0.074	—
氟烷	小鼠	i.p.	1.20	1.94
			0.96～1.49	1.70～2.22
	兔	i.v.	0.036	—
			0.031～0.043	—
甲氧氟烷	小鼠	i.p.	0.75	1.23
			0.63～0.80	1.08～1.41
		i.m.	4.12	5.81
			2.79～5.47	5.17～6.51
	兔	i.v.	0.030	—
			0.024～0.038	—

【注意事项】

1. 乙醚易燃易爆,切记避开明火。由于气味刺鼻,注意开窗通气。

2. 各药用量极少,注意选择合适的注射器。

3. 静脉注射必须缓慢(>10s)。

【思考题】

皮下注射、腹腔注射、静脉注射时体内过程分别包括哪些过程?

实验三十五　肺泡气最低有效浓度的测定

【实验目的】

了解肺泡气最低有效浓度（minimum alveolar concentration，MAC）的测定方法。

【实验原理】

吸入麻醉药的镇痛作用最常用肺泡气最低有效浓度（MAC）来表示。MAC 是指在一个大气压下，使 50% 的患者或动物对伤害性刺激不产生逃避反应时的呼气末潮气量。相当于肺内该麻醉药的浓度，单位为容积 %。MAC 相当于吸入麻醉药的镇痛半数有效量，是效价强度。吸入麻醉药的 MAC 越小，表示其镇痛作用越强。由于 MAC 测定方法简单、稳定、种属差异小，且用各种伤害性刺激（如切皮、夹尾、电刺激等）测定所得结果基本一致，故广泛用作评定吸入麻醉药作用（实为制动作用）强度的指标。临床上常直接测定人的 MAC。动物实验中常用大鼠。因大鼠气管太细，气管插管、吸入给药及浓度检测均较为困难，故多将大鼠放入麻醉箱中测定。此时测定的 MAC 实为麻醉箱内最低有效浓度。

【实验对象】

SD 大鼠。

【实验器材与药品】

大鼠麻醉箱、钠石灰、鳄鱼夹、肛温表、氧气瓶、吸入麻醉药。

【实验步骤】

将大鼠置于自制的 25cm×8cm×8cm 的有机玻璃箱中，麻醉箱头端留一进气（麻醉药）孔，尾端有三孔，分别用于露尾、插肛温表和连接麻醉气体监测仪。箱底铺钠石灰以吸收 CO_2。用麻醉药挥发罐经进气孔输入待测气体（载体为纯氧），平衡 30min 后，用长鳄鱼夹夹大鼠尾中、外 1/3 处，振动 60s。若大鼠表现为头部、四肢或身体的主动运动，则将待测药物浓度增大 0.1%；若大鼠对夹尾无反应，则将药物浓度减少 0.1%。注意每改变一次药物浓度，均需平衡 20min。以大鼠对伤害性刺激有反应的最高浓度和无反应的最低浓度的平均值作为该鼠的 MAC。每组大鼠 6~8 只，计算其均值和标准差。

【注意事项】

用鳄鱼夹夹大鼠尾部时，每只大鼠的位置要一致（中、外 1/3 处）。

【思考题】

MAC 的临床意义是什么？

实验三十六　侧脑室注射士的宁对吸入麻醉药催眠镇痛作用的影响

【实验目的】

探讨脑内士的宁敏感的甘氨酸受体（strychnine-sensitive glycine receptor，GlyR）与吸入麻醉药异氟烷、七氟烷、恩氟烷和乙醚催眠、镇痛作用的关系。

【实验原理】

建立小鼠腹腔注射吸入麻醉药的催眠、镇痛模型，观察士的宁敏感的甘氨酸受体激动剂士的宁（strychnine，Stry）能否缩短其睡眠时间（sleeping time，ST），以及对热板疼痛指数

（pain index in hot-plate test，HPPI）的影响。

【实验对象】

昆明种小鼠。

【实验器材与药品】

天平、砝码、微量注射器、秒表、恒温水浴箱、热板、士的宁、异氟烷、七氟烷、恩氟烷、乙醚。

【实验步骤】

（一）催眠实验

将小鼠按分层随机区组设计分为乙醚（2.0ml/kg）、异氟烷（1.2ml/kg）、恩氟烷（2.2ml/kg）和七氟烷（6.0ml/kg）4组，每组再分人工脑脊液（artificial cerebrospinal fluid，aCSF）、Stry 1μg、Stry 2μg、Stry 4μg 4个亚组，每组8只。小鼠腹腔注射催眠剂量的吸入麻醉药，待翻正反射消失后1min，侧脑室注射（intracerebroventricular injection，icv）aCSF或不同剂量的Stry，观察其从翻正反射消失到翻正反射恢复的时间，即睡眠时间（sleeping time，ST）。

小鼠侧脑室注射方法：用手将小鼠的头部固定，用10μl的微量注射器，在小鼠两耳连线与双眼连线之间，在稍微偏离正中的头盖骨部位上，将注射器垂直刺入约2mm（预先将塑料套管在针尖固定，避免进针过深），容积均为5μl，在10s内完成注射，留针30s。每次实验随机抽取2只小鼠侧脑室注射亚甲蓝5μl，10min后断头取脑，冠状切片可见两侧脑室、第三脑室、中央导水管及第四脑室底均有蓝染，但颜色递减，亚甲蓝也弥散入周围脑组织，深度逐渐变浅，证明侧脑室注射部位正确。4种吸入麻醉药可任选一种，将全班结果综合一起统计、讨论（表15-3）。

表15-3　侧脑室注射士的宁对吸入麻醉药催眠作用的影响（$\bar{x} \pm s, n=$　）

组别	睡眠时间 /min
Stry 1μg	
Stry 2μg	
Stry 4μg	
aCSF	

（二）镇痛实验

将小鼠按分层随机区组设计分为乙醚（1.0ml/kg）、异氟烷（0.4ml/kg），恩氟烷（0.5ml/kg）和七氟烷（2.0ml/kg）4组，每组再分人工脑脊液（artificial cerebrospinal fluid，aCSF）、Stry 0.1μg、Stry 0.2μg、Stry 0.4μg 4个亚组，每组8只。小鼠腹腔注射镇痛剂量的吸入麻醉药，5min后分别鞘内注射aCSF或不同剂量的Stry，各组小鼠均在末次给药后5min开始测热板法痛阈（pain threshold in hot-plate test，HPPT）。计算各组小鼠的HPPI。

$$HPPI = \frac{HPPT}{Basal\ HPPT}$$

清醒小鼠鞘内注射方法：以左手掌心压住鼠身，拇、中二指按压骶骨两侧固定，示指按在双骶骨前缘连线正中点皮肤上（可触知L_6棘突）指示进针点，右手持25μl微量注射器，与脊柱上方呈20°角于第5、6（$L_5 \sim L_6$）腰椎间隙进针，针尖进入一侧棘突与横突间组织后，减成100°角仔细缓慢推进，以鼠尾出现突然侧向运动为成功标志（可能系触及相应运动神经所致），缓慢注药，注射的时间为5s，容积为5μl，留针15s。预实验时，给10只小鼠鞘内注射2%利多卡因（5μl/只），小鼠均出现双后肢瘫痪，而双前肢运动正常，阻滞持续10～20min后，双下肢活动恢复正常，表明鞘内注射部位正确。4种吸入麻醉药可任选一种，将全班结果综合一起统计、讨论（表15-4）。

表15-4　鞘内注射士的宁对吸入麻醉药镇痛作用的影响($\bar{x} \pm s, n=$ 　)

药物	剂量/μg	HPPT/s					
		基础痛阈	鞘内注射药物后				
			5min	10min	15min	20min	25min
aCSF	—						
Stry	0.1						
	0.2						
	0.4						

【注意事项】

为了避免足部烫伤，限定小鼠在热板上的停留时间不超过60s，超过60s者，HPPT记为60s。

【思考题】

士的宁敏感的甘氨酸受体是否是吸入麻醉药催眠、镇痛作用的主要靶位？

实验三十七　静脉麻醉药的抗惊厥作用

【实验目的】

观察静脉麻醉药的抗惊厥作用。

【实验原理】

惊厥是临床常见症状，后果较为严重。如对呼吸、循环抑制较为明显，而且有的药物作用时间长，易与惊厥后的"抑制相"叠加，从而加重中枢抑制。而静脉麻醉药对呼吸、循环影响小，作用快、维持时间短，避免了这一现象。

【实验对象】

昆明种小鼠，体重18～22g。

【实验器材与药品】

注射器4个、天平、砝码、苦味酸、0.015%硝酸士的宁、0.08%氯胺酮、0.01%依托咪酯、生理盐水。

【实验步骤】

1. 取小鼠6只，分成3组，称重标记。

2. 给药：每组小鼠分别腹腔注射生理盐水、氯胺酮、依托咪酯0.1ml/10g，3min后再腹腔注射士的宁0.1ml/10g，观察小鼠的惊厥潜伏期、持续期、惊厥类型等指标。将实验结果记入表15-5。

表 15-5　静脉麻醉药的抗惊厥作用

组别	鼠号	性别	体重/g	给药时间	注射士的宁时间	惊厥出现时间	潜伏期/min	惊厥终止时间	持续期/min	惊厥类型	死亡数
生理盐水组											
氯胺酮组											
依托咪酯组											

【注意事项】

1. 惊厥类型指强直型、痉挛型。

2. 小鼠出现惊厥持续期超过 60min，则以 60min 记。

3. 综合全班结果进行统计分析。

【思考题】

氯胺酮、依托咪酯有哪些药理作用？

实验三十八　氯胺酮对小鼠记忆功能的影响

【实验目的】

观察氯胺酮对小鼠记忆的影响。

【实验原理】

记忆是一个复杂的神经活动，无法直接观察，对记忆的研究只能从动物或者人类执行某项任务后，间隔一定时间再测量他们的反应时间。跳台和避暗实验是研究动物记忆能力的常用方法。

【实验对象】

昆明种小鼠，体重 25～30g。

【实验器材与药品】

小鼠跳台仪、小鼠避暗仪、0.05% 氯胺酮、0.1% 氯胺酮、0.2% 氯胺酮、生理盐水、1ml 注射器、天平、砝码、苦味酸。

【实验步骤】

按分层随机区组设计将小鼠分组，使各组小鼠雌雄比例、平均体重基本相同。在跳台实验和避暗实验中分别将小鼠分为 4 组：生理盐水组、0.05% 氯胺酮组、0.1% 氯胺酮组、0.2% 氯胺酮组。每组均为 2 只。训练前 5min，各组按照上述剂量腹腔注射生理盐水或氯胺酮。注射容积均为 0.1ml/10g。

（一）跳台实验

实验装置平均分为 5 间，每个反应箱内右后角放置一个圆柱形的平台，底部是可以通电的铜栅。训练时先将小鼠放入反应箱内适应 3min，然后底部铜栅通以 36V 交流电，小鼠受到电击正常反应是跳上平台躲避电击，多数动物可能再次或多次跳至铜栅上，受到电击又会迅速跳回平台，如此训练 5min。用药后 24h 将小鼠再次放在平台上，记录第一次跳下平台的时间，即潜伏期和 3min 内跳下平台的次数，即错误次数，如果 3min 内小鼠一直未跳下平台，错误次数记为 0，潜伏期记为 180s。

（二）避暗实验

实验装置分为明暗两室，两室之间有一直径为 3cm 的圆洞，暗室底部铜栅通电。训练时先将小鼠放入反应箱中适应 3min，然后暗室底部铜栅通以 40V、50Hz 交流电，将小鼠背对洞口放入明室，小鼠进入暗室即受电击，取出小鼠。训练时潜伏期大于 180s 者弃去不用。用药后 24h 将小鼠再次放入明室，记录第一次进入暗室的时间，即潜伏期和 5min 内进入暗室的次数，即错误次数。如果 5min 内小鼠未进入暗室，错误次数记为 0，潜伏期记为 300s。

将全班实验数据合在一起统计，错误次数及潜伏期均用 $\bar{x} \pm s$ 表示，用 SPSS 19.0 软件进行数据处理，组间比较采用单因素方差分析及 LSD 检验，$P<0.05$ 为差异有统计学意义。

【注意事项】

1. 实验仪器底部的铜栅容易生锈，导致电阻增加，每次实验前，应以砂纸打磨光滑。

2. 因为实验仪器可以多室同时进行记录，要注意每室开始与结束的时间，以免将记录的结果弄混淆。

【思考题】

查阅文献，思考氯胺酮对小鼠记忆能力的影响可能与哪些因素有关。

实验三十九　丙泊酚对兔定量药物脑电图的影响

【实验目的】

观察丙泊酚对兔定量药物脑电图的影响，了解其量效关系和时效关系。

【实验原理】

脑电图（electroencephalography，EEG）是大脑皮质细胞电活动的综合表现。人们早已用脑电图进行麻醉学研究，取得大量资料。但由于常规 EEG 的种种不足（如脑电变化与麻醉深度之间虽有相关性但缺乏特异性；灵敏度高但易受外界干扰；波形复杂、分析困难；同类药物的影响不同等），使其实用价值不大。近年来，由于计算机技术的引入，出现了多种频谱分析法，尤其是双频谱指数（bispectral index，BIS）的应用，使脑电监测麻醉深度有了长足的进步。但这些方法有的只适用于个别药物，有的尚在实验阶段，且易受额肌电、电凝器等的干扰。BIS 的电极较少，监测脑区有限，无编辑功能，难以消除伪差。经几年试用表明，BIS 监测镇静、催眠作用（意识水平）较好，但监测疼痛程度差；用于丙泊酚、咪达唑仑、异氟烷等较好，但对氯胺酮、氧化亚氮则不适用。

定量药物脑电图（quantitative pharmaco EEG，QPEEG）与 BIS 都是数字化 EEG，属于 30 年前迅速兴起的脑电图学的新领域，可在一个动物或人的头部同时放置 8～128 个电极，同步监测多个脑区的电活动。它利用电子计算机的强大运算能力和功率谱分析技术，对药物引起的 EEG 背景变化进行定量分析和一系列统计处理，根据脑电波的频率不同分成不同频段，计算其功率占总功率的百分比，以数字实时显示，从而建立药物对脑的作用模式。QPEEG 是药物引起脑功能变化的客观指标，可以迅速、定量、连续、无创地反映药物对脑功能的影响，是药物分类、预测疗效及寻找新药等的有效手段，已在神经病学、精神病学、药理学等方面得到广泛应用。由于 QPEEG 可用于研究所有作用于中枢神经系统药物（包括麻醉药）的量效关系和时效关系，故可能成为监测麻醉深度的有效手段。

【实验对象】

家兔。

【实验器材与药品】

数字化脑电图机、小型呼吸机、维库溴铵、利多卡因、丙泊酚注射液、手术器械、注射器、兔台。

【实验步骤】

1. 模型制备　将兔用戊巴比妥钠 30mg/kg 经耳缘静脉注射麻醉后，安放自制钩形电极（由 35mm×13mm 不锈钢针灸针制成）。然后以 1% 利多卡因在颈前皮下局麻，进行气管造口，插入内径为 3mm 的金属套管，静置 45～50min。此时钳夹兔耳有摇头反应，即经耳缘静脉注射维库溴铵 0.3mg/kg，接动物小型呼吸机机械通气，频率 30 次/min，潮气量 20～25ml。

2. QPEEG 的观察和处理　兔仰卧固定于兔台，在兔左、右脑的额、顶、枕、颞各区头皮皮下放置自制钩形电极，鼻根部放置参考电极。用数字化 EEG 机记录 EEG 数据。EEG 的处理是根据其频率分为 δ、θ、α_1、α_2、α_3、β 6 个频段，记录同一脑区不同频段所占功率百分比。频段划分：δ（0.8～3.8Hz）、θ（4.0～7.8Hz）、α_1（8.0～8.8Hz）、α_2（9.0～10.8Hz）、α_3（11.0～13.0Hz）、β（13.0～30.0Hz）。采集刺激前 30s 及刺激后 30s、1min、2min、5min、10min 的脑电信号，每次采样 5s。

第一次（擦拭组）给予擦拭刺激，用干棉球擦拭腹正中皮肤 10cm；第二次（钳夹组）给予钳夹刺激，用止血钳钳夹兔右耳尖缘 10s，上两齿；第三次（丙泊酚组）放松钳夹 5min 后，静脉注射丙泊酚 5mg/kg，分别观察刺激（给药）前后 QPEEG β 频段功率百分比的变化。每种刺激均在给予戊巴比妥钠 60min 后的肌松兔模型上进行（表 15-6）。

表 15-6　不同刺激对兔 QPEEG β 频段功率百分比的影响（$\bar{x} \pm s, n=$　）

脑区	组别	施加处理因素前后时间					
		前 30s	后 30s	后 1min	后 2min	后 5min	后 10min
左额	擦拭组						
	钳夹组						
	丙泊酚组						
右额	擦拭组						
	钳夹组						
	丙泊酚组						
左顶	擦拭组						
	钳夹组						
	丙泊酚组						
右顶	擦拭组						
	钳夹组						
	丙泊酚组						
左颞	擦拭组						
	钳夹组						
	丙泊酚组						
右颞	擦拭组						
	钳夹组						
	丙泊酚组						

脑区	组别	施加处理因素前后时间					
		前 30s	后 30s	后 1min	后 2min	后 5min	后 10min
左枕	擦拭组						
	钳夹组						
	丙泊酚组						
右枕	擦拭组						
	钳夹组						
	丙泊酚组						

3. 统计学处理　数据用 SPSS 19.0 软件处理，计量资料以 $\bar{x} \pm s$ 表示。组间比较用 SNK 法，各时间点比较用 Dunnett 法，$P<0.05$ 为差异有统计学意义。

将全班结果综合一起统计、讨论。

【注意事项】

为了避免信号干扰，要使用屏蔽罩。

【思考题】

丙泊酚对中枢神经系统的影响有哪些？

（王　丹）

实验四十　普鲁卡因蛛网膜下腔阻滞麻醉

【实验目的】

观察蛛网膜下腔阻滞麻醉的表现。

【实验原理】

蛛网膜下腔阻滞麻醉（也称蛛网膜下隙麻醉、腰麻），是将局麻药液经腰椎间隙注入蛛网膜下腔，麻醉该部位的脊神经根。常用于下腹部和下肢手术。

【实验对象】

家兔。

【实验器材与药品】

剪刀 1 把、2ml 注射器 1 支、7 号针头 1 个、塑料杯 1 只、酒精棉球少许、2% 普鲁卡因注射液 1 支。

【实验步骤】

1. 取家兔一只，观察正常步态，用针刺其后肢测试有无痛觉反射。

2. 以髂骨间脊椎骨正中部分剪约 $3 \times 3cm$ 范围的兔毛，用酒精棉球消毒皮肤。

把动物背部拱起，在兔背部髂骨嵴内连线之中点（即两侧髂前上棘与脊柱交点处）稍下方摸到第Ⅶ腰椎间隙（第Ⅶ腰椎与第Ⅰ骶椎之间），另一手持注射器，用 7 号针头沿第Ⅶ腰椎间隙，略向兔头方向刺入，当针头刺到椎管内（蛛网膜下腔）时，可感到动物后肢跳动一下，此时向椎间隙注射普鲁卡因 0.3ml/只。

3. 观察家兔后肢活动情况及对刺激痛觉的反应与给药前有何不同。

【实验结果】

记录家兔后肢活动情况及对痛刺激反应在给药前后的区别，填入表 15-7。

表 15-7　家兔后肢活动情况及对痛刺激反应在给药前后的区别

动物编号	活动情况		痛觉反应	
	用药前	用药后	用药前	用药后

【注意事项】

1. 注射后若家兔无后肢跳动,可调整针头方向再次进针。

2. 给药速度可影响麻醉效果,应匀速给药。

【思考题】

1. 蛛网膜下腔阻滞麻醉对神经组织的影响有何特点?

2. 麻醉药的剂量、容积、药液的比重和注药速度等对阻滞平面有何影响?

实验四十一　布比卡因对坐骨神经的传导阻滞作用

【实验目的】

观察布比卡因的传导阻滞作用。

【实验原理】

布比卡因是酰胺类的局麻药。神经细胞膜上有 Na^+ 离子通道,Na^+ 离子内流产生动作电位。局麻药通过阻止 Na^+ 内流发挥阻滞神经传导的作用。

【实验对象】

牛蛙。

【实验器材与药品】

蛙板、铁架、铁夹子、秒表各 1 个、玻璃纸或塑料薄膜 1 小张、棉花少许、粗剪刀、手术剪、镊子、玻璃探针各 1 个、小烧杯 2 个、0.5% 盐酸 30ml、0.5% 布比卡因 3ml。

【实验步骤】

1. 取牛蛙 1 只,沿上颌耳鼓膜后剪去大脑后,固定于蛙板上,暴露左侧坐骨神经。

2. 用夹子夹住下颌部,将蛙挂在铁架上,将二足趾分别浸入盛有 0.5% 盐酸的烧杯内,记录自浸入盐酸液至引起举足反射所需要的时间,分别记作 $T_左$、$T_右$。蛙出现举足反射时,立即用清水洗去足趾上的盐酸液。

3. 在左侧坐骨神经下放一小片玻璃纸,另将浸有 0.5% 布比卡因溶液的小棉条缠绕左侧坐骨神经 2min 后,再将左足趾浸入 0.5% 盐酸内,浸入时间为 $T_左$。每分钟浸入一次,每次出现举足后均用清水清洗。一旦左足浸入超过 10s 仍不再出现反应,立将右足浸入 0.5% 盐酸内,浸入时间为 $T_右$,观察此时左足是否出现反应,并记下此时左足已被局麻药浸润的时间。

【实验结果】

布比卡因浸润前,$T_左$ = _____s;$T_右$ = _____s。

布比卡因浸润后_____min:左下肢感觉丧失,左下肢运动仍存在。

【注意事项】

1. 使用盐酸时应特别小心,严防滴漏到皮肤、衣服和实验台上。

2．浸入盐酸溶液的部位应限于趾尖，勿浸入太多。

3．测定反射时，每次浸入盐酸溶液的足趾及其范围应该相同，以便每次刺激部位和强度相同，每次测定后必须用清水冲洗足部并拭干。

4．剪颅脑部位应适当：太高则部分脑组织保留，可能会出现自主活动；太低则伤及上部脊髓。都可能干扰实验结果分析。

【思考题】

牛蛙左下肢感觉丧失后，为何运动功能仍存在？

实验四十二 布比卡因对麻醉大鼠ECG的影响

【实验目的】

观察恒速静滴布比卡因对麻醉大鼠ECG的影响，熟悉局麻药对心脏的作用。

【实验原理】

布比卡因为长效局麻药，其麻醉作用强，起效速度快，在常用麻醉药中，布比卡因对心脏的毒性作用最大：大剂量时可使血压下降，脉搏缓慢，可发生心脏骤停。

【实验对象】

大鼠。

【实验药品与器材】

0.1%布比卡因、25%乌拉坦输液泵、示波器、心电图机各1台、2ml注射器1支、手术剪1把、大鼠固定台1个。

【实验方法和步骤】

1．大鼠腹腔注射乌拉坦1～1.2g/kg麻醉，之后将大鼠背位固定（仰卧）在鼠台上，描记给布比卡因前ECG，并用示波器连续监测，示波器的扫描速度为20ms/cm，灵敏度为0.2V/cm。

2．待波形稳定后，在一侧腹股沟部做一与股静脉平行的斜向切口，长约2cm，皮下即可见清晰的股静脉，用连于输液泵的头皮静脉针穿刺成功后（可不用胶布固定），即按1～2mg/（kg•min）的速度恒速滴入0.1%布比卡因，用示波器持续监测ECG，并每分钟记录一次，直至呼吸停止及心电消失。

3．计算大鼠呼吸停止及心电消失时布比卡因的用量。

【注意事项】

1．因需计算大鼠对局麻药的耐受量，布比卡因的输入速度必须恒定、准确。

2．比较给药后不同时间的ECG与给药前有何不同？注意HR、P-R、QRS、T的变化曲线。

【思考题】

布比卡因出现心脏毒性的表现有哪些？怎样解救？

实验四十三 局麻药毒性作用的比较和保护药物的作用

【实验目的】

比较普鲁卡因、利多卡因和罗哌卡因三种局麻药的毒性作用；观察不同药物对局麻药中毒的保护作用；了解计数资料的统计处理方法。

【实验原理】

局麻药进入血液，使局麻药的血药浓度升高，超过一定阈值时会出现不同程度的全身毒性反应，主要表现为中枢神经系统和心血管系统毒性反应。局麻药的中枢神经系统毒性反应多表现为先兴奋后抑制。惊厥是中枢神经系统异常兴奋的表现之一，局麻药引起的惊厥可为全身强直性惊厥和阵挛性惊厥及局部性惊厥。镇静和安定药物通过不同的机制产生中枢神经系统的抑制作用，对惊厥有预防和治疗作用。

【实验对象】

小白鼠。

【实验器材与药品】

0.9% 普鲁卡因、0.9% 利多卡因、0.9% 的罗哌卡因、0.05% 戊巴比妥钠、0.05% 氯丙嗪、0.2% 地西泮（安定）、2% 羟丁酸钠、生理盐水、1ml 注射器 8 支、针头、圆搪瓷盘、玻璃钟罩 2个、天平、砝码、计算器、苦味酸等。

【实验步骤】

1. 取健康小白鼠 12 只，随机分为中毒实验组（$n=2$）和保护实验组（$n=10$）。

2. 中毒组实验：2 只小鼠腹腔注射 0.9% 普鲁卡因，或 2 只小鼠注射 0.9% 利多卡因，或 2 只小鼠注射 0.9% 罗哌卡因，注射容积均为 0.1ml/10g；注射后观察局麻药的毒性反应（死或活，有无惊厥或睡眠等）。

3. 保护组实验：小鼠 10 只，分为 5 小组，每小组 2 只，每小组小鼠分别腹腔注射戊巴比妥钠、氯丙嗪、安定、羟丁酸钠和生理盐水，容积均为 0.1ml/10g。15min 后，各鼠再分别腹腔注射 0.9% 普鲁卡因，或 0.9% 利多卡因，或 0.9% 罗哌卡因，注射容积均为 0.1ml/10g，观察小鼠是否发生步骤 2 的毒性反应。

【实验结果】

记录小鼠注射药品后存活情况、惊厥表现和睡眠维持时间，填入表 15-8。

表 15-8　局麻药毒性作用的比较和保护药物的作用

动物编号	性别	注射药品	体重/g	给药时间	i.p.麻醉药时间	出现惊厥时间	惊厥潜伏期	惊厥消失时间	惊厥维持时间	睡眠出现时间	睡眠结束时间	睡眠维持时间	死亡时间	存活时间	死亡率

【实验资料的统计处理】

1. 直接概率法　由于本实验属于小样本的计数资料，且有 0，宜用直接概率法算出确切的概率，作统计推断的依据，此法比 χ^2 检验灵敏，且较方便，不必查表，公式为：

$$P = \frac{(a+b)!(c+d)!(a+c)!(b+d)!}{a!b!c!d!}$$

2. 计算方法

(1) 直接用阶乘法或从计算器直接按阶乘键，但若数值大可能溢出。

(2) 换算成对数运算，公式为：

$\log P = \log(a+b)! + \log(c+d)! + \log(a+c)! + \log(b+d)! - \log a! - \log b! - \log c! - \log d!$

(3) 或将分子、分母乘除交叉进行。

【注意事项】

1. 小鼠随机分组，保证各小组体重、性别均衡。

2. 每实验组可选取一种局麻药开展实验，最终可将整个实验班的数据汇总统计。

【思考题】

1. 怎样有效避免使用局麻药时出现毒性反应？

2. 本实验用到的药物作用机制各有哪些？

实验四十四　血管活性药物对普鲁卡因毒性的影响

【实验目的】

观察肾上腺素、去甲肾上腺素、酚妥拉明对皮下注射普鲁卡因毒性的影响，掌握血管收缩药对局麻药中毒的预防作用。

【实验原理】

普鲁卡因常作为局部麻醉药，但对周围血管有直接扩张作用，容易被吸收进入血液，引起 CNS 的毒性反应。血管扩张药物酚妥拉明能使血管扩张，使局麻药入血速度加快，药量增加，加重 CNS 的毒性反应。肾上腺素、去甲肾上腺素均有收缩血管作用，可以延缓和减少局麻药的吸收，防止或减轻局麻药的毒性反应。

【实验对象】

小白鼠。

【实验器材与药品】

2% 盐酸普鲁卡因注射液，含 1∶20 000 肾上腺素的 2% 盐酸普鲁卡因注射液，含 1∶20 000 去甲肾上腺素的 2% 盐酸普鲁卡因注射液，含 1∶20 000 酚妥拉明的 2% 盐酸普鲁卡因注射液，1ml 注射器 4 支。

【实验步骤】

1. 取性别相同、体重相似的健康小白鼠 8 只，分为 4 组，称重后分别标记。

2. 第一组 2 只小鼠注射普鲁卡因溶液，第二组 2 只小鼠注射含肾上腺素的普鲁卡因溶液，第三组 2 只小鼠注射含去甲肾上腺素的普鲁卡因溶液，第四组 2 只小鼠注射含酚妥拉明的普鲁卡因溶液，以上均为皮下注射，容积为 0.2ml/10g。观察记录四组小鼠发生惊厥的潜伏期、惊厥持续期及死亡率（综合全班实验结果）。

【实验结果】

记录小鼠注射药品后惊厥、睡眠情况，填入表15-9。

表 15-9 血管活性药物对普鲁卡因毒性的影响

动物编号	性别	注射药品	体重/g	给药时间	出现惊厥时间	惊厥潜伏期	惊厥消失时间	惊厥维持时间	睡眠出现时间	睡眠结束时间	睡眠维持时间	死亡时间	存活时间	死亡率

【注意事项】

1 ∶ 20 000U 肾上腺素溶液的配制：将0.1%肾上腺素10ml加入200ml溶液中。

【思考题】

1. 为什么局麻药能够引起中毒？

2. 思考肾上腺素能够与局麻药配伍使用防止中毒的机制。

实验四十五　药物的镇痛作用

动物或人受到各种伤害性刺激后会产生痛反应，如退缩、扭动、嘶叫、舐咬、不愿负重等。伤害性刺激包括机械、物理、化学性刺激等。常用镇痛实验方法有热板法、扭体法、甲醛法等。

【实验目的】

熟悉常用的镇痛实验方法；观察药物的镇痛作用，并联系其临床用途。

一、热板法

【实验原理】

以小鼠受热刺激产生痛感而舐后足为指标，观察镇痛药对其潜伏期的影响。

【实验对象】

小白鼠（雌性）。

【实验器材与药品】

热板测痛仪、鼠笼、1ml注射器、小鼠灌胃器、苦味酸、计算器；0.1%吗啡溶液（或0.4%哌替啶溶液）、6%阿司匹林混悬液、生理盐水。

【实验步骤】

1．药前痛阈值（基础痛阈值）测定　取 18～22g 雌性小鼠若干只，逐一将小鼠置于温度为（55±0.5）℃ 的热板测痛仪上，并开始记录时间，细心观察小鼠对热刺激的反应。以小鼠舔后足动作作为疼痛观测指标，一旦出现舔后足动作，立即将鼠取出，此段时间作为该鼠的基础痛阈值。凡小鼠在 30s 内不舔后足或迅速跳跃者则弃之不用。每只小鼠的痛阈值测两次，取平均值，作为该鼠给药前的基础痛阈值。

2．给药　将挑选合格的小白鼠 8 只，称重，苦味酸标记，每组 2 只，分成四组，分别给予下列药物：

甲组：腹腔注射 0.1% 吗啡溶液 20mg/kg（或 0.4% 哌替啶溶液 40mg/kg）。

乙组：6% 阿司匹林混悬液 600mg/kg 灌胃。

丙组：腹腔注射生理盐水 0.2ml/10g。

丁组：生理盐水灌胃 0.1ml/10g。

给药后如小鼠在 60s 仍无反应，即将小鼠取出，以免时间太长把鼠脚烫伤，痛阈值记为60s。

3．观察　给药后分别在 15min、30min、45min 和 60min 各测小鼠的痛阈值一次。

4．实验结束后收集全实验室实验结果。

【实验结果】

1．按下列公式计算每小组不同时间的痛阈改变百分率

$$痛阈提高百分率 = \frac{用药后痛反应时间（均值）－用药前痛反应时间（均值）}{用药前痛反应时间} \times 100\%$$

根据每组不同时间的痛阈提高百分率作图，横坐标代表时间，纵坐标代表痛阈提高百分率，画出各药的曲线，比较各药的镇痛强度、作用开始时间及维持时间。

2．用全实验室结果进行统计分析　给药前后的实测值进行配对 t 检验；两组比较应使用成组 t 检验。三组比较使用单因素方差分析。

【注意事项】

1．热板温度必须恒定在（55±0.5）℃。

2．热板法小鼠个体差异较大，实验动物应选择痛阈值在 10～30s 之内者。

3．选用雌性鼠为宜，因雄鼠在遇热时睾丸下垂，阴囊触及热金属板易跳窜，影响测定的准确性。

4．室内温度在 15～20℃ 为宜。室温高，鼠反应灵敏；室温低，鼠反应迟钝。

二、扭体法

【实验原理】

化学物质注入小鼠腹腔内，刺激脏层和壁层腹膜，引起深部较大面积较长时间的炎性疼痛，致使小鼠出现腹部内凹、躯干与后肢伸张、臀部高起等行为反应，称为扭体反应（writhing response）。该反应在注射后 15min 内出现频率最高，故以注射后 15min 内发生的扭体次数或发生反应的鼠数为疼痛定量指标。

【实验对象】

小白鼠。

【实验器材与药品】

0.6% 醋酸溶液、6% 阿司匹林、5% 盐酸哌替啶（度冷丁）注射液、生理盐水，注射器 4 支，计时器。

【实验步骤】

1. 取 18～22g 小鼠 6 只，随机分成 3 组，称重标记。

2. 给药：三组小鼠分别腹腔注射生理盐水、灌胃阿司匹林、腹腔注射盐酸哌替啶，容积为 0.1ml/10g。

3. 15min 后再分别腹腔注射 0.6% 醋酸溶液 0.2ml/只，观察计数注射醋酸溶液后 15min 内小鼠的扭体次数。

【实验结果】

1. 可按以下公式计算扭体反应的抑制率以评判药物镇痛效果。

$$抑制率（\%）=\frac{生理盐水组扭体均数 - 试药组扭体均数}{生理盐水组扭体均数}×100\%$$

2. 整个实验室小组的数据用卡方检验进行统计。

【注意事项】

1. 室温宜恒定于 20℃，温度较低或高温时，小鼠扭体次数减少甚或不扭体。

2. 腹腔注射化学刺激物后需 23min 才开始出现扭体反应。

三、甲醛法

【实验原理】

足底皮下注射甲醛引起局部疼痛，其反应包括两个时相：0～10min 出现者为Ⅰ相（早期相），10～60min 出现的反应为Ⅱ相（迟发相）。Ⅰ相反应主要是直接刺激 C 纤维所致，Ⅱ相反应则有炎症机制参与。

【实验对象】

小白鼠。

【实验器材与药品】

6% 甲醛（或 2% 甲醛）溶液，6% 阿司匹林、5% 盐酸哌替啶（度冷丁）注射液、生理盐水，1 500～2 000ml 的大烧杯，镜子 1 面。

【实验步骤】

1. 取 18～22g 小鼠 6 只，随机分成 3 组，称重标记。

2. 给药：三组小鼠分别腹腔注射生理盐水、灌胃阿司匹林、腹腔注射 5% 盐酸哌替啶，容积为 0.1ml/10g。

3. 15min 后用微量注射器向小鼠足底皮下注射 6% 的甲醛溶液 20μl/只，立即置入一悬挂在铁架台上的平底大烧杯内，容器下方放一倾斜 30° 左右的大镜子，从镜面观察动物足部反应。

【实验结果】

1. 按下述指标观察注射甲醛后足反应的结果，并进行疼痛评分：

舔、咬或抖足	3 分
提足，最多以指甲触地	2 分

| 休息时足轻触地面但不负重,行走时跛行 | 1分 |
| 正常负重,走动自如 | 0分 |

记录每分钟出现上述各级反应的秒数乘以相应反应分值,以乘积之和为疼痛定量指标(最大值为 $60 \times 3 = 180$)。

2. 比较阿司匹林和哌替啶镇痛作用的不同。

【注意事项】

1. 体重过大(30g 左右)小鼠反应较迟钝。

2. 注射甲醛 90～120min 后痛反应减弱,故观察时间不宜超过 90～120min 以上。

3. 小鼠注射容积以 20～30μl/只为宜,注射容积过大则有少量溢出且足肿明显,影响观察。

【思考题】

1. 吗啡类药物和阿司匹林类药物镇痛特点有何不同?作用机制有何差异?

2. 热板法实验对象均为雌性小鼠,对实验结果可能有何影响?减少这种影响,还有哪些常用的镇痛方法?

3. 行为学实验观察时主观性较强,如何避免?

(马　涛)

实验四十六　刺激强度、频率和琥珀胆碱对骨骼肌收缩的影响

【实验目的】

学习牛蛙坐骨神经 - 腓肠肌标本的制备方法;观察不同刺激强度和频率对骨骼肌收缩形式的影响;掌握琥珀酰胆碱对骨骼肌收缩功能的影响。

【实验原理】

骨骼肌具有兴奋性,受到刺激后产生动作电位,表现为骨骼肌收缩。不同的刺激频率可使骨骼肌出现不同的收缩形式。引起收缩反应的最小刺激强度称为阈强度,该刺激称为阈刺激。若刺激频率较低,刺激的间隔时间大于骨骼肌收缩期和舒张期之和时,则骨骼肌出现一连串的单收缩。若刺激频率逐渐增加,刺激间隔逐渐缩短,肌肉的收缩反应可以融合,如果后一个刺激落在前一收缩的舒张期内,则产生不完全强直收缩,收缩曲线呈锯齿状。如果后一个刺激落在前一收缩的收缩期内,肌肉处于持续的收缩状态,各次收缩可以融合而叠加,产生完全强直收缩,收缩曲线的锯齿波消失。

【实验对象】

牛蛙。

【实验器材与药品】

张力换能器、蛙板、探针、图钉、玻璃分针、粗剪刀、手术剪、眼科剪、镊子、培养皿、肌动器、铁支架、双凹夹、锌铜弓、屏蔽盒;任氏液、0.01%～0.05% 琥珀酰胆碱。

【实验步骤】

1. 动物处理　抓取牛蛙固定在手掌,将探针从头后缘枕骨大孔处垂直刺入椎管,再将探针折向前方刺入颅腔,左右搅动捣毁脑组织,然后将探针退至枕骨大孔处,倒转针尖向下刺入椎管捣毁脊髓,直到牛蛙四肢松软即可。

2. 组织制备 在骶髂关节上 1cm 处剪断脊柱，再沿脊柱两侧剪开腹壁，清除躯干上部和内脏，在腹侧脊柱的两旁可见到坐骨神经。捏住脊柱断端皮肤边缘，逐步向下牵拉剥离皮肤，将标本置于盛有任氏液的培养皿中。用粗剪刀沿中线将脊柱剪成左右两半，再从耻骨联合中央剪开，将已分离的两腿浸入盛有任氏液的培养皿中。

3. 游离坐骨神经 取蛙腿一条，背面向上固定于蛙板上，用玻璃分针沿脊柱游离坐骨神经腹腔部，然后循股二头肌和半膜肌之间的坐骨神经沟，纵向分离坐骨神经的大腿部分，直至腘窝胫腓神经分叉处。用玻璃分针划开梨状肌及其附近的结缔组织。将脊柱多余部分剪去，保留小块与坐骨神经相连的脊柱。用镊子夹住这小块脊柱，将坐骨神经轻轻提起，自上而下剪断坐骨神经分支，游离出坐骨神经。

4. 制作坐骨神经腓肠肌标本 在膝关节周围剪断股二头肌肌腱、半膜肌肌腱、股四头肌肌腱等大腿肌肉的肌腱，以去掉大腿全部肌肉，并用粗剪刀将股骨刮干净，在股骨的中段剪断。再在腓肠肌的跟腱处穿线结扎，在结扎处远端剪断腓肠肌肌腱，游离腓肠肌至膝关节处，轻提结扎线，将腓肠肌提起，然后在膝关节下方将小腿其余部分全部剪除（图 15-1）。用浸有任氏液的锌铜弓触及坐骨神经，如腓肠肌收缩，则表明标本的机能良好。将标本放入任氏液中，待其兴奋性稳定后再进行实验。

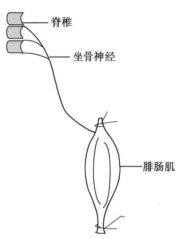

图 15-1 坐骨神经腓肠肌标本

5. 装置的连接 将张力换能器和肌动器用双凹夹固定在铁支架上，将坐骨神经腓肠肌标本固定在肌动器内（张力换能器在上，肌动器在下）。坐骨神经置于肌动器的刺激电极上，标本中的股骨置于肌动器的固定孔内，腓肠肌跟腱的结扎线固定在张力换能器的弹簧片上，此连线不宜太紧或太松，并与张力换能器的弹簧片垂直。换能器的输出端与生物机能实验系统相连，系统的刺激输出与肌动器的刺激电极相连。打开生物机能实验系统，进入"骨骼肌的单收缩和复合收缩"实验，记录结果。

6. 指标观察 先给标本单个弱刺激，然后逐步增大刺激强度，直到刚能描记出收缩曲线时，此时的强度为阈强度。低于阈强度的刺激为阈下刺激。继续增加刺激强度，肌肉收缩曲线的幅度也逐渐增大，但当达到一定的刺激强度时，肌肉收缩曲线的幅度便不再随着刺激强度的增大而增大。刚能引起最大收缩反应的刺激强度为最大刺激强度。选用最大刺激强度，将刺激频率放在单刺激或低频刺激上，描记单收缩曲线。增加刺激频率，可描记出呈锯齿状的不完全强直收缩曲线。继续增加刺激频率，则可描记出平滑的完全强直收缩曲线。

7. 琥珀酰胆碱对骨骼肌收缩的影响 用 4 号针头将 0.01%～0.05% 琥珀酰胆碱注入肌肉内，电刺激神经，肌肉有何反应？将电极直接置于肌肉表面进行电刺激，肌肉有何反应？为什么？

【注意事项】

1. 捣毁脊髓过程中，避免蟾酥溅入眼内，可以佩戴防护镜。

2. 剥皮后须将手及用过的器械洗净，再进行下一步操作。

3．为保证两侧坐骨神经完整，分离蛙腿时应避免剪时偏向一侧。

4．用玻璃分针去除神经周围的结缔组织，避免用力牵拉神经或用金属器械夹捏神经，以防神经损伤。

5．标本制成后须放在任氏液中浸泡数分钟，使标本兴奋性稳定。在实验过程中也需经常用任氏液湿润标本，避免标本干燥。

6．每次连续刺激一般不要超过5s，每次刺激以后必须让肌肉有一定的休息时间（0.5～1min），以防标本疲劳。

7．肌内注药时，注意不要让药液渗出。

【思考题】

1．肌肉收缩的形式有几种？分别是怎样形成的？

2．刺激坐骨神经引起腓肠肌收缩的过程有哪些？

3．为何神经肌肉标本中肌肉收缩随刺激强度的增加而增强？

实验四十七　药物的肌松作用

【实验目的】

掌握不同类型骨骼肌松弛药的作用特点，学习肌松监测方法。

【实验原理】

骨骼肌松弛药选择性地作用于骨骼肌神经 - 肌接头，与 N_2 胆碱受体结合，暂时阻断神经肌肉间的兴奋传递，分为去极化肌松药和非去极化肌松药。两类肌松药由于作用机制不同，引起肌收缩效应的特点也不同，通常我们用单刺激和四个成串刺激来判断肌松药的阻滞性质。

【实验对象】

家兔2只（2～2.5kg）。

【实验器材与药品】

小动物呼吸机、手术剪、止血钳、兔台、镊子、刺激电极、注射器、铁支架、双凹夹、拉力换能器、丝线、纱布、液状石蜡、烧杯、生物信号采集系统；0.05% 阿曲库铵或 0.015% 维库溴铵、0.05% 琥珀胆碱、0.05% 新斯的明、25% 乌拉坦、0.9% 氯化钠。

【实验步骤】

1．术前准备　家兔称重，耳缘静脉注射 25% 乌拉坦 4ml/kg（后 2/3 应缓慢注入）。将麻醉后家兔背位固定于兔台，留一侧下肢待用。用剪刀剪去颈前部、一侧下肢膝外侧、踝关节前面的兔毛。备丝线四条，分别长约 20cm 和 30cm，泡于盛有生理盐水的小烧杯中备用。

2．兔气管插管　纵向剪开家兔颈前部皮肤，分离气管，近头端剪开倒 T 形切口，插入气管导管，丝线扎紧固定，将导管连接于小动物呼吸机，调节呼吸频率为每分钟 30 次，潮气量 24～26ml。

3．游离腓总神经　于膝关节外下 1cm 皮肤处做一长约 5cm 纵形切口，同方向剪开肌腱膜，用止血钳向外牵拉肌层，其间可见腓总神经由后上斜向前下进入胫前肌，用弯镊子挑起腓总神经，轻轻分离附着于神经干上的结缔组织，然后穿线备用。

4．分离胫前肌　在踝关节正前方做一长约 4cm 纵形切口（以能暴露踝关节横韧带为止），分离皮下组织，切断横韧带，用镊子挑引最上一根肌腱，穿一长线结扎，在结扎处远端约 3cm 处剪断肌腱，然后向上分离以暴露部分胫前肌。

5．指标检测　将结扎胫前肌腱的丝线与拉力换能器连接，并将拉力换能器连接到主机面板的相应插扎，刺激电极插头接主机面板插孔，另一端置于腓总神经上，刺激电极前部用液状石蜡棉球擦拭。给予神经电刺激并记录肌收缩曲线。

6．电刺激参数设定　方式为连续刺激，串长 0，串间隔 500ms，波宽 0.2ms；刺激强度 0～3V（从 0V 开始逐渐增加直至收缩曲线不再上升，此时电压即为所需的强度）。四个成串刺激（TOF 刺激）：刺激方式为单刺激；串长 4。记录一段连续刺激的肌收缩曲线。（图 15-2）

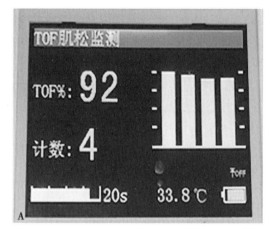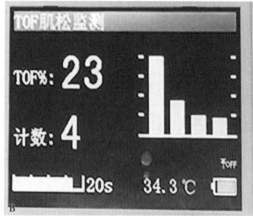

图 15-2　TOF 肌收缩曲线
A. 肌松前；B. 肌松后。

7．用药顺序

（1）动物 1 观察琥珀胆碱的作用特点

1）观察琥珀胆碱的肌松作用：刺激肌收缩曲线平稳后，静脉推注 0.05% 琥珀胆碱 0.4ml/kg，观察有无肌收缩增强现象。待肌收缩幅度出现衰减时，改用四个成串刺激，记录此时肌肉收缩的改变。待其自然恢复。

2）观察阿曲库铵对琥珀胆碱的影响：待肌收缩恢复 10min 后，静脉推注阿曲库铵 0.1ml/kg，5min 后（阿曲库铵起效慢，故提前于琥珀胆碱给药，提前的时间点需要预实验摸索确定），再次静脉推注琥珀胆碱 0.4ml/kg，记录肌收缩幅度的改变。

3）观察新斯的明对琥珀胆碱的拮抗作用：待肌收缩恢复 10min 后，静脉推注新斯的明 0.2ml/kg，2min 后再次静脉推注等量琥珀胆碱，记录肌收缩幅度的改变，并与上述结果比较。

（2）动物 2 观察阿曲库铵的作用特点

1）观察阿曲库铵的肌松作用：待刺激收缩曲线平稳后，快速静脉推注 0.05% 阿曲库铵 0.3ml/kg，一旦肌收缩幅度出现衰减，立即进行 TOF 刺激，并记录曲线变化。

2）观察琥珀胆碱对阿曲库铵的拮抗作用：待肌收缩恢复 10min 后，再次静脉推注阿曲库铵 0.3ml/kg。肌松作用明显后，立即静脉推注琥珀胆碱 0.5ml/kg，观察琥珀胆碱对阿曲库铵肌松作用的影响。待琥珀胆碱作用消失后，立即静脉推注新斯的明 0.2ml/kg，观察肌收缩改变。

3）观察新斯的明对阿曲库铵的拮抗作用：待肌收缩恢复 10min 后，再次静脉推注阿曲库铵，肌松作用明显后，静脉推注新斯的明 0.2ml/kg，记录肌收缩幅度的改变。

根据实验结果，画出肌收缩曲线。

【注意事项】

1．神经游离时避免损伤，实验过程中可以用液状石蜡或营养液保持湿润，避免神经干燥或受不必要刺激。

2．顺肌肉方向小心分离胫前肌，减少对肌肉的损伤，以免影响肌肉兴奋性。

3．药物剂量存在个体差异，注药时需缓慢，边观察边注射，用药后仔细观察动物的呼吸变化，动物呼吸停止即可停止继续给药，避免药物剂量过大，影响恢复时间。

4．肌松药在常用量无明显作用时，可追加半量。

5．琥珀胆碱起效迅速，故观察药物相互作用，需要考虑其他药物起效时间来确定给药时间点。

【思考题】

1．琥珀胆碱为何会引起肌收缩增强？

2．去极化和非去极化肌松药之间是否存在相互拮抗？

3．理想的肌松药有哪些判断标准？

（孟　晶）

实验四十八　药物的催醒作用

【实验目的】

观察药物的催醒作用，初步掌握两样本均数比较的检验方法。

【实验原理】

根据安定的作用机制，选择合适的药物进行催醒。

【实验对象】

昆明种小鼠，20～30g。

【实验器材与药品】

1ml 注射器 6 个、盖上打孔的棕色广口瓶 10 个、天平、砝码、苦味酸、0.5% 地西泮、0.25% 贝美格、0.5% 氨茶碱、0.01% 氟马西尼、0.005% 毒扁豆碱、生理盐水。

【实验步骤】

1．取性别相同、体重相似的小鼠 10 只，分别腹腔注射 0.5% 安定 0.1ml/10g，然后放入广口瓶，将瓶横卧，旋上瓶盖。待翻正反射消失 3min 后，每 2 只为一组，分别腹腔注射（能静脉注射更好）生理盐水、氨茶碱、贝美格、氟马西尼、毒扁豆碱，给药容积均为 0.1ml/10g。观察自注射催醒药到翻正反射恢复的时间（持续期）及有无惊厥。将实验结果记入表 15-10。

表 15-10　药物的催醒作用

鼠号	性别	体重 /g	给药时间	翻正反射消失时间	潜伏期 /min	催醒时间	翻正反射恢复时间	持续期 /min	有无惊厥

2. 计算及讨论：将全室持续期按组分别相加，按下式进行 t 检验。

$$Sc^2 = \frac{[\sum X_1^2 - \frac{(\sum X_1)^2}{n_1}] + [\sum X_2^2 - \frac{(\sum X_2)^2}{n_2}]}{n_1 + n_2 - 2}$$

Sc^2：合并样本方差　　　　　n：动物个数

$\sum X$：观察值总和　　　　　$\sum X^2$：观察值平方和

$S_{\bar{X}_1 - \bar{X}_2}$：两样本均数差的标准误

$$S_{\bar{X}_1 - \bar{X}_2} = \sqrt{Sc^2(\frac{n_1 + n_2}{n_1 n_2})}$$

$$t = \frac{|X_1 - X_2|}{S_{\bar{X}_1 - \bar{X}_2}}$$

查 t 值表求 P 值（v 为自由度，$v = n_1 + n_2 - 2$）

【注意事项】

1. 明确分工、各司其职。

2. 同一种操作，由同一人进行。

3. 腹腔注射安定的剂量尤其要准确。

4. 亦可根据本单位条件选用其他全麻药和催醒药。

【思考题】

地西泮有哪些药理作用？主要作用机制是什么？

（王　丹）

第三篇

虚拟仿真篇

第十六章 麻醉机能实验学虚拟仿真实验概述

虚拟现实可以拆分为"虚拟"和"现实"来分别定义,"虚拟"是接近的、模拟的,而"现实"则是人们所经历的。因而虚拟现实意味着"近现实",它通常是指特定类型的现实仿真。虚拟现实往往需要通过计算机生成虚拟环境以呈现给我们的感官,并允许我们以某种方式探索这些虚拟的环境,以看似真实的方式与之交互。

虚拟现实技术虽然最初是为游戏而创建的,因为它提供了丰富的感官刺激和良好的沉浸感,但很快这一技术就扩展到了更多的实用领域,其中一个重要的分支就是虚拟仿真实验。

虚拟仿真实验在 21 世纪初开始蓬勃发展,并被教育机构及科研机构广泛使用及拓展。这是由于虚拟仿真实验具有多个重要特点:①可重复性:虚拟仿真实验往往可以多次重复,这是医学实验和临床实践较难实现的;②成本相对较低:医学实验和临床实践的对象或成本高昂、或具有一定的危险性、或来之不易,这些都可以在虚拟仿真实验中得到一定程度的解决;③良好的沉浸感:虚拟仿真实验能够提供近现实的实验环境或医院环境,甚至是手术环境。

在"虚拟仿真篇",我们基于临床病例数据,利用 3D、VR 等技术虚拟了临床手术室,构建了具有高精细皮肤组织结构和高响应表观体征反应的虚拟病例软件模型,秉持"能实不虚"的教学原则,采用精确动捕技术和力反馈技术建立的围术期麻醉学及相关专业的虚拟仿真实验内容,对于麻醉学、急救医学、危重病医学、体外循环与灌注医学、疼痛诊疗学及麻醉护理学专业的医学生必须掌握的基本临床技能及其基础医学知识,通过虚拟仿真技术进行了还原,以高仿真精确交互式教学环境和关键点操作反馈式实验步骤的教学方案,达到"早接触、早临床"的教学目的。

时至今日,虚拟仿真技术仍然处于发展的初期,技术和仿真环境仍不能媲美真实的实验环境,也不能代替临床实践,但它可以为我们提供一个由理论知识到实践的有益过渡。如前所述,麻醉机能实验学以实验动物学、医学实验技术和医学科研方法等为技术支撑,以计算机的信号采集、处理系统为技术平台,因而相对于其他学科,麻醉机能实验学尤为注重应用、融合、兼收并蓄新技术、新方法,现在就让我们一起拥抱新技术,开始体验虚拟仿真实验的魅力吧!

在每次进行虚拟仿真实验开始的阶段,同学们需要先完成以下实验注册与登录的操作。

1. 进入"麻醉学虚拟仿真网络教学系统"课程网页,完成新用户注册。

2. 点击"开始教学实验"进入"登录"页面,点击进入"注册"页面,录入个人信息完成注册(图 16-1)。

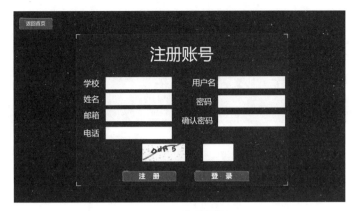

图 16-1　注册页面

（张咏梅）

第十七章 呼吸管理

第一节 气管及支气管内插管与呼吸管理

【实验目的】

掌握麻醉期间气管内插管、支气管内插管（双腔气管导管）进行呼吸管理的标准操作步骤，熟悉麻醉期间气管内插管或支气管双腔导管插管进行呼吸管理的麻醉学基础知识内容。

【实验原理】

围术期保证患者呼吸道通畅和有效通气至关重要，呼吸功能管理是麻醉医师的首要和重要职责。气管和支气管内插管是麻醉气道管理的主要手段。气管内插管是指将一特质的气管内导管经声门置入气管的技术，这一技术能为气道通畅、通气供氧、呼吸道吸引和防止误吸提供最佳条件。气管插管术是麻醉医师必须掌握的重要临床技能。操作进行气管内插管的插管前准备、插管操作、呼吸功能管理（单肺通气），可以及时学习掌握插管过程中机体出现的改变并采取有效的应对处理措施，同时可以复习巩固所涉及的麻醉学原理，并检验对操作和机制的掌握程度。

【实验器材】

麻醉虚拟仿真网络教学系统；麻醉虚拟现实仿真教学系统。

【实验步骤】

1. 打开麻醉虚拟仿真网络教学系统网页，显示"开始页面"（图17-1）。

2. 点击"开始教学实验"进入"登录"页面，输入用户名及密码，通过验证登录系统（图17-2）。

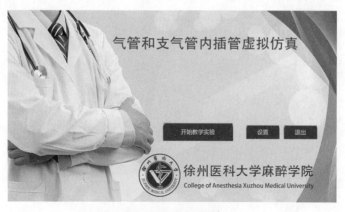

图 17-1 开始页面

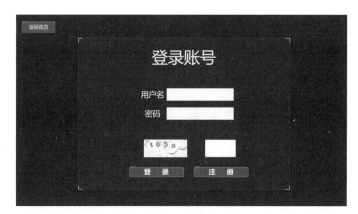

图 17-2　登录页面

3. 首先点击进入"知识点学习"模块，通过国家线上一流课程学习本实验相关知识点（图 17-3）。

4. 第二步：点击进入"知识点考核"模块，对实验相应知识点进行测验，评估掌握情况（图 17-3）。

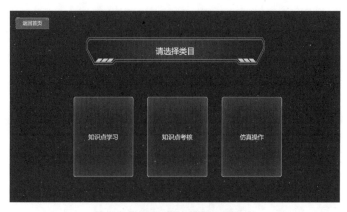

图 17-3　实验模块页面

5. 第三步：点击进入"仿真操作"模块，选择相应病例（图 17-4）。

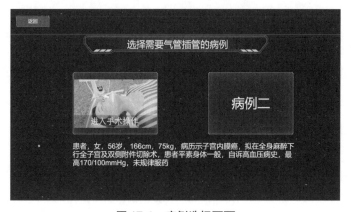

图 17-4　病例选择页面

6. 进入病例模块在电脑端 3D 虚拟仿真病例上进行实验操作训练（图 17-5）。

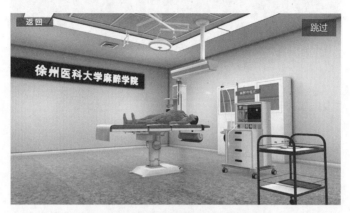

图 17-5　虚拟仿真实验操作开始界面

7. 依据电脑客户端测验成绩与实验操作训练熟练程度，依次选取 3～5 位同学进入麻醉虚拟现实仿真教学系统进行交互式虚拟仿真实验操作（图 17-6）。

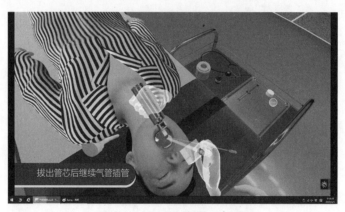

图 17-6　虚拟仿真实验操作界面

8. 讨论并撰写实验报告。

【注意事项】

1. 插管前注意实验操作时间节点，充分考虑气管内插管患者对缺氧耐受的时间。

2. 插管时注意暴露声门的方法，注意辨别声韧带、气管隆嵴。

3. 插管成功的检验方法，听诊两侧肺呼吸音。

4. 双腔气管内插管的进管深度控制。

5. 双腔气管内插管在进行肺部手术单肺通气时的操作。

6. 单肺通气时的呼吸管理。

【思考题】

1. 气管插管的目的是什么？有何优缺点？对血流动力学的主要影响是什么？

2. 气管插管的并发症有哪些？反流性误吸是如何防止的？

3. 单肺通气对呼吸、循环的影响有哪些？

第二节　气管切开术及呼吸支持治疗

【实验目的】

以急性呼吸衰竭患者的气道管理操作为典型病例,掌握气管切开术建立通畅气道对急性呼吸衰竭进行呼吸支持治疗的方法,熟悉麻醉学相关知识内容,了解体外膜肺氧合器(ECMO)进行治疗的方法与原理。

【实验原理】

重症监护患者维持呼吸道通畅和进行有效通气至关重要,气管切开及对急性呼吸衰竭的呼吸支持治疗也是 ICU 医生的首要和重要职责。气管切开术系切开颈段气管,放入金属气管套管和硅胶套管,是解除喉源性呼吸困难、呼吸功能失常或下呼吸道分泌物潴留所致呼吸困难的常见手术。尤其对于需要长时间实施机械通气的患者来说气管切开是一个最常见的人工气道的建立方式。体外膜肺氧合器(extracorporeal membrane oxygenation,ECMO)主要用于对重症心肺功能衰竭患者提供持续的体外呼吸与循环,以维持患者生命。其核心部分是膜肺(人工肺)和血泵(人工心脏),可以对重症心肺功能衰竭患者进行长时间心肺支持,血液从静脉引出,通过膜肺氧合,排出二氧化碳,氧合血可回输静脉(V-V 转流),也可回输动脉(V-A 转流)。适用于心搏骤停的患者、急性严重心功能衰竭患者、急性严重呼吸功能衰竭患者,以及其他严重威胁呼吸循环功能的疾病。学习掌握气管切开术过程中机体出现的改变并采取有效的应对处理措施,了解 ECMO 的治疗原理,同时复习巩固所涉及的麻醉学原理。

【实验器材】

麻醉虚拟仿真网络教学系统;麻醉虚拟现实仿真教学系统。

【实验步骤】

同第十七章第一节实验步骤,登录相应实验模块完成实验。

【注意事项】

1. 气管切开术的切开位点,注意不要损伤甲状腺动脉。

2. 医生之间及医护之间的配合操作。

3. 急性呼吸衰竭的呼吸管理。

【思考题】

1. 气管切开术的优缺点分别是什么?

2. 体外膜肺氧合器(ECMO)的应用原理是什么?

（张　洋　曹君利　张咏梅）

第十八章　循环管理

第一节　肺动脉导管（PAC，Swan-Ganz 漂浮导管）穿刺置管

【实验目的】

掌握 Swan-Ganz 漂浮导管监测的标准操作步骤，掌握使用漂浮导管进行血流动力学监测的生理意义，熟悉热稀释法测量心排血量的麻醉学知识内容。

【实验原理】

围术期保证患者血流动力学稳定至关重要，血流动力学监测及循环管理是麻醉医师的重要职责。经皮穿刺后将特殊的尖端带气囊的肺动脉导管（PAC，又称 Swan-Ganz 导管、漂浮导管）经由腔静脉到右心房，在气囊注气的状态下，导管随血流"漂浮"前进，经右心室、肺动脉及肺小动脉处，可相应依次直接测定包括右房压（right arterial pressure，RAP）、右室压（right ventricular pressure，RVP）、肺动脉收缩压（pulmonary arterial systolic pressure，PASP）、肺动脉舒张压（pulmonary arterial diastolic pressure，PADP）、肺动脉平均压（mean pulmonary arterial pressure，PAP）和肺动脉楔压（pulmonary artery wedge pressure，PAWP）等多种有关右心、肺动脉及其分支的压力，还可以测定心脏各部位的血氧饱和度、计算血氧含量、判断心腔和大血管间是否存在分流和畸形，还可直接连续监测 PAP、右心室射血分数（right ventricular ejection fraction，RVEF）、右心室舒张末期容积（right ventricular end-diastolic volume，RVEDV）、静脉血氧饱和度（SvO_2）和中心静脉压（CVP）等。

【实验器材】

麻醉虚拟仿真网络教学系统；麻醉虚拟现实仿真教学系统。

【实验步骤】

同第十七章第一节实验步骤，登录相应实验模块完成实验。

【注意事项】

1. 辨别股动脉与股静脉，股静脉穿刺术的操作配合。

2. Swan-Ganz 漂浮导管的置入操作。

3. 导管进入右心房、右心室及肺动脉、肺毛细血管的压力变化特点。

【思考题】

1. 中心静脉压（CVP）的正常值及其临床意义。

2. 肺动脉压（PAP）和肺动脉楔压（PCWP）的正常值及其临床意义。

第二节　血流动力学监测与管理

【实验目的】

掌握使用漂浮导管进行热稀释法测量心排血量以及管理循环状态的麻醉学知识内容。

【实验原理】

把肺动脉导管（PAC，又称 Swan-Ganz 导管、漂浮导管）与特殊的仪器连接，还可以测量心排血量（cardiac output，CO），并通过计算心内分流量、全身血管和肺血管阻力、氧转运量和氧消耗量等，来评价心、肺功能和病变的严重程度。使用 Swan-Ganz 漂浮导管进行有创循环监测是麻醉、重症监护的主要手段。学习掌握插管过程中机体出现的改变并采取有效的应对处理措施，同时可以复习巩固所涉及的麻醉生理学原理，并检验对操作和机制的掌握程度。

【实验器材】

麻醉虚拟仿真网络教学系统；麻醉虚拟现实仿真教学系统。

【实验步骤】

同第十七章第一节实验步骤，登录相应实验模块完成实验。

【注意事项】

1. 冰生理盐水稀释法监测心排血量。

2. 失血性休克的血流动力学指标变化及纠正措施。

3. 每一步待血压相对稳定再进行下一步操作。

【思考题】

液体回输及血管活性药物的使用机制是什么？

（张　洋　曹君利　张咏梅）

第十九章 麻 醉 操 作

第一节 连续硬膜外麻醉

【实验目的】

掌握硬膜外麻醉穿刺、置管等实际操作步骤，熟悉局麻药在连续硬膜外麻醉中的麻醉药理学特性。

【实验原理】

根据手术的需要将局部麻醉药注射于硬脊膜外间隙，阻滞脊神经根部，使其支配的区域产生暂时性麻痹，称为硬膜外间隙阻滞麻醉。连续法是在硬膜外间隙置入塑料导管，根据病情、手术范围和时间，分次给药，使麻醉时间得以延长，减少并发症的发生，是麻醉医师必须掌握的重要临床技能。及时学习掌握麻醉过程中机体出现的改变并采取有效的应对处理措施，尤其是局麻药在连续硬膜外麻醉时不良反应的处置极具临床真实性。同时可以及时复习巩固所涉及的麻醉药理学原理，并检验学生对操作和机制的掌握程度。

【实验器材】

麻醉虚拟仿真网络教学系统；麻醉虚拟现实仿真教学系统。

【实验步骤】

同第十七章第一节实验步骤，登录相应实验模块完成实验。

【注意事项】

1．注意穿刺时的体表解剖定位。

2．注意硬膜外隙穿刺的角度、进深以及各组织层的不同突破感。

3．注意突破黄韧带的操作（突破感、悬液法）。

4．硬膜外隙连续置管的测量及置管方法。

【思考题】

1．连续硬膜外隙神经阻滞失败的原因是什么？

2．连续硬膜外隙阻滞的并发症有哪些？相应处理原则有哪些？

第二节 全身麻醉下低温体外循环（ECC）

【实验目的】

熟悉体外循环过程、基本监测项目、关键操作步骤及其临床意义，掌握心肌保护的重要方法,熟悉全身麻醉下低温体外循环的麻醉学基础知识内容。

【实验原理】

体外循环(ECC)是将静脉系统血液引出体外,经过人工肺进行气体交换,由人工心脏将血液泵入动脉系统,以维持各器官及组织在麻醉手术时的代谢需要。尤其是心脏外科手术,全身麻醉下采用低温可以延长机体对缺氧的耐受性,是麻醉医生必须掌握的临床技能。学习掌握全身麻醉下进行低温体外循环过程中机体出现的改变并采取有效的应对处理措施,同时可以复习巩固所涉及的麻醉学基础知识。

【实验器材】

麻醉虚拟仿真网络教学系统;麻醉虚拟现实仿真教学系统。

【实验步骤】

同第十七章第一节实验步骤,登录相应实验模块完成实验。

【注意事项】

1.正确安装ECC管道,充分排气,严格注意台上台下配合,监测并维持各项指标正常。

2.注意加强心肌保护。

3.注意温度控制的时间节点。

【思考题】

1.心肌保护的方法有哪些?最重要的环节是什么?

2.简述ECC过程及其并发症。

(张　洋　曹君利　张咏梅)

第四篇

探　索　篇

第二十章 麻醉机能实验学探索性实验概述

医学的发展带给我们的不仅仅是寿命的延长，更是生活质量的大幅度提升。肆虐的天花已经从全球根除，微创的手术也已经走入寻常百姓家。而医学的进步，离不开每一位医学工作者兢兢业业的探索与实践，医学是一门探索性的学科。

在本书验证篇的 48 个实验中，每一个实验都经过了临床工作者和科学家们的反复探索，它们是在实践中产生的，是在探索中趋于完善的。同学们耳熟能详的绝大多数药物，如青霉素、阿司匹林、氯噻嗪、胰岛素等，都起源于医生帮助患者的一片初心，而在这些药物的研发过程中，可能经历过曲折、反复，甚至是反转，一些药物被实践证明具有极大的毒副作用，然而就是在坚持不懈的探索中，药物的毒副作用在逐渐降低，而疗效不断提高，医学技术、医学设备亦是如此。

麻醉机能实验学课程的一个重要目的，就是培养同学们的探索性精神，科学是无国界的，而医学是无边界的，每一位医学工作者都在进行着医学的探索，而这些探索则汇聚成今天的现代医学。

通过第二部分"验证篇"的学习和实践，同学们已经初步掌握了动物实验的方法和技巧，对生理学、麻醉生理学、药理学、麻醉药理学和病理生理学等机能学科理论知识有了感性的认识和实际的应用。而在"探索篇"，我们将深入介绍医学研究的规律和过程，进一步提高同学们的学习和实践能力，提高分析问题及解决问题的能力以及创新能力，具体包括：①探索性实验的设计；②探索性实验的实施；③实验数据的采集与统计处理；④综述和论文的撰写。

不同于验证性实验，探索性实验是针对某个领域未知的或未全知的问题，基于逻辑分析，进行合理的研究和设计，并通过探索性研究和实验最终对该问题进行探究。探索性实验属于创造性的实验研究，具有较大的难度。在探索性的实验过程中，同学们需要主动探寻未知的科学问题，自主制订实验方案，选择合理的研究方法，自由组建科研团队，自主进行实验操作，最后收集与记录实验数据，并通过分析数据得出结论。在探索性实验中，实验者不再是单纯的实验操作者，而是实验的构思者和设计的主导者，甚至是实验的控制者。探索性实验具有较大的难度与不确定性，但却是通向医学进步的必经之路。

路漫漫其修远兮，吾将上下而求索。

（张咏梅）

第二十一章 探索性实验的设计

探索是指挖掘未知事物的精神和过程。探索性实验是指人们从事开创性的研究工作时，为探寻未知事物或现象的性质以及规律所进行的实践活动。它不仅是人们不断认识世界和改造世界的手段，而且是培养学生观察事物能力、提出问题能力、分析问题能力和解决问题能力的重要途径。

与验证性实验相比，探索性实验更能激发学生的好奇心和求知欲，促进学生由被动学习向主动学习转变，提高学生的逻辑思维和缜密思维能力。由于探索性实验研究的是未知领域的现象和规律，提出的问题没有现成的答案，因此为寻找答案必须要针对提出的问题进行合理的实验设计。探索性实验的设计主要包括提出有创见的问题，确定研究的内容，制定合理的研究方案，并进行创新性和可行性论证。

第一节 实验设计的基本要素

科研立题后，从题目通常可反映研究内容的三个要素，即处理因素、受试对象和实验效应（表21-1）。

表21-1 研究内容的三个要素

处理因素	受试对象	实验效应
理化因素	牛蛙	对心脏正常节律性活动的影响
酚妥拉明	小鼠	对实验性肺水肿的预防作用
丙泊酚	家兔	对定量药物脑电图的影响
乙醚	犬	麻醉表现

如果把上表中的三个要素组成题目，则分别为：理化因素对牛蛙心脏节律性活动的影响；酚妥拉明对小鼠肺水肿的预防作用；丙泊酚对家兔定量药物脑电图的影响；乙醚对犬的麻醉效应。由此可见，处理因素、受试对象和实验效应是实验设计的基本要素。

一、处理因素

实验研究的特点之一是研究者人为设置处理因素（study factor）。处理因素可以是物理的因素，如机械、电刺激、射线、温度、外伤、手术等；可以是化学的因素，如药物、毒物、营养物、缺氧等;也可以是生物的因素,如细菌、真菌、病毒、寄生虫等。在确定处理因素时应注意以下几点。

（一）抓住实验的主要因素

实验主要因素按所提出的假设、目的,可能确定是单因素或多因素。一个实验的处理因素不宜过多,否则会使分组过多,方法繁杂,受试对象增多,实验时难以控制。而处理因素过少又难以提高实验的广度、深度及效率。必要时,可采用几个小实验构成系列实验。

（二）确定处理因素的强度

处理因素的强度是因素的量的大小,如电刺激的强度、药物的剂量等。处理的强度应适当。同一因素有时可以设置几个不同的强度,如某一药物设几个剂量（高、中、低）,但处理因素的水平也不要过多。

（三）处理因素的标准化

处理因素在整个实验过程中应保持不变,即应标准化,否则会影响实验结果的评价。例如电刺激的强度（电压、持续时间、频率等）、药物质量（来源、成分、纯度、生产厂、批号、配制方法等）应始终一致。

（四）重视非处理因素的控制

非处理因素（干扰因素）会影响实验结果,应加以控制,如离体实验时的恒温、恒压,患者的病种、病情（轻重）、病程（急慢）、年龄、性别等。

二、受试对象

受试对象（object）包括动物和人。

（一）实验动物

随着科学技术的发展,无损伤技术、遥控技术、微量技术等现代检测技术使某些实验直接在人体上进行的可能性越来越大,但基于人道和安全等理由,在体实验往往用动物作为实验对象。

1. 在选择动物复制人类疾病模型时的注意事项

（1）动物的生物学特性要接近人类而且经济易得。

（2）动物的种属及其生理生化特点适合于复制稳定可靠的模型。例如家兔适合于做发热模型,却不宜于做休克模型;狗不宜做发热模型,却适合做休克模型等。

（3）动物的品系和等级符合研究要求。一般以用纯种动物为好。

（4）动物的健康、营养状况良好。

（5）动物的年龄、体重、性别等尽可能一致,以减少动物个体差异。

2. 对实验动物的要求　严格地说,实验动物是供科研用的有明确生物学特征、遗传背景和微生物背景的实验用动物。

（1）微生物背景:分为Ⅰ级动物（普通动物）、Ⅱ级动物（清洁动物）、Ⅲ级动物（无特异性病源体动物）、Ⅳ级动物（无菌动物）。

（2）遗传背景:有近交系动物（纯种动物）、突变系动物、系统杂交动物。

（3）饲料控制:包括营养素要求及搭配、合理加工、无发霉变质等。

（4）设备标准化:如饲养环境的温度、湿度、光照、空气清洁度、噪音控制等。

3. 实验动物的选择

(1) 小鼠：繁殖力强，价廉，在生物医学中，广泛用于需大量动物的实验。如药物筛选实验、急性毒性实验、镇痛、抗感染、抗肿瘤、避孕、生物制品、遗传性疾病等的研究。

(2) 大鼠：用量仅次于小鼠。用于心血管实验、关节炎实验、毒性实验、致畸实验、免疫、内分泌、神经生理、肿瘤研究等。

(3) 蛙：神经系统、心血管系统实验等。

(4) 豚鼠：过敏、抗感染实验等。

(5) 兔：心脏实验、离体耳实验、发热实验、生殖生理研究等。

(6) 猫：神经系统（包括神经节）实验、心血管实验、呕吐实验等。

(7) 猪：烧伤实验、肿瘤实验、心血管实验、泌尿系实验等。

(8) 犬：神经系统、心血管系统、消化系统、毒性实验、实验外科等。

(9) 非人灵长类：本类动物具有许多与人类相似的生物学特征，科研广泛应用的是猕猴属的猴，用于避孕实验、镇痛药耐受、传染病、心血管病研究等。

有时同一药物对不同动物同一器官系统的效应可不同，如吗啡对人、猴、犬、兔的中枢神经系统产生抑制效应，而对虎、猫、小鼠则引起兴奋效应。

（二）人类

人包括患者和健康受试者。对于患者应已经诊断明确。受试人应依从性好（如能按时用药），应能真实反映主观感受（如治疗后症状的改变），应尽量减少退出试验的可能性。

三、实验效应

被试因素作用于受试对象引起的实验效应（effect）或反应（reaction）总是通过具体实验指标来反映的，因此必须正确选定效应指标。这也与实验方法有关。

（一）实验方法

按性质可将实验方法分为机能学方法、形态学方法等；按学科可分为生理学方法、生物化学方法、生物物理学方法、免疫学方法等；按范围可分为整体综合方法（清醒动物、麻醉动物和病理模型动物的方法）、局部分析法；按水平可分为整体、器官、细胞、亚细胞、分子、量子水平等。通常则大致分为在体（in vivo）实验和离体（in vitro）实验。

在体实验又称活体实验或整体实验，是在活着的整体动物上进行的，存在着神经体液调节和完整统一的内环境，是药物效应完整、最终的表现。但有时却难以进行精细的分析和深入的研究。

离体器官、组织实验是将动物的某些器官或组织从体内取出放入特定的生理代用液中，根据不同的实验目的和不同种属动物特点进行恒温通氧或恒温灌流，建立与动物机体内环境基本相似的人工环境，以保证脏器或组织维持正常活动状态。在此基础上通过一定的检测手段观察并记录其生理活动、病理变化以及各种药物和试剂等施加因素对其生理生化及形态变化的影响。

离体实验方法可排除在整体情况下体内各种复杂因素的干扰，直接观测离体标本的各项指标。各种施加因素可人为调节，严格控制实验环境，方法精确，研究深入，有利于分析作用机制及对药物的药效作定量研究，可获得准确、精细的结果。然而，离体器官、组织实验方法也存在一定缺点和局限性。它失去了机体完整统一的内环境和神经体液调控作用，失去了体内各种组织、细胞之间的正常比例和相互关系,与正常整体情况相距较远,易受外环境各种因素的干扰,不能用于研究药物对精神状态方面的影响。某些药物必须经体内代谢成活性形式才有药理作用,在离体实验有时得不到正确结果。此外,体外实验所用的药物剂量、浓度、酸碱度、离子含量等都会影响实验结果。因此,对于一种机制的论证,必须结合整体实验结果加以阐明。

离体器官、组织实验常用方法有离体心脏、离体骨骼肌、离体平滑肌实验法等。

心脏是血液循环的动力装置。离体心脏实验研究方法众多。其优点是可在短时间内获得较多的有价值的分析性资料,在仪器的准确控制之下,直接观察记录它的活动反应,可排除一切复杂因素和人为控制作用因素,可以从质和量上掌握研究对象的活动与反应。但不足之处是该类实验不能完全反映心脏在整体情况下的活动规律。

骨骼肌是随意肌。骨骼肌的研究方法多数是离体实验。在适当的人工环境下,通过一定的检测手段观察记录以研究骨骼肌收缩的力学特性、神经肌肉兴奋传导、生物电现象,还可以进一步研究肌肉收缩的微细变化。

平滑肌是不随意肌。平滑肌广泛分布于机体的消化、血管和泌尿生殖系统,其结构和收缩机能较为复杂。通常使用的离体标本为哺乳类动物的气管、胃底、小肠、胆囊、胆管、动脉条、子宫、输精管、输尿管等。在适当的人工环境下研究其机械收缩变化、生物电变化、各种因素和药物的影响及作用原理等。

在体实验和离体实验各有长处和短处,只有两者结合起来,才能相得益彰,全面揭示事物本质。

(二)实验指标

实验指标(观测指标)是指在实验观察中用于反映研究对象中某些可被检测仪器或研究者感知的特征或现象标志。

实验指标选择的基本条件如下。

1. 特异性 指标应能特异性地反映某一特定的现象而不至于与其他现象相混淆。如研究高血压病应用动脉压作指标。急性肾炎以尿液和肾功能改变作指标。特异性低的指标容易造成"假阳性"(本不应出现的现象却出现了)。

2. 客观性 应避免受主观因素干扰造成较大误差。尽可能选用可用具体数字或图表达的客观指标,如心电图、脑电图、血压、呼吸曲线、化验检查等。而采用疼痛、饥饿、疲倦、全身不适、咳嗽等感觉性指标时,由于个体差异的原因,其客观性、准确性则较差。

3. 灵敏度 灵敏度高的指标能使处理因素引起的微小效应显示出来。灵敏度低的指标可使本应出现的变化不出现,造成"假阴性"结果。

4. 精确度 精确度包括精密度与准确度。精密度指重复观察时观察值与其均值的接近程度,其差值属于随机误差。准确度指观察值与其真值的接近程度,主要受系统误差的影响。实验指标要求既精密又准确。

5. 可行性 指研究者的技术水平和实验室的设备能够完成本实验指标。

6. 认可性 指经典的(公认的)实验测定方法必须有文献依据,自己创立的指标测定方法必须经过与经典方法作系统比较并有优越性,方能获得学术界的认可。

实验资料可分为计量(量反应,graded response)资料和计数(质反应,alt-or-none response)资料。有连续量变的资料为计量资料(measurement data),如血压、尿量、检验值、收缩力、身高、体重、年龄、体温等。计量资料实验效率较高,实验要求的例数可较少。其统计描述主要为平均数、标准差。统计检验主要为 t 检验、F 检验。

只是出现与否(全或无,阳性或阴性)的资料是计数资料(enumeration data),如有效与无效、中毒与未中毒、死与活等。实验效率较低,实验要求的例数较多。其统计描述主要为率。统计检验主要为 χ^2 检验。另有一类是等级资料,如病理改变的程度 −、+、++、+++、++++("−"为正常,"++++"为病变最严重)。有人也把药物的疗效分为−(无效)、+(显效)、++(近控)、+++(治愈)。等级资料一般可归入计数资料内。需注意计数资料的"数"也是一种量的表达方式,因此不意味着计数资料就一定是定性研究的资料。

(武玉清 曹 红)

第二节 实验设计的基本原则

实验设计的基本原则包括对照、随机、重复和均衡原则。这些是实验过程应始终遵循的原则,是为了避免和减少实验误差、取得可靠的实验结论所必须的原则。

一、对照原则

"有比较才有鉴别",要比较就要有对照(control),要确定处理因素对实验指标的影响,如无对照是不能说明问题的。实验分组时有处理组和对照组。对照原则要求处理组和对照组除处理因素以外的其他可能影响实验的因素应力求一致(即齐同比较或有可比性)。有自然痊愈倾向的疾病在研究时更应要设立对照非处理组。心理因素影响药物疗效时也必须有对照。

(一)空白对照

空白对照不对受试对象做任何处理。严格说,这种对照组与处理组缺乏"齐同",当处理因素是给药,除用药外,有给药操作(如注射)或手术的差异,因此这种对照通常少用。有时这种对照可提供某种非处理因素对实验影响程度的参考。

(二)假处理对照

经过同样的麻醉、注射、甚至进行假手术、做切开、分离……,但不用药或不进行关键处理。假处理所用的液体在 pH、渗透压、溶媒均与处理组相同,因而可比性好。在做药物实验时,常将动物做成一定的病理模型,然后才用药,不用药(但应使用生理盐水或溶媒)的模型作为模型组,这种对照对于评价药物对这种模型的作用是必需的。

(三)安慰剂对照

安慰剂是一种在形状、颜色、气味均与药物相同,但不含有生物活性的主药制剂。安慰剂通过"用药"心理因素对患者产生"药效",对某些疾病如头痛、心绞痛、神经官能症等可产生 30%~50% 的疗效。安慰剂也可产生"不良反应",如思睡、乏力、头痛、头晕等。在新药研究中,应尽量采用双盲法:患者及医务人员均不能分辨治疗药品和对照品(即安慰剂),以确定其真实疗效。安慰剂在新药临床研究双盲对照中极为重要,可用以排除假阳性疗效或假阳性不良反应。主持研究者应掌握用药组和安慰剂对照组的患者名单,必要时采用适当措施,以保证患者的安全。

（四）历史对照

用以往的研究结果或历史文献资料作为对照。在癌症、狂犬病等难治性疾病的疗效研究时可采用此法。如某病以往治愈率为 0，则现用新药有 2 例治愈，可认为是一种好药。但一般疾病不应使用，因为不同时代的医护水平、病情轻重等不同，干扰因素难控制。

（五）自身对照

对照与处理在同一受试对象中进行。如以患者给药前的血压值作为对照。这种对照简单易行，但它不是随机分配的，如实验前后时间不同某些因素发生改变并且会影响结果，这就难以说明问题。故在实验中常仍需单独设立对照组，通常采用统计分析处理组和对照组前后效应的差异。如果对照与处理在同一机体的左、右对称部位（如左腿、右腿）进行，称作自身对照。

（六）标准对照

用现有的标准方法或典型同类药物作为对照，其目的是比较标准方法（或典型药物）与现用方法（或现用药物）所产生的影响（作用）的差异。

（七）相互对照

指各处理间互为对照。如几种药物治疗某种疾病，可观察几种疗效，各给药组间互为对照。

以上（一）至（五）属于阴性对照，（六）属于阳性对照。并非每个课题均需上述所有对照，而应视情况而定。统计学指出，实验组与对照组例数相等时，统计效率最高，轻视对照或仅用少量动物对照是不妥当的。

二、随机原则

随机（randomization）是使每个实验对象在接受分组处理时具有相等的机会，以减少偏性，使各种因素对各组的影响保持一致（均衡性好），通过随机化可减少分组人为误差，这是对资料分析时进行统计推断的前提。

通常在随机分组前对可能明显影响实验的一些因素，如性别、病情等，先加以控制，这就是分层随机（均衡随机）。例如将 30 只动物（雌雄各半）分为 3 组，可先把动物分为雌 15 只、雄 15 只，再分别于不同性别中各随机分为 3 组，这样比把 30 只动物不管性别随机分在 3 组为好。又如把 42 例患者分为 3 组，先把患者分为女病情轻 9 例、女病情重 9 例、男病情轻 12 例、男病情重 12 例，再将各部分患者随机分为 3 组（分别为 1～3 组），最后把各部分同一组的病例集中。随机实验设计的类型和方法见本章第三节。

三、重复原则

重复（replication）是指可靠的实验应能在相同条件下重复出来（重现性），这就要求实验要有一定的例数（重复数）。因此，重复的含义是重现性与重复数。

重现性可用统计学中显著性检验的值来衡量其是否满意：

$P \leq 0.05$：差异在统计学上有显著意义，不可重现的概率小于或等于 5%，重现性好。
$P \leq 0.01$：差异在统计学上有非常显著意义，不可重现的概率小于或等于 1%，重现性非常好。

重复数（实验例数）应适当，过少固然不行，过多也不必要，这不仅是浪费，而且要例数多才有显著水平的动物实验反而比例数少就能有显著水平的实验重现性差。实验例数与许多因素有关。一般而言,以下情况例数可以较少:生物差异较小,处理因素强度较大,实验技术(仪器、操作)较先进,计量资料,两组例数相同,高效实验设计(如拉丁方设计、正交设计),大动物。反之则要较多例数(表21-2)。

表21-2 动物实验每组基本例数

动物类型	计量资料	计数资料
小动物(小鼠、大鼠、蛙)	≥10	≥30
中等动物(豚鼠、兔)	≥6	≥20
大动物(猫、猴、犬)	≥5	≥10

四、均衡原则

均衡(balance)原则要求各实验组(包括正常组、模型组、阴性及阳性处理组、不同剂量组等)的实验对象(动物、人)除处理因素外,其他(包括平均体重、性别比例、年龄、身体状况、智力水平、病种、病情轻重等)条件均应一致。这就需要在实验前,按设计要求,对实验对象进行分组,使之达到均衡。

五、同步原则

在实验研究的过程中,虽然已经严格制定了动物分组及研究方案,但是由于受到时间、动物和实验材料等因素的限制,可能不能一次性把实验同时开展完成,这时必须考虑到各组实验的同步性,以保证把实验的误差降到最低。例如,我们研究不同剂量的吗啡对小鼠生理性痛阈的影响,分为溶媒对照组,吗啡低剂量、中剂量和高剂量组,设定每组20只小鼠,由于目前只有40只小鼠,因此如果想立即开展研究,应该将40只小鼠随机分配到四组中,每组10只。而不是将40只小鼠先随机分配到其中两组中,每组20只。等到下批实验时再取40只小鼠再次随机分配到各组中,最终完成所有的实验。同理在进行实验指标检测时也要考虑到各组之间的同步性。

(武玉清)

第三节 常用的实验设计方法

实验设计方法有以下几种主要类型。它们的资料与相应的统计分析法相配,如:完全随机设计、配对设计、配伍设计、拉丁方设计与正交设计等。

一、完全随机设计

完全随机设计(completely random design)把实验动物完全随机地分配到各处理组及对照组中去。仅涉及一个处理因素,又称单因素设计,可分为2组或2组以上;各组例数可相等,也可不等。本法设计及处理简单易行,但只能处理一个因素,效率较低。实施方法有抽签法(如15只动物分为三组,可将1~15号签混合均匀后各取5枚签为一组)与随机数字表法(表21-3)。

　　例：将雌兔 16 只分为 2 组，2 组例数相同。编上动物号（体重由小至大）。从随机数字表中取第 7 行第 1～16 列数字（表 21-4）。先以随机数字奇数编为甲组、偶数编为乙组，得甲组 9 只，乙组 7 只。因需将甲组 1 只调为乙组，再取随机数字表中的一个大于 9 的数字（如76），将该数字除以 9（即甲组 9 只兔有均等的归入乙组的机会）得余数（4），故将甲组的第 4只归入乙组。

表 21-3　随机数字表（部分内容）

行数	列数																								
	1	2	3	4	5	6	7	8	9	10	11	12	13	14	15	16	17	18	19	20	21	22	23	24	25
1	03	47	43	73	86	36	96	47	36	61	46	98	63	71	62	33	26	16	80	45	60	11	14	10	96
2	97	74	24	67	62	42	81	14	57	20	42	53	32	37	32	27	07	36	07	51	24	51	79	89	73
3	16	76	62	27	66	56	50	26	71	07	32	90	79	78	53	13	55	38	58	59	88	97	54	14	10
4	12	56	85	99	26	96	96	68	27	31	05	03	72	93	15	57	12	10	14	21	88	26	49	81	76
5	55	59	56	35	64	38	54	82	46	22	31	62	43	09	90	06	18	44	32	53	23	83	01	30	30
6	16	22	77	94	39	49	54	43	54	82	17	37	93	23	78	87	35	20	96	43	84	26	34	91	64
7	84	42	17	53	31	57	24	55	06	88	77	04	74	47	67	21	76	33	50	25	83	92	12	06	76
8	63	01	63	78	59	16	95	55	67	19	98	10	50	71	75	12	86	73	58	07	44	39	52	38	79
9	33	21	12	34	29	78	64	56	07	82	52	42	07	44	38	15	51	00	13	42	99	66	02	79	54
10	57	60	86	32	44	09	47	27	96	54	49	17	46	09	62	90	52	84	77	27	08	02	73	43	28

表 21-4　随机数字表法分组

兔号	1	2	3	4	5	6	7	8	9	10	11	12	13	14	15	16
随机数字	84	42	17	53	31	57	24	55	06	88	77	04	74	47	67	21
组别	乙	乙	甲	甲	甲	甲	乙	甲	乙	乙	甲	乙	乙	甲	甲	甲
组别调整				乙												

　　如将动物分为 3 组，过程相似，其中将随机数字被 3 除，余数为 1、2、0 者分别归入甲、乙、丙组。

　　完全随机设计数据的分析，可按单因素方差分析法（F 检验），如只有两组可用成组比较 t 检验。质反应数据常用 χ^2 检验法。

二、配对设计

　　配对设计（paired design）将受试对象按相似条件配对，再随机分配每对中两个受试对象到两个组（表 21-5）。在动物实验中常将同胎、同性别和相近体重的动物配对。本设计与配伍设计能提高统计效率。

　　例：将 12 对动物进行配对设计。取第 20 行前 12 个随机数字，数字为奇数者将配对组第 1 个动物分入甲组，偶数者分入乙组（配对设计资料的分析用配对 t 检验法）。

表 21-5 配伍设计法分组

随机数字	31	16	93	32	43	50	27	89	87	19	20	15
配对组第 1 个动物组别	甲	乙	甲	乙	甲	乙	甲	甲	甲	甲	乙	甲
配对组第 2 个动物组别	乙	甲	乙	甲	乙	甲	乙	乙	乙	乙	甲	乙

三、配伍设计

配伍设计（随机区组设计，randomized block design）是配对设计的扩大，每一配伍组的动物数在 3 头或以上。各配伍组的例数为组数。本设计涉及 2 个处理因素，又称为双因素设计。

例：将已分成 5 个配伍组的 20 只动物随机分配到甲、乙、丙、丁四个组。取随机数字，每取 3 个数字留一空位，第一配伍组中 3 个数字依次用 4、3、2 除之，余数分别为 1（甲）、1（乙，即剩下的乙、丙、丁之第 1 位）、0（丁，丙、丁的第 2 位）、第 4 个只能为丙，其他配伍组类推。进而整理出各配伍组的动物编号（表 21-6）。

表 21-6 配伍设计法分组结果

动物编号	1	2	3	4	5	6	7	8	9	10	11	12	13	14	15	16	17	18	19	20
随机数字	61	58	22	*	04	02	99	*	99	78	78	*	83	82	43	*	67	16	38	*
除数	4	3	2	*	4	3	2	*	4	3	2	*	4	3	2	*	4	3	2	*
余数	1	1	0	*	0	2	1	*	3	0	0	*	3	1	1	*	3	1	0	*
组别	甲	乙	丁	丙	丁	乙	甲	丙	丙	丁	乙	甲	丙	甲	乙	丁	丙	甲	丁	乙

以上的随机分组结果整理得以下结果（表 21-7）。

表 21-7 配伍设计法分组结果

配伍组	(1)	(2)	(3)	(4)	(5)
甲组	1	7	12	14	18
乙组	2	6	11	15	20
丙组	4	8	9	13	17
丁组	3	5	10	16	19

配伍设计的数据可用双因素方差分析。

四、拉丁方设计

拉丁方设计（latin square design）涉及三个因素，又称为三因素设计。本设计的情况被安排在一个 $n \times n$ 拉丁方阵中，如 4×4 拉丁方：

```
A   B   C   D
B   A   D   C
C   D   B   A
D   C   A   B
```

从表 21-8 可见，每行或每列均有 ABCD 四种处理，不重复也不遗漏，比配伍设计更均衡，故这种设计误差更小，效率很高，特别适用于离体标本（包括药物有后遗作用时），可以消除标本间及用药次数间的干扰，确切地比较用药效果。在实际应用时，使用优化拉丁方则更佳，如 4×4 优化拉丁方。

表 21-8　拉丁方设计法分组

用药顺序	标本 1	标本 2	标本 3	标本 4
1	A	B	C	D
2	B	D	A	C
3	C	A	D	B
4	D	C	B	A

上表中，每种药物之前受其他药物影响各一次，每种药物之后又影响其他药物，即抵消了各药间的交互影响。在统计计算时不必计算各药的后遗作用。

拉丁方设计的数据可用三因素方差分析。

五、正交设计

要分析的处理因素较多时，可用正交设计（orthogonal design），以提高实验效率，节省实验次数。例如做一个 4 因素、各因素有 3 个水平的全面实验需 $3^4=81$ 次，但用正交设计仅需做 9 次实验。正交设计利用一套正交表（见有关统计书），将各处理因素与各水平之间的组合均匀配搭，合理安排，是一种高效、快速的多因素实验设计方法。正交设计一般记为 L_9 (3^4)、$L_8(2^7)$ 等，L 表示正交表，L 的右下标表示实验次数，括号内的数字表示水平数，右上角表示因素数。如 $L_8(2^7)$ 表示做 8 次实验，每个因素有 2 个水平，可安排 7 个因素。正交设计特别适合用于优化工艺方法、实验条件、多药处方配比等场合。如有 4 种药物（因素），每种药物有 3 个剂量（水平），可用国 $L_9(3^4)$（表 21-9）。

表 21-9　正交设计法分组

实验号	药物			
	A	B	C	D
1	1	1	1	1
2	1	2	2	2
3	1	3	3	3
4	2	1	2	3
5	2	2	3	1
6	2	3	1	2
7	3	1	3	2
8	3	2	1	3
9	3	3	2	1

上表中，各药剂量以 1（低）、2（中）、3（高）表示，第 1 次实验表示 4 种药均用低剂量混合，第 5 次实验表示 A、B 药均用中剂量，C 药用高剂量，D 药用低剂量。经各次实验后，用最好的效果（可用某些指标或定量计分）判断某次实验的药物配比为最佳处方。

（武玉清）

第四节 医学文献检索基础

文献检索与阅读是快速获取相关研究领域前沿知识和进展的快捷方式和必要途径。能否准确大量地从文献中获取信息是成功设计一项既具有研究价值又具有创新性课题的重要基础。作为医学工作者一般可以从三个方面获得专业文献:一是图书、期刊、报纸等纸质文献;二是互联网上的资源,包括搜索引擎、论坛、网站等;三是专业的数据库,主要是期刊文摘和全文数据库,像中国知网、PubMed、FMJS 等。现代检索主要以利用计算机和网络为主,包括选择工具(搜索引擎/数据库/论坛等)、制定检索策略、输入检索式、查找到文献、获取和阅读全文,提供思路方法,应用于研究实验中,对研究中发现的问题重新进入文献检索学习。这样周而复始,形成一个良性循环。本节主要对文献检索的基础知识作一简要介绍。

一、文献、文献检索与信息素养

(一)文献

文献(document,literature)通常是指以文字、图像、公式、声频、视频、代码等手段将信息、知识记录或描述在一定的物质载体上,并能起到存储和传播信息情报和知识作用的一切载体。文献由三个基本要素构成:内容上的知识或信息;揭示和表达知识信息的标识符号;记录信息符号的物质载体。内容是关键,符号是表现形式,载体为文献存在的方式。文献的基本功能主要有存储知识信息、传递知识信息和教育娱乐功能。

(二)文献检索

文献检索(information retrieval)是指将信息按一定的方式组织和存储起来,并根据信息用户的需要找出有关的信息过程,所以它的全称又叫"信息的存储与检索"(information storage and retrieval),这是广义的信息检索。狭义的信息检索则仅指该过程的后半部分,即从信息集合中找出所需要的信息的过程,相当于人们通常所说的信息查寻(information search)。计算机信息检索,是指以计算机技术为手段,通过光盘和联机等现代检索方式进行信息检索的方法。与手工检索一样,计算机信息检索应作为未来科技人员的一项基本功,这一能力的训练和培养对科技人员适应未来社会和跨世纪科研极其重要。

(三)信息素养

信息素养(information literacy)指具有检索、分析、评价和利用各种信息源以解决信息需求及制定明智决策的能力,是对个人信息行为能力、独立学习能力以及批判性思维能力等概括性描述。信息素养是一种对信息社会的适应能力和综合能力,它包括:能够判断什么时候需要信息,并且懂得如何去获取信息,如何去评价和有效利用所需的信息。

文献信息资源检索与利用是信息素养的重要组成部分,通过文献信息资源检索课程的学习,学生能够掌握获取知识信息的方法,可以根据教学、科研、临床的需要迅速、准确、科学全面地查找文献,获取和处理信息,具备收集信息能力、获取新知识能力、分析和解决问题能力、培养信息意识、信息获取与利用技能,增强独立学习与研究的能力,进而不断提高个人学习能力和本身综合素质,通过文献信息资源检索基本理论与其基本知识的学习,可以提高学生的情报意识和信息素质;通过技能和学习和实践,文献信息资源检索基本技能的学习和实践,可以提高学生的检索能力和信息应用能力。除此之外,还要加强信息技术与网络知识的学习和应用,在实践中学会充分利用网络信息资源,借助互联网更好地为自己的教学、临床、科研服务。

二、信息资源的主要类型

(一)图书

图书或书籍属于印刷型文献,包括专著、论文集、教科书等。图书在信息传递中的特点是:内容全面、系统、成熟、可靠,信息量大,但由于出版周期较长,一般只能反映有关领域3～5年前的发展水平。

(二)期刊

期刊又称杂志,它是指定期或不定期连续出版的,有统一的名称,固定的开本、版式,有连续的序号,汇集了多位作者分别撰写的多篇文章,并由专门的机构编辑出版的连续性出版物。

(三)学位论文

学位论文是为了获得学位资格而撰写的学术性研究论文。学位论文的内容一般较为系统、详细、深入,并具有一定的独创性。一般而言,学位论文并不是直接针对出版或发表而撰写的,流通范围较小,比较难以获得。因此,尽管学位论文是一种能够反映较高研究水平的信息来源,然而在用户利用中却只占有较少的份额。

(四)视听资料

通过声音、图像等多媒体技术手段存储信息的文献,主要包括电影、录像、唱片等,必须利用视听设备才能观看或收听。其特点是直观、生动、活泼,使观众或听众更容易接受和理解其中的信息。

三、计算机文献检索

(一)计算机文献信息检索类型

1. 光盘检索 光盘检索是利用光盘存储器、微机、光盘驱动器进行的一种文献信息检索方式。生物医学领域常用的光盘数据库有 MEDLINE 数据库、中国生物医学文献数据库(CBMdisc)等。

2. 网络检索 网络数据库是检索网络信息资源的数据库。

(二)计算机文献检索的基本技术

1. 布尔逻辑检索(Boolean searching) 布尔逻辑运算符主要有三种:逻辑"与"(AND)、逻辑"或"(OR)和逻辑"非"(NOT)。逻辑"与",通常用"AND"或"*"表示,是对具有交叉关系和限定关系的一种组配。检出文献必须同时含有所检的几个检索词,常用来缩小检索范围,提高检索的查准率。如布尔逻辑表达式为"白血病 AND 骨髓移植",其表示查找同时含有"白血病"和"骨髓移植"的文献。

逻辑"或",通常用"OR"或"＋"表示,是对具有并列关系概念的一种组配。检出文献只要与其中一个检索词相关,即检出文献只含有其中一个的检索词即可。常用来扩大检索范围,提高检索的命中率,即查全率。如布尔逻辑表达式为"糖尿病 OR 消渴症",其表示查找含有"糖尿病"或"消渴症"任意一个的文献。

逻辑"非",通常用"NOT"或"－"表示,是对具有排斥关系的概念的一种组配,其作用是用来排除不必要的概念,减少检索结果,提高查准率。如布尔逻辑表达式为"类风湿关节炎 NOT 针灸疗法",其表示查找含有"类风湿关节炎"但不含有"针灸疗法"的文献。

2．截词检索(truncation searching)和通配检索(wildcard searching)　截词符"*"代表若干个字符有或无,可以检索词根相同但词尾不同的检索词。通配符"?"代表一个字符有或无,可以检索单复数、英美不同拼写方式等检索词。

3．限定检索(limit searching)　限定检索可以将检索词限制在特定的字段中,限制符多为"in、=、[]"等。

4．扩展检索与缩检　扩展检索是指初始设定的检索范围太小,命中文献不多,需要扩大检索范围的方法。扩检的方法:增加同义词用 OR 组配;使用上位词扩大检索范围;使用截词符或通配符;减少检索的字段限定;从文献中选择合适的检索词。

缩小检索:缩小检索是指开始的检索范围太大,命中文献太多,或查准率太低,需要增加查准率的一个方法。缩检的方法:增加检索词用 AND 组配;选择专指性检索词;增加副主题词;使用主要主题词的加权检索;增加限定检索;从文献中选择合适的检索词等。

四、核心期刊、统计源期刊和SCI

关于核心期刊的论述主要有三种:北京大学出版社出版的《中文核心期刊要目总览》(以下简称《总览》)和中国科技信息研究所(ISTIC)出版的《中国科技期刊引证报告》(以下简称《报告》或者《统计源期刊》)分别列出的核心期刊表和统计源期刊表,是国内作者发表论文应用最广的选刊标准;还有外文核心期刊,通常指 SCI、EI、ISTP、ISR 等四大检索工具收录的期刊。它们都是经过一定的选刊原则筛选出的高质量的期刊目录,也是科研院所进行学术成果评价时最常利用的参考工具。相互之间既有关联,又有区别,作为科技工作者应该对它们有基本的了解。

(一)核心期刊

国内盛行的核心期刊是由北京大学图书馆及北京十几所高校图书馆众多期刊工作者及相关单位专家参加的研究项目,该项目采用文献计量统计和专家评审的方法进行研究,主持编撰的《中文核心期刊要目总览》。每 4 年出版一次,1992 年推出《总览(第一版)》。它采用了被索量、被摘量、被引量、他引量、被摘率、影响因子、获国家奖或被国内外重要检索工具收录、基金论文比、Web 下载量等 9 个评价指标,选作评价指标统计源的数据库及文摘刊物达 80 余种,统计文献量达 32 400 余万篇次(2003 至 2005 年),涉及期刊 12 400 余种。经过定量评价和定性评审,从我国正在出版的中文期刊中评选出 1 980 余种核心期刊,分属七大编 73 个学科类目。该书由各学科核心期刊表、核心期刊简介、专业期刊一览表等几部分组成,不仅可以查询学科核心期刊,还可以检索正在出版的学科专业期刊。

(二)统计源期刊

指编制某种检索工具(数据库)时提供来源文献的那些期刊。这里所说的源期刊是指由 ISTIC 依据文献计量学方法评价和推选出的能较客观反映和展示科学研究最新成果和前沿水平的中国科技论文统计源期刊。ISTIC 从 1987 年开始对中国科技人员在国内外发表论文数量和被引用情况进行统计分析,并利用统计数据建立了中国科技论文与引文数据库。

CJCR 就是以科技论文与引文数据库为基础,选择数学、信息与系统科学、物理学、力学、化学、天文学、地学、生物学、医药卫生、农业科学、工业技术、电子与通信、计算技术、交通运输、航空航天、环境科学等学科的 1 300 余种中国大陆出版的中英文科技期刊作为其来源期刊，并根据来源期刊的引文数据，进行统计分析、编制而成。

（三）SCI 等四大检索工具

中文科技期刊的评价标准有两个，而外文科技期刊的评价主要以四大检索工具为主：即 SCI、EI、ISTP、ISR，它们是世界四大重要检索系统。因其收录文献广泛、检索途径多、查找方便、创刊历史悠久而备受科研人员及科研管理部门的青睐。

1. SCI 全称 Science Citation Index，即科学引文索引。创刊于 1963 年，是美国科学情报研究所（ISI，http://www.isinet.com）出版的一部世界著名的文献检索工具。SCI 收录全世界出版的数、理、化、农、林、医、生命科学、天文、地理、环境、材料、工程技术等自然科学各学科的核心期刊约 3 754 种；扩展版收录期刊 7 865 种。ISI 通过它严格的选刊标准和评估程序挑选刊源，而且每年略有增减，从而做到其收录的文献能全面覆盖全世界最重要、最有影响力的研究成果。ISI 每年还出版 JCR（期刊引用报告，Journal Citation Reports）。JCR 对包括 SCI 收录的 7 000 余种期刊之间的引用和被引用数据进行统计、运算，并针对每种期刊定义了影响因子（Impact Factor）等指数加以报道。到目前为止，SCI 中收录的中文期刊（包括港澳台地区）数量比较少，仅有几十种，具体可查《SCI 中引用的中国期刊目录》。

2. EI 全称 Engineering Index，即工程索引。创刊于 1884 年，是美国工程信息公司出版的著名工程技术类综合性检索工具。EI 选用世界上工程技术类期刊 2 000 余种。收录文献几乎涉及工程技术各个领域。例如：动力、电工、电子、自动控制、矿冶、金属工艺、机械制造、土建、水利等。它具有综合性强、资料来源广、地理覆盖面广、报道量大、报道质量高、权威性强等特点。EI 是全世界最早的工程文摘来源。EI 公司在 1992 年开始收录中国期刊。1998 年 EI 在清华大学图书馆建立了 EI 中国镜像站。EI 收录中国期刊 100 余种，具体可查《EI 中收录的中国期刊目录》。

3. ISTP 全称 Index to Scientific &Technical Proceedings，即科技会议录索引。创刊于 1978 年，由美国科学情报学会编辑出版，会议录收录生命科学、物理与化学科学、农业、生物和环境科学、工程技术和应用科学等学科，其中工程技术与应用科学类文献约占 35%。ISTP 收录论文的多少与科技人员参加的重要国际学术会议多少或提交、发表论文的多少有关。

4. ISR 全称 Index to Scientific Reviews，即科学评论索引。创刊于 1974 年，由美国科学情报研究所编辑出版。ISR 收录的文献来源有两个方面：一是评论性期刊和出版物，收录其中全部文献条目；二是普通期刊中的综述性的文献条目，这是从 SCI 数据库中通过计算机自动抽提出来的。这种抽提出来的文献除一般意义的综述外，还包括另外两种"综述型"文献：文献主题中含有关键词"发展"（Advances）、"综述"、"评论"（Review）和"进展"（Progress）等的文献；列有 55 篇以上参考文献的文献。ISR 收录文献的来源出版物来自世界上 40 多个国家与地区，每年收入 3 000 多种。ISR 收录的文献覆盖了自然科学、医学、工程技术、农业和行为科学等 100 多个学科。由于综述类论文的撰写一般是该学科领域里经历多年研究、造诣较高的资深专家，在查阅并消化大量资料的基础上才完成的，因此 ISR 收录的论文主题内容高度浓缩，可读价值较高，给人们全方位了解和掌握某一学科领域的概况和发展动态，提供了一条非常便捷的途径，大大方便了读者。

五、数据库

（一）中国生物医学文献数据库

中国生物医学文献数据库（CBM）是中国医学科学院医学信息研究所开发研制的综合性医学文献数据库。收录 1978 年以来 1 600 多种中国生物医学期刊，以及汇编、会议论文的文献题录，年增长量约 40 万条。自 1995 年起，约 70% 的文献带有文摘。近来 CBM 实现了与维普全文数据库的链接功能，可直接通过链接维普全文数据库获取 1989 年以来的全文。学科覆盖基础医学、临床医学、预防医学、药学、中医学及中药学等生物医学的各个领域。数据库的全部题录均根据美国国立医学图书馆最新版《医学主题词表》、中国中医研究院中医药信息研究所《中国中医药学主题词表》，以及《中国图书馆分类法·医学专业分类表》进行主题标引和分类标引。

（二）中国期刊全文数据库

中国期刊全文数据库（CJFD）是目前世界上最大的连续动态更新的中文期刊全文数据库，收录国内 8 200 多种重要期刊，以学术、技术、政策指导、高等科普及教育类为主，同时收录部分基础教育、大众科普、大众文化和文艺作品类刊物，内容覆盖自然科学、工程技术、农业、哲学、医学、人文社会科学等各个领域。其特点为：

1. 海量数据的高度整合，集题录、文摘、全文文献信息于一体，实现一站式文献信息检索（one-stop access）。

2. 参照国内外通行的知识分类体系组织知识内容，数据库具有知识分类导航功能。

3. 设有包括全文检索在内的众多检索入口，用户可以通过某个检索入口进行初级检索，也可以运用布尔算符等灵活组织检索提问式进行高级检索。

4. 具有引文连接功能，除了可以构建成相关的知识网络外，还可用于个人、机构、论文、期刊等方面的计量与评价。

5. 全文信息完全的数字化，通过免费下载的最先进的浏览器，可实现期刊论文原始版面结构与样式不失真的显示与打印。

6. 数据库内的每篇论文都获得清晰的电子出版授权。

7. 多样化的产品形式，及时的数据更新，可满足不同类型、不同行业、不同规模用户个性化的信息需求。

8. 遍布全国和海外的数据库交换服务中心，配上常年的用户培训与高效的技术支持。

中国期刊全文数据库除了可用于信息检索、信息咨询、原文传递等常规服务外，还可以用于以下一些专项服务：

（1）引文服务，生成引文检索报告。

（2）查新服务，生成查新检索报告。

（3）期刊评价，生成期刊评价检索报告。

（4）科研能力评价，生成科研能力评价检索报告。

（5）项目背景分析，生成项目背景分析检索报告。

（6）定题服务，生成 CNKI 快讯。

（三）维普资讯网

重庆维普资讯有限公司（VIP）是一家大型的专业化数据公司，是中文期刊数据库建设事业的奠基人。随着人们对数字化期刊的需求的日益增长而不断发展壮大。自 1989 年以来，一直致力于对海量的报刊数据进行科学严谨的研究、分析、采集、加工等深层次开发和推广应用。为了助推中国科技创新，我们倡导一种将科技服务于大众的信息文化，将电子期刊数据库推向多样化、层次化、专业化。从科技期刊到报纸、从中文期刊到外文期刊、从提供海量的期刊资源到提供更专业的行业信息资源系统服务，维普人一直在不断地开拓创新。迄今为止，维普公司收录有中文报纸 400 种、中文期刊 8 000 多种、外文期刊 5 000 余种；已标引加工的数据总量达 1 500 万篇、3 000 万页次、拥有固定客户 2 000 余家，在国内同行中处领先地位。维普数据库已成为我国图书情报、教育机构、科研院所等系统必不可少的基本工具和获取资料的重要来源。

（四）中国优秀硕士学位论文全文数据库

学位论文（disseminations）主要指硕士、博士研究生在导师指导下为获得学位而独立完成的具有科学性、学术性、新颖性的研究论文，具有较高的学术价值。学位论文一般不公开出版，目前主要通过网络学位论文数据库检索和获得。中国优秀硕士学位论文全文据库是目前国内相关资源最完备、高质量、连续动态更新的数据库。产品分为十大专辑：理工 A、理工 B、理工 C、农业、医药卫生、文史哲、政治军事与法律、教育与社会科学综合、电子技术与信息科学、经济与管理。

（五）西文生物医学期刊文献数据库

《西文生物医学期刊文献数据库》，简称 FMJS（Foreign Medical Journal Full-Text Service），为"十一五"国家重点电子出版物规划项目，主管单位：中华人民共和国国家卫生健康委员会。主办单位：中华医学会。由北京康健世讯公司承办，中华医学电子音像出版社出版，其国际标准连续出版物号为：ISSN 1673-8292；国内统一刊号为：CN11-9281/R。收刊情况：收录核心期刊和重要期刊 3 330 余种，其中 100% 被 MEDLINE 收录，80% 被 SCI 收录，文献总量 380 多万篇，每年新增 40 多万篇，数据每月更新，具体收录情况见《FMJS 期刊目录》。收录范围：基础医学、临床医学、预防医学、生物医学、生物化学、卫生学、特种医学、毒物学，药学等。

（六）PubMed 医学文献检索服务系统

PubMed 是一个提供生物医学方面论文及摘要的免费搜寻引擎，它的数据库来源主要为 MEDLINE，也包括 OLDMEDLINE、Record in process、Record supplied by publisher 等。数据类型主要形式包括期刊论文、综述以及与其他数据库的链接。其核心主题为医学，但亦包括其他与医学相关的领域，比如生物学、护理学或者其他生命和健康科学。该搜寻引擎是由美国国立医学图书馆提供，作为 Entrez 资讯检索系统的一部分。PubMed 的网址链接是 https://pubmed.ncbi.nlm.nih.gov/，网站的首页如图 21-1。

PubMed 是因特网上使用最广泛的免费 MEDLINE，是美国国家医学图书馆（NLM）所属的国家生物技术信息中心（NCBI）于 2000 年 4 月开发的，基于 WEB 的生物医学信息检索系统。它是 NCBI Entrez 整个数据库查询系统中的其中之一。PubMed 界面提供与综合分子生物学数据库的链接，其内容包括 DNA 与蛋白质序列、基因图数据等，也包含与提供期刊全文的出版商网址的链接等。

PubMed 医学文献检索服务系统操作简便快捷，检索方法主要包括以下几种类型。

1. 按照主题词（subject words）检索　在 PubMed 主页的检索框中键入英文单词或短语（大写或小写均可），PubMed 即使用其词汇自动转换功能进行检索，并将检索结果直接显示在主页下方。例如：键入"Ketamine"后点回车键或点击"Search"，PubMed 开始检索并将检索结果显示出来（图 21-2）。

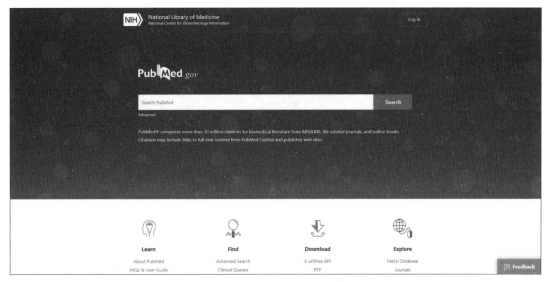

图 21-1　PubMed 检索网站首页

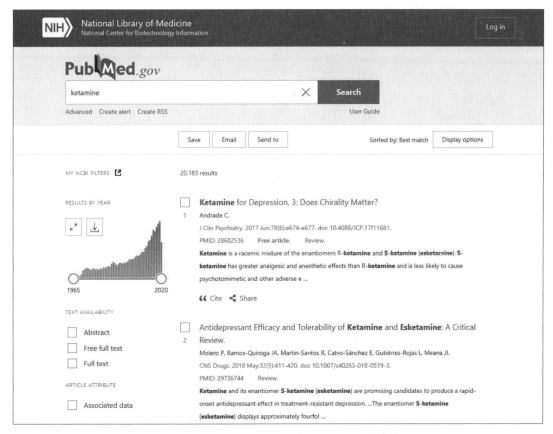

图 21-2　按照主题词"Ketamine"在 PubMed 检索的界面

2. 按照作者（Author）检索　当所要查询的是作者时，在检索框中键入作者姓氏全称和名字的首字母缩写，格式为"作者姓氏＋空格＋名字首字母缩写"，例如 Zhang J，系统会自动到作者字段去检索，并显示检索结果。

3. 按照期刊名称（Journal）检索　在检索框中键入期刊名的全称或 MEDLINE 形式的简称，例如："Anesthesiology"[Journal]，系统将在刊名字段检索，并显示检索结果（图 21-3）。

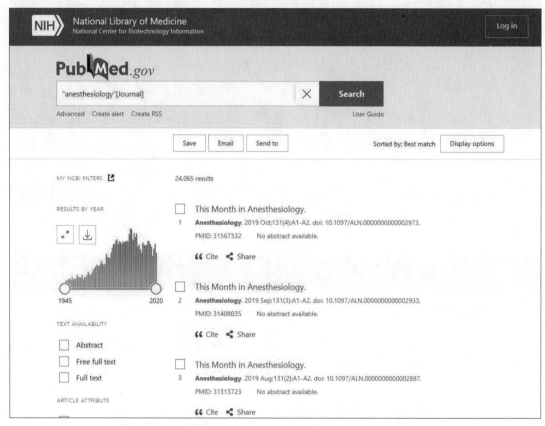

图 21-3　按照期刊 "Anesthesiology" 在 Pubmed 检索的界面

4. 按照日期范围（Date）检索　可以在检索框中键入日期或日期范围，系统会按日期段检索，并将符合条件的记录予以显示。日期的录入格式为 YYYY/MM/DD；如：2020/06/06。

5. 按照多因素关联（Multifactor association）检索　为了限定检索范围，缩小检索的文献量，便于更精准快速地找到需求的文献，我们可以把两个或两个以上的因素进行关联检索，不同因素之间可以用 AND 连接，也可以用 OR 连接。比如我们要查找发表在 *Anesthesiology* 期刊上关于氯胺酮研究的文献，可以在检索框内键入（"Anesthesiology"[Journal]）AND（ketamine），系统将检索同时符合这两个条件的文献，并显示检索结果，如图 21-4。

PubMed 的资讯并不包括期刊论文的全文，但一般会提供指向全文提供者的链接，这些链接提供的全文有些是免费的，而有些需要付费后才能获得全文。总之，PubMed 是一个功能强大、内容全面并且使用方便的生物医学文献检索服务系统，是获取生物医学领域文献资料的重要渠道。

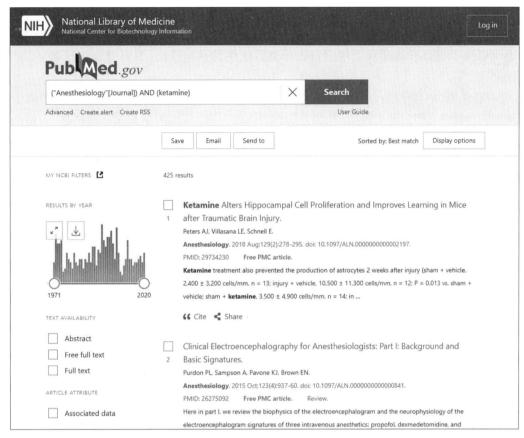

图 21-4　按照期刊"Anesthesiology"和主题词"ketamine"在 Pubmed 同时检索的界面

（武玉清）

第五节　科学问题的提出

在学习这节内容之前，首先与大家分享一个科学家的故事。这位科学家名字叫科赫（Robert Koch）（图 21-5），伟大的德国医学家和微生物学家，也是诺贝尔医学和生理学奖获得者。科赫生于 1843 年，1866 年毕业于德国哥廷根大学医学院。在当医生期间，他生活地区的牛发生了炭疽病，他便对这种疾病进行了认真细致的钻研，最终发现了引起炭疽病的细菌，当他把这种细菌移种到老鼠体内，结果老鼠相互感染了炭疽病，并且从老鼠体内重新获得了这种细菌。这是人类第一次用科学的方法证明某种特定的微生物是某种特定疾病的病原。1882 年，肺结核

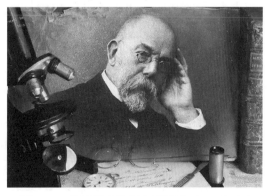

图 21-5　德国微生物学家科赫（Robert Koch）

153

在当时是人类健康的头号杀手，科赫又发现了引起肺结核的病原菌。他成功分离出结核分枝杆菌并且接种到豚鼠体内引起了肺结核。1883年科赫还发现了霍乱弧菌，在1897年以后他又研究了鼠疫和昏睡病。根据自己分离致病菌的多年经验，科赫总结出了著名的"科赫法则"。

"科赫法则"内容包括：①一种病原微生物必然存在于所有患病动物体内；②此病原微生物可从患病动物分离得到纯培养物；③将分离出的纯培养物人工接种其他敏感动物时，必定出现与原感染动物相同的特有症状；④从人工接种的动物体内可以再次分离纯化出原有的病原微生物。科赫法则的提出为研究病原微生物制定了一套方法，促进防治各种传染病的有效方法问世。在这个法则的指导下，使得19世纪70年代到20世纪20年代成了发现病原菌的黄金时代。

科赫这位杰出的科学家在有限的人生中不计生死，勤于观察，刻苦钻研，先后发现炭疽杆菌、结核分枝杆菌、霍乱弧菌等，在战胜疟疾、昏睡病、淋巴腺鼠疫、牛瘟、麻风、黑水热、红水热等疾病中都作出了巨大的贡献。直到今天，他的贡献仍然是无法估量的。但科赫看淡名利，表现出一个伟人博大的胸怀。他并不认为这些成绩是自己一个人的贡献，而高度赞扬其他科学家的付出。

从科赫医生一生的科研经历我们不难发现，科学总是伴随着一个又一个问题的解决而进步与发展的，科学始于问题，问题引领科学。因此，能否提出既有意义又有创见的科学问题是科学发展的始动和关键因素。科学问题来源于实践，问题解决后又指导实践，然后又产生新的科学问题，这样周而复始，不断地推动科学的进步与发展。同理，医学科学问题的提出必须与医疗实践密切结合，形成稳定的医学科学理论，最终指导临床实践，为全人类的健康和生命安全服务。

科学问题是需要解决而尚未解决的问题，主要来源于科学技术实践和社会生产实践。从科学技术实践中所提出的科学问题大多是科学自身发展中的问题。从社会生产实践中提出的科学问题大多是实用性或技术性问题。同理，医学科学问题主要来源于医学技术实践和临床医疗实践。因此，一个有创见性医学问题的提出必须是在广泛深入了解当前医学领域进展的基础上形成的，这就要求我们大量查阅医学文献，收集特定领域的进展信息，既要全面又要有深度，同时我们还要把收集到的医学进展信息进行高效地归纳分析，把纷繁复杂看似凌乱的知识信息进行归类，并建立逻辑联系，这就是我们常说的立项依据。只有在充分坚实的立项依据基础上我们才能提出具有创新性和研究意义的科学问题。

一、科学问题的研究意义和应用价值

研究意义和应用价值是项目的立项之本。人类在生产和生活实践中总是会产生各种各样的问题和困惑，这些问题和困惑限制了人类的发展，科学技术的进步正是在解决一个又一个问题之后实现的。因此，我们提出的科学问题来源于实践生活，并且科学问题的解决必须最终服务于社会实践，否则便失去了研究的意义。一个有创见的科学问题应该针对国民经济和社会发展中迫切需要解决的关键科技问题和制约人类发展的瓶颈问题而提出。同理，医学科学问题应该针对疾病诊断、预防和治疗等医疗实践中尚未解决而又亟待解决的长期困扰人类健康的问题而提出。在解决这些科学问题后，能够显著促进人类对疾病的认识，提高疾病治疗的效果，改善人类的健康和生存质量。这样的医学问题才是来源于医学实践并且经得起医疗实践检验的具有重要研究意义和应用价值的科学问题。

二、科学问题的创新性

创新是科学进步的源泉和动力，我们提出的科学问题必须具有创新性，不能简单重复前人的研究结果，要具有自己独特的视角和独到的见解。创新是指在现有的知识体系基础之上，提出有别于常规思路的见解，并能付诸实践的行为。因此，要想在某一研究领域提出具有创新性的科学问题，我们首先要对该领域国内外研究的现状及发展动态进行全面的掌握，并且对当前研究的成果进行归纳分析、逻辑推理，最终形成新的有创见性的科学问题。缺乏创新性的科学问题便失去了生命力，不再具备推动科学进步的属性和本质。

三、科学问题研究的可行性

科学问题最终要接受实践的检验和验证，这就要求提出的科学问题要具有良好的可行性。医学科学问题的可行性必须结合医学发展的时代特点和客观条件，选题必须在具备了一定的主客观条件下才有可能完成。为保证科学问题研究的顺利实施，选题时必须正确评价研究者的知识结构、研究能力和综合素质；并且还要正确评价客观条件是否具备，包括研究条件、经费支持、研究时间以及研究对象和研究材料的来源。项目具有良好的可行性是成功解决科学问题的有力保证。

四、科学问题的针对性

提出的科学问题要具有明确的指向，要指明具体要回答什么问题，解决什么问题，达到什么目的。也就是说研究的目的要明确，这样才能有的放矢，重点突出。没有针对性的科学问题便失去了方向，缺乏说服力和实际应用价值，不能算是真正的科学问题。

（武玉清　曹　红）

第六节　研究内容的确定

研究内容是指项目研究过程中，为了解决提出的科学问题和达成既定的研究目标，所设定的具体研究事项。研究内容的设计应紧紧围绕研究目的而展开，是实现研究目标的载体，也是研究目标具体化的结果。

提出科学问题和假说之后，我们便有了明确的研究目的。为了验证科学问题和假说，我们必须针对要研究的问题制定特定的研究内容。由于科学问题和研究目的各不相同，研究内容也有很大的区别，可以说研究内容是为验证科学问题和实现研究目的量身定做的一件衣服，研究内容的每一个细节相当于这件衣服的一针一线，研究内容的形式相当于衣服的款式。一个完善的研究内容就像一件设计独特和做工考究的衣服，能为实现研究的目的提供有力的支撑和保障。下面简要论述研究内容设计过程中经常出现的问题（图21-6）。

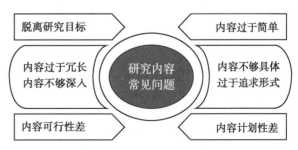

图21-6　研究内容设计过程中经常出现的问题

一、脱离研究目标

从实质内容来看，有些研究内容的设计与研究目的关联不紧密，有的甚至与研究目标不匹配，这样导致所设计的研究内容不能有力地为研究目标服务，不能为验证科学问题提供充分的依据，就像一个人虽然穿了衣服，但是穿了别人的衣服或者穿了一件不合身的衣服。这样的研究内容即使完成了也不能得出预期的结论。

二、内容过于简单

有些研究内容虽然能够紧紧围绕研究目标展开，但是内容过于简单，支撑力度不够。如果把研究的科学问题和目标比喻成气温的话，那么一个内容过于简单的研究内容就像是寒冷的冬天穿了一件单薄的衣服，这件单薄的衣服不足以御寒，同理一个过于简单的研究内容也不足以实现特定的研究目标。

三、内容过于冗长

有些研究内容虽然很丰富，但是内容不够精练，过于冗长。就像衣服穿的过多，显得非常臃肿，不够干练。因此，一定要甩掉包袱，轻装上阵，这样才能集中力量，重点突破。

四、内容不够具体

有些研究内容表述不够具体，太过笼统，泛泛而谈。研究内容在课题研究中具有重要的利用价值，设计的越具体详细，在开展实施工作中就越容易上手，效率就越高，成功的可能性就越大。反之，越是模糊不清的任务，越难以操作，大大耽误了工作的进程。研究内容是需要分解的，将大的研究内容分解成一个个相互关联的更为具体细化的研究任务，由抽象到具体，由理念到实践，这样就增强了课题研究的可操作性和可控性。

五、内容不够深入

一个理想的研究内容应该从多个角度、多个层面和多个维度进行立体化地设计，不仅要有广度，还要有一定的深度，尤其是关于机制的研究更需要缜密透彻，这样才能有力地验证提出的科学问题，得出的结论才能根基牢固且令人信服。

六、过于追求形式

研究内容的设计应遵循以解决科学问题为研究目标的原则，不能把为了追求使用先进的检测仪器、研究方法和试剂材料等作为设计研究内容的指导原则。就像穿衣如果过于追求衣服的颜色和款式而忽视了衣服是否符合这个人的气质特征等反而会适得其反。同理，过于追求研究内容的表面形式会舍本逐末，走错研究的方向。因此在考量研究形式时应充分保证研究内容的准确性。

七、内容可行性差

在针对科学问题和研究目标设计研究内容时，需要考虑在执行研究内容时的可行性。超出可行性的研究内容即使再具体、再深入、再切题，无法实施也是徒劳。因此在设计研究内容时必须结合研究基础和工作条件等实际情况,进行合理论证,设计出切实可行的内容方案。

八、内容计划性差

一个项目的研究内容不是一蹴而就可以完成的,需要合理规划,逐步推进,有时需要边推进边调整完善。因此提高课题研究内容的计划性非常重要。一般来说研究内容可以根据实验的逻辑先后顺序按照年度安排。合理安排研究内容的计划和顺序能够起到事半功倍的效果,大大地提高了研究效率。

总之,课题研究相当于一项系统建筑工程,研究内容就是这项建筑工程的主体框架,研究内容中涉及的试剂、药品等材料相当于该工程的建筑材料。只有主体框架搭好了,建筑材料齐全了,才能建造出根基牢固的大厦。

(武玉清　曹　红)

第七节　研究方案和技术路线

研究方案与研究内容最本质的区别在于:研究内容是界定在本项目中要做什么,工作内容是紧密围绕如何验证科学问题和如何实现研究目标而选择设计的;而研究方案是指导我们该如何做,采用哪些具体的方法手段和策略计划来开展实施研究内容中界定的工作。一个项目的研究内容确定之后,必须要想办法组织实施研究内容中涉及的工作,因此制定科学详细的研究方案对于顺利开展课题研究至关重要。

研究方案的总体规划应以保证全面实施研究内容为指导原则,研究方案应在确定研究内容的基础上制定,不能脱离研究内容谈方案,所有的方案策略均应该以保证研究内容成功开展实施为依据。下面以"吗啡的镇痛作用及受体机制"为研究内容简述制定研究方案时需要注意的主要事项。

一、实验动物的选择

在实验方案中应明确以哪种动物为研究对象。在这项研究中,我们可以选择常用的小鼠或者大鼠进行实验,需要确定动物的种系、性别、年龄、体重、数量、来源及饲养方式等。

二、给药方案及动物的分组

在实验方案中应明确药物的给药方式和剂量。例如,吗啡是一种首过消除比较大的药物,所以应该避免胃肠道给药,常用的给药方法是腹腔注射或静脉注射。吗啡的给药剂量也要参照临床使用剂量通过体表面积等效剂量换算法换算出小鼠或大鼠的剂量,并且最好设立三个或更多的不同剂量组以便于观察吗啡的量效关系。

动物分组是实验方案中的重要组成部分。在这项研究中,采用正常动物作为研究对象时,分为溶媒对照组、吗啡低剂量组、吗啡中剂量组和吗啡高剂量组共四组。采用疼痛模型动物为研究对象时,需要分为假手术组、疼痛模型组、疼痛模型+吗啡低剂量、疼痛模型+吗啡中剂量组和疼痛模型+吗啡高剂量组共计五组。

三、动物疾病模型的制备方法

在研究方案中必须详细说明动物疾病模型的制备方法。在这项研究中，需要采用疼痛动物模型，可以采用一种或多种方法制备疼痛模型。比如通过坐骨神经松扎制备慢性压迫性损伤神经病理性疼痛模型，或者通过足底注射卡拉胶（角叉菜胶）和弗氏佐剂制备炎性痛模型等。

四、合理选择各项指标的检测方法

一种方法可以用于检测多个不同的指标，而同一个指标又可以采用多种不同的方法检测。在研究方案中必须明确说明实验采用哪些方法手段检测哪些相应的指标。比如，在评价一种药物的镇痛效应时，我们可以采用 Von Frey 电子测痛仪检测神经病理性疼痛状态下的机械痛觉超敏和热痛觉过敏；也可以用热板法和甩尾法检测动物的生理性痛阈。在检测一种蛋白的表达情况时，我们可以采用 Western Blot 法检测蛋白的表达量，也可以用免疫组织化学方法检测蛋白的表达量和细胞定位。

五、合理选择各项指标检测的时间点

时间点是检测各种指标的关键，不同的时间点检测到的结果会产生很大的差异。有些指标检测一个时间点的变化就可以了，比如我们想观察急性刺激后的炎症反应情况，可以选择刺激后 6h 或者 12h 检测促炎细胞因子的表达变化情况。有时却需要在一段连续的时间点检测指标的变化，比如我们想观察慢性坐骨神经压迫性损伤（chronic constriction injury，CCI）手术后大鼠的痛觉变化趋势，可以连续检测手术后 1d、3d、7d、14d、21d 的痛觉超敏和痛觉过敏情况。

六、组织标本的收集与处理

很多实验在检测指标之前需要对动物的组织标本进行收集和处理，标本的收集与处理是否得当直接影响检测结果的准确性。比如，在进行海马免疫荧光检测之前，首先要对脑组织进行灌注固定，在利用 Western Blot 法检测海马某种蛋白的表达之前，首先要快速取出新鲜海马组织，并进行总蛋白的提取等。另外取组织标本的时间点也至关重要，也是影响实验结果的重要因素。

七、方案的制定应遵循时间顺序

实验方案的制定应该按照时间顺序来计划安排，很多实验都是探索性的，我们无法准确预知实验的结果，因此根据前一步的实验结果来科学安排和调整后续的实验非常重要，可以避免走弯路，提高实验的成功率。

八、方案的制定考虑执行的可行性

研究方案的制定一定要考虑到实验的可行性，由于受到研究基础和研究条件的限制而无法开展的实验应该谨慎考虑。尽可能地结合实际情况制定切实可行的研究方案是顺利实施实验研究的重要保障。

九、技术路线

我们常用技术路线的形式表达项目研究方案的主要内容,在做技术路线图时,必须包含一些基本的信息,例如选用的动物、实验分组、药物处理时间、检测时间、检测的指标及方法等。下面是两个简要的技术路线图,分别表达了吗啡对健康小鼠生理性痛阈影响(图21-7)和对神经病理性疼痛大鼠镇痛效应(图21-8)的实验流程。

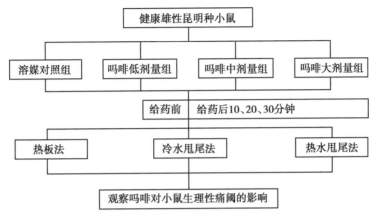

图21-7 技术路线1:吗啡对健康雄性小鼠生理性痛阈的影响

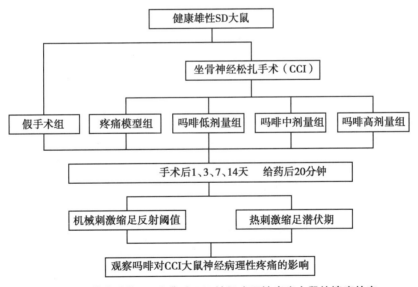

图21-8 技术路线2:吗啡对CCI神经病理性疼痛大鼠的镇痛效应

以上只是针对研究方案制定中常见的主要问题做一简要叙述,不同的研究项目对于实验方案的要求各不相同,需要根据具体情况作出针对性的调整。

（武玉清）

第二十二章 探索性实验的实施

第一节 选题及创建实验团队

在学期初第一节课教师应告知学生机能实验的教学内容以及整体的进度安排,宣讲探索性实验的目的与注意事项,并尽早介绍查阅文献的基本方法,使学生有足够的业余时间去查阅文献,为选题与实验设计提前做准备。

一、选题

探索性实验开展的第一步就是选题,由于初步开展科学研究,选题一般应符合以下几个原则。

(一)科学性

科学研究的最终目的是为满足人们日益增长的物质文化生活和社会生产的需要,从而推动科学的发展和社会的进步。医学生开展科学研究应有利于促进健康卫生事业的发展,因此要选择具有指导实际生活和临床意义的研究。

(二)创新性

学生可选择自己感兴趣的一两个小问题进行探索性研究。选题应有一定的新意,切忌完全重复前人所做的实验。通过实验能有新的发现,如观察正常和某些疾病状态下机体或离体器官组织功能的变化,引起该变化的机制,药理学方法干预后对机体或器官组织功能的影响等。对本科生选题的创新性要求不宜太高,主要是培养其科研思维和科研意识。

(三)可行性

对于本科生而言,选题一定要具有可行性。所设计的实验应是在本院能提供的仪器设备、药物、试剂、实验技术、实验时间能完成的实验。即使选题有较高的科学性和创新性,如果在现阶段无法完成,可行性较低,也是无法开展的。

每位学生确定好选题后,应完成实验设计书的写作,形成完整的实验设计,指导教师应在班级内针对每位同学的实验设计,组织开题报告,通过讨论交流,选择出科学性、创新性和可行性均较高的科研设计方案,组织开展后续的实验研究。

二、组建团队

当确定好选题,进行开题报告并且得到指导老师的认可后,就需要组建自己的科研团队。团队成员可由4～8名同学组成,需要明确分工,推选组长,以小组为单位,认真研究讨论实验项目内容,分析需要解决的问题以及可能用到的实验技术和仪器设备,拟定具体的实验方案和流程,明确实验的步骤和时间,每一项任务都要明确到人,并要有专人负责实验动物的管理,器材药品试剂的管理,实验记录和数据的整理等,之后在教师的指导下有条不紊地开展实验。

第二节 实验材料的准备

确定好选题,明确了实验流程和每位同学的任务以后,就要开始准备各项实验材料。实验材料的准备应注意以下几点。

一、实验动物

一般实验室能够提供的实验动物有大鼠、小鼠、兔子和牛蛙等,在选择不同的实验动物时,要根据研究目的和实验内容进行选择(参考第二章"实验动物")。动物使用的数量应提前设计好,按照统计学方法,采用合理的动物用量,避免浪费。

二、实验器械

根据实验需要,领取器械并登记,实验室能提供的器械有:方盘、手术剪、眼科剪、止血钳、Y形气管插管、动物动脉导管、动脉夹、动物导尿管、蛙板、玻璃分针、镊子、培养皿、滴管、金属探针、蛙心套管、蛙心夹、天平、鼠类灌胃器、各规格注射器、烧杯、纱布等。

三、实验试剂和药品

根据实验内容,应在老师的指导下提前领取和购买实验试剂和药品,如实验室已经有的常用药品或麻醉药,应该通过正规流程进行申请后领取,如:氯胺酮、吗啡、利多卡因、恩氟烷、异氟烷、七氟烷、纳洛酮、酚妥拉明、肾上腺素、去甲肾上腺素、异丙肾上腺素、阿托品、乙酰胆碱、阿司匹林、普萘洛尔、普鲁卡因、罗哌卡因、呋塞米、新斯的明、丙泊酚和垂体后叶激素等。在药品使用过程中要妥善保管,尤其是毒麻药品要专人管理。

四、实验仪器

实验室应提供一些基本的仪器供学生开展探索性实验,在指导教师的指导下学习仪器的操作方法和注意事项,如恒温数显水箱、磁力搅拌器、BL-420F生物机能实验系统、MG-3Y型迷宫、小鼠跳台测试仪、小鼠避暗仪、切片机、酶联免疫检测仪、电子天平、显微镜、漩涡混合器、离心机、恒温平滑肌槽、动物人工呼吸机、紫外分光光度计、pH计、电动研磨器、小鼠自主活动仪、高架十字迷宫、水迷宫、旷场、热痛测定仪、悬尾视频分析系统、场景恐惧视频分析系统、睡眠剥夺与强迫游泳系统、穿梭实验视频分析系统、迷宫视频分析系统等。

第三节 注意事项

一、兴趣驱动下的主动探索

兴趣是"科研实践活动"的驱动力。强烈的兴趣可使人对所研究的项目产生好奇心和想象力，从而获得灵感，主动探索，如果缺乏兴趣，实验可能会成为一种负担，甚至半途而废。因此应选择自己感兴趣的课题进行实验，并组织有共同兴趣的同学一起形成团队开展研究。

二、教师指导下的自主实践

探索性实验强调学生自主选题，自主设计和实验，但一定要在教师的有效指导下完成，从而避免不必要的浪费，少走弯路，同时减少实验过程中的危险因素。由于教师的有效指导，学生可以从选题、实验、数据处理、论文写作等得到全面的训练，为今后的科研之路打下基础。

三、遵循动物伦理规范

探索性实验多以实验动物为研究对象，在实验过程中必须正确善待实验动物生命，维护实验动物福利伦理，应按照我国《实验动物福利伦理审查指南（GB/T 35892—2018）》要求，规范落实实验动物福利伦理。

实验过程中应避免对实验动物不必要的伤害，遵守国际上公认的 3R 原则，即实验动物的替代（replacement）、减少（reduction）和优化（refinement）。替代就是使用低等级动物代替高等级动物，或不使用动物而采用其他方法达到与动物实验相同的目的。减少就是为获得特定数量及准确的信息，尽量减少实验动物使用数量。优化就是对必须使用的实验动物，应尽量减低非人道方法的使用频率或危害程度。

善待实验动物应尊重"五项自由"或"五项权利"，即：免于饥渴的自由；免于不适的自由；免于痛苦、伤害和疾病的自由；表达主要天性的自由，即提供足够的空间、适当的设施和同类的社交伙伴；免于恐惧和焦虑的自由，即保障良好的条件和处置，不造成动物的精神压抑和痛苦。

1979 年，由英国反活体解剖协会（NAVS）发起，将每年的 4 月 24 日定为"世界实验动物日"，前后一周则被称为"实验动物周"。请纪念为人类进行生命科学探索而"献身"的动物们。

四、实验过程记录规范

规范的实验记录是科研工作者必备的基本素质。实验记录能够帮助实验者随时查看实验思路、实验过程、分析实验结果，总结成败因素，并制定后续的实验计划；有利于他人了解、重复以及纠正记录者的实验。实验记录是科研领域最重要的档案，因此，要从本科阶段的探索性实验开始培养良好、规范的实验记录习惯。

实验记录具有档案性质，应采用专用实验记录本，使用签字笔或钢笔记录，记录正文部分一般包括：实验名称、实验目的、实验原理、实验仪器设备及使用参数、实验试剂和材料、详细的实验步骤及操作流程、试剂用量、实验结果与分析、实验结论等。

要注意每次实验后都应写明记录人的姓名及实验日期、实验步骤宜分步书写，并标上序号。实验结果部分要包括全部原始数据和原始图片，以及分析数据及图表等。所有样品必须有编号和与编号对应的记录，以便日后查阅。实验记录不得随意修改，如必须修改，须在修改处划一斜线以保证能够辨认修改前记录的内容，且不得涂黑，并在修改之处签字，注明修改时间及原因。

如果有电子版的结果和数据、照片、视频等,应清晰地标明实验日期和内容,并备份。实验结果的记录必须客观真实,不能随意删减和选择性记录。总之,记录得越详细越有利于随时查阅,并保证今后所有发表的数据,都必须记录有原始数据以及分析的结果。

(张咏梅)

第二十三章 实验数据的采集与统计处理

经过动物实验、取得资料后,应对资料进行数据整理(数据处理),恰当地运用统计方法,以正确认识客观事物,透过样本实测值的信息进行统计推断,以阐明机体机能变化、药物作用的特点和规律性,从而作出比较可靠的结论。

下面从几个方面简要介绍常用统计指标的计算及统计学显著性检验。显著性水平以星号或者井号表示:$P > 0.05$ 表示差异无统计学意义;* 或者 # 代表 $P \leq 0.05$,表示有较高的把握推测差异有统计学意义;** 或者 ## 代表 $P \leq 0.01$,表示有极高的把握推测差异有统计学意义,按误差不超过 1% 的条件拒绝 H_0 而接受 H_1。

第一节 量反应资料统计方法

一、量反应指标

1. 算术均数($\bar{X}$, arithmetic mean,样本平均数) 算术平均数是量反应资料数据的平均值,适用于数据服从正态分布的资料,是表示一组数据的平均水平或集中趋势的指标。

2. 标准差(SD 或 S, standard deviation,样本标准差) 标准差是描述数据服从正态分布资料的离散性、表示数据间变异程度的常用指标,它是离均差平方和自由度均数比值的平方根。

在求得均数与标准差后,一般用均数 ± 标准差($\bar{X} \pm S$)联合表示集中趋向与离散程度。样本量足够时,可用($\bar{X} \pm 1.96S$)作为双侧 95% 正常参考值范围。

3. 标准误($S_{\bar{X}}$ 或 SE, standard error,样本均数的标准差) 标准误是表示样本均数间变异程度的指标。

4. 变异系数(CV) 当两组数据单位不同或两均数相差较大时,不能直接用标准差比较其变异程度的大小,这时可用变异系数作比较。

$$CV = \left(\frac{SD}{\bar{X}} \right) \times 100\%$$

CV 可用小数或百分数表示。是一种相对离散度,它既能反映实验数据的离散程度(S),又能代表集中趋向的正确程度($\bar{X}$)。CV 越小,表示数据的离散性越小,均数代表集中趋向的正确性越好。

5. 可信区间 可信区间是指用一个区间估计总体参数所在范围,即从某实验所得部分动物实测值参数推算总体(全部动物)参数所在范围。

小样本时：95% 可信区间 $= \overline{X} \pm t_{0.05/2} S_{\overline{X}}$；99% 可信区间 $= \overline{X} \pm t_{0.01/2} S_{\overline{X}}$。

前一式表示在 0.05 的概率水平估计其可信区间范围（也可以说 100 次抽样算得 100 个可信区间，平均有 95 个可信区间包含总体参数）。

后一式表示在 0.01 的概率水平估计其可信区间范围（也可以说 100 次抽样算得 100 个可信区间，平均有 99 个可信区间包含总体参数）。

当大样本（$n > 50$）时：95% 可信区间 $= \overline{X} \pm Z_{0.05/2} S_{\overline{X}}$；99% 可信区间 $= \overline{X} \pm z_{0.01/2} S_{\overline{X}}$。

对量反应数据，样本例数 n 及 $\overline{X}$、S 是最基本的，其他指标（CV、$S_{\overline{X}}$、可信区间）可由此进一步求得。

二、t 检验

t 检验是用 t 值作显著性检验的统计方法。t 值是样本均数与总体均数间的差，再除以标准误。

1. 自身前后比较（个别比较、配对比较）　实验结果用给药前后值或配对比较时用本法。

$$t = \frac{\overline{d}}{S_{\overline{d}}} \quad (\nu = n - 1)$$

式中，$\overline{d}$ 为给药前后（或配对）值之差的均数，$S_{\overline{d}}$ 为给药前后数值之差的标准误。根据 t 值表中 $t(\nu)0.05$ 与 $t(\nu)0.01$ 的值确定 P 值，t 值越大，P 值越小，统计学上越有显著意义。

2. 两组成组比较（团体比较）　两组的量反应资料（n 值相同或不同）用本法。

$$t = \frac{\overline{X}_1 - \overline{X}_2}{S_{\overline{X}_1 - \overline{X}_2}} \quad (\nu = n_1 + n_2 - 2)$$

式中：

$$S_{\overline{X}_1 - \overline{X}_2} = \sqrt{S_C^2 \left(\frac{1}{n_1} + \frac{1}{n_2} \right)}$$

$$S_C^2 = \frac{\sum X_1^2 - \dfrac{\left(\sum X_1 \right)^2}{n_1} + \sum X_2^2 - \dfrac{\left(\sum X_2 \right)^2}{n_2}}{n_1 + n_2 - 2}$$

为较方便地用计算器计算，可先求出两组平均数、标准差，按下式求 S_c^2，便可进一步求出 t 值。

$$S_c^2 = \frac{(n_1 - 1) S_1^2 + (n_2 - 1) S_2^2}{n_1 + n_2 - 2}$$

三、方差分析

多组（3 组或 3 组以上）量反应资料间的比较，用方差分析（analysis of variance）。这是一种很常用的统计方法。

这里用随机分组的方差分析为例说明。样本均数间的差异可能由两种原因造成：抽样误差（个体间差异）的影响和不同处理的作用。如果处理不发生作用（即各样本均数来自同一总体），则组间均方（$MS_{组间}$，表示组间变异的程度）与组内均方（$MS_{组内}$，表示组内变异的程度）之比值（F 值）接近 1。如 F 值远大于 1，超过方差分析用的 F 值表中 $F(\nu_1, \nu_2)0.05$ 的数值,则各种处理作用不同(如处理是不同的药物,则不同的药物或不同的剂量作用不同)。下面是方差分析的基本步骤。

1. 求 F 值,作方差分析

(1)计算各组的 $\sum x$、$\sum x^2$、n、$\bar{x}$(x、n 为小写,与各组数据有关)及 $\sum X$、$\sum X^2$、N、$\bar{X}$(X、N 为大写,与整个数据有关)。

(2)求 F 值(表23-1)。

表23-1 方差分析 F 值计算表

变异来源	离均差平方和(SS)	自由度	均方(MS)	F 值
总变异	$\sum X^2 - c$	$N-1$		
组间变异	$\sum[(\sum X)^2 / n] - c$	$v_1 = k-1$	$SS_{组间}/v_1$	$MS_{组间}/MS_{组内}$
组内变异	$SS_{总} - SS_{组间}$	$v_2 = N-k$	$SS_{组内}/v_2$	

注:$c = (\sum X)^2/N$;k 为组数。

(3)从计算的 F 值及 $F_{(v_1, v_2)0.05}$、$F_{(v_1, v_2)0.01}$ 判断 P 值及显著性。

2. 各组均数两两比较 如方差分析得 $P \leq 0.05$,则进行下列计算。

(1)将各组平均数排序(由大至小或由小至大)。

(2)求两组比较的 q 值。

$$q = \frac{\bar{X}_A - \bar{X}_B}{\sqrt{\dfrac{MS_{组内}}{2}\left(\dfrac{1}{n_1} + \dfrac{1}{n_2}\right)}}$$

(3)从 q 值表中查出 $Q_{(v, T)0.05}$ 及 $Q_{(v', T)0.01}$ 的值(v 为组内自由度,T 为处理数),判断 P 值及显著性。

第二节 质反应资料统计方法

一、质反应资料的指标

1. 正反应率(p) 如以 n、r 分别代表例数及正反应数,则

正反应率 $p = \dfrac{r}{n}$;负反应率 $q = 1 - p$(p、q 常用小数表示)

2. 标准误(S_p,率的标准误)

$$S_p = \sqrt{\frac{pq}{n}}$$

此公式在样本 $n > 50$ 时使用。如 n 较小,式中分母以 $(n-1)$ 代替 n。

3. 可信区间

率的95%可信区间 $= P \pm 1.96 S_p$;

率的99%可信区间 $= P \pm 2.58 S_p$;

质反应资料以例数及率(或正反应数与负反应数)为最基本的。

二、四格表资料的显著性测定

1. 四格表专用公式　两组质反应资料可用四格表(第 1 组正负反应数为 a、b,第 2 组正负反应数为 c、d)表示,其显著性常用四格表专用公式计算。

$$\chi^2 = \frac{(|ad - bc| - N/2)^2 N}{(a+b)(c+d)(a+c)(b+d)}$$

$$(v' = 1, \chi^2_{0.05} = 3.84, \chi^2_{0.01} = 6.63)$$

例:某次药理试验结果,有效和无效例数 A 药为 20、8,B 药为 4、10,试作显著性检验(表 23-2)。

表 23-2　A 药和 B 药的四格表数据

	有效	无效	合计	有效率 /%
A	20(a)	8(b)	28	71.4
B	4(c)	10(d)	14	28.6
合计	24	18	42(N)	

$$\chi^2 = \frac{(|20 \times 10 - 8 \times 4| - 42/2)^2 \times 42}{28 \times 14 \times 24 \times 18} = 5.359$$

$0.01 < P < 0.05$。

2. 四格表资料确切概率计算　当 $N < 1$ 时,需直接计算确切概率。

如 a 理论值 $T_a = (a+b)(a+c)/N$。

公式如下:

$$p = \frac{(a+b)!(c+d)!(a+c)!(b+d)!}{a!b!c!d!N!}$$

使用计算器时,上式通过对数计算较为方便。以上是双侧检验的情况,如果已知 A 药疗效不可能优于 B 药,试验者要求通过试验后能确定 A 药是否差于 B 药,就可应用单侧检验,这时就只要计算各次概率之和(不用乘以2)。

第三节　两变量线性相关与回归分析方法

回归与相关

前面的资料均为单变量资料。如果两个变量 X、Y,其间存在密切的数量关系,就说 X 与 Y 有相关关系(简称相关)。如果两个变量中,X 为自变量,Y 为因变量,则可以根据实验数据计算出从自变量 X 的值推算 Y 的估计值的函数关系,找出经验公式,此即回归分析。如果相关是直线相关,求算的经验公式是直线方程称为直线回归分析。

1. 相关系数与直线回归

(1) 相关系数及其显著性检验:两个变量分不清哪一个是自变量,哪一个是因变量时,通常计算其相关系数测定其显著性以了解其相关的密切程度。直线回归资料的两变量应是密切相关的。

相关系数

$$r = \frac{\sum(X-\overline{X})(Y-\overline{Y})}{\sqrt{\sum(X-\overline{X})^2 \sum(Y-\overline{Y})^2}} \quad (v = n-2)$$

查相关系数表以判断其显著性(表23-3)。

表23-3 相关系数表

n'	0.05	0.01	n'	0.05	0.01
1	0.997	1.000	16	0.468	0.590
2	0.950	0.990	17	0.456	0.575
3	0.878	0.959	18	0.444	0.561
4	0.811	0.917	19	0.433	0.549
5	0.755	0.875	20	0.423	0.537
6	0.707	0.834	21	0.413	0.526
7	0.666	0.798	22	0.404	0.515
8	0.632	0.765	23	0.396	0.505
9	0.602	0.735	24	0.388	0.496
10	0.576	0.708	25	0.381	0.487
11	0.553	0.684	26	0.374	0.479
12	0.532	0.661	27	0.367	0.471
13	0.514	0.641	28	0.361	0.463
14	0.497	0.623	29	0.355	0.456
15	0.482	0.606	30	0.349	0.449

(2)直线回归:直线回归分析是要估计回归直线两个参数:直线斜率b(回归系数)和截距a(纵截距)。

$$b = \frac{\sum XY - \sum X \sum Y / n}{\sum X^2 - (\sum X)^2 / n}$$

$$a = \overline{Y} - b\overline{X}$$

用有回归功能的计算器可方便地直接求出r、a、b。

2. 可化为直线的回归分析法 药理学中许多资料两个变量间不是直线关系而是曲线关系,这属于曲线回归问题。对于能转化为直线关系一般经直线化处理后作直线回归分析。如药动学分析、受体动力学分析等。

受体动力学半效浓度(D_{50},即解离常数K_D、K)可用下法求出:

$E = \dfrac{E_{max}}{1+K/[A]}$ 等式两边取倒数并乘以$[A]$,得

$$\frac{[A]}{E} = \frac{1}{E_{max}}[A] + \frac{K}{E_{max}}$$

令$y = \dfrac{[A]}{E}$,$X = [A]$,则 $\quad Y = \dfrac{1}{E_{max}}X + \dfrac{K}{E_{max}}$

求出回归参数后,$E_{max} = 1/b$,$K = a/b$。

求出解离常数 K 后,可求出 pD_2 ($pD_2 = -\lg K$)。

3. 因变量为质反应资料的回归　以上的回归资料,其自变量与因变量均为量反应资料。药理学中对 LD_{50} 和 ED_{50} 分析时,其因变量(效应)是质反应资料。

上面对生理科学中较常用而重要的统计方法作一简述,主要从实用角度说明其计算方法及适用的场合,方便查阅,不论对动物或人的资料均适用。若欲详细了解,可参阅有关书籍。

目前,用于统计分析的计算机软件很多,如 SPSS、SAS 等软件包,也有许多自编的软件可以应用。这使统计分析工作量大大减轻且可减少错误。

第四节　统计图的制作

统计图是利用点、线、面、体等绘制成几何图形,以表示各种数量间的关系及其变化规律的工具,让人们透过视觉化的符号,更快速地读取原始数据。它具有形象具体、简明直观、通俗易懂、一目了然和生动美观等特点。统计图可以使复杂的统计数据简单化,便于理解和比较。因此,统计图在统计资料分析与呈现中占有重要地位,并得到广泛应用。

根据统计数据可以制作各种类型的统计图,按照图的形状分类,包括柱形图、折线图、散点图、概率图、扇形图、箱形图等。按照图尺的数字性质分类,有实数图、累积数图、百分数图、对数图、指数图等。统计图一般采用直角坐标系,横坐标用来表示事物的组别或自变量 x,纵坐标常用来表示事物出现的次数或因变量 y。其结构包括图号、图目(图中的标题)、图尺(坐标单位)、各种图线(基线、轮廓线、指导线等)、图注(图例说明、资料来源等)等。

注重图的形象和美观是制作统计图时需要注意的方面,但是保证统计图的数据准确和反映的信息全面更为重要,不要为了过度追逐图的外观而忽视了统计图所要反映的信息。优质的统计图形可以作为一种令人信服的沟通手段,用来向他人传达存在于数据之中的基本讯息。常用的作图软件很多,其中 GraphPad Prism 软件功能强大,操作简单,是科研工作者分析实验数据和制作统计图的常用软件之一。本节将以比较常用的柱形图和折线图为例讲解统计图制作的注意事项。

一、柱形图

柱形统计图是一种以长方形的长度为变量的统计图表,由一系列高度不等的纵向条纹或线段表示数据分布的情况,可以清楚地表明各种数量的多少,易于分辨各组间数据的差别,是统计图资料分析中常用的图形。一般用横轴表示数据类型,纵轴表示分布情况。下图显示的是药物 A 对慢性坐骨神经压迫性损伤(chronic constriction injury,CCI)神经病理性疼痛大鼠的镇痛效应,以这个柱形图为例,我们具体学习柱形图制作的注意要点(图23-1)。

1. 横坐标常常用来表示事物的组别,应该具体明确,如果名称过长,可以用其简写形式,并在图注说明中给出全称。比如下图中横坐标的组别共分为四组,每一组名称应体现各组的不同处理因素,组别中出现了 CCI 简写,在图注说明中需要标注 CCI 即为 chronic constriction injury 的简称。

2. 矩形柱的高度代表各组计量资料的平均值,柱子上端的 T 形符号代表每组计量资料的标准差。

3．纵坐标常用来表示各组检测指标的数值，必须标明检测指标的名称及该指标的单位，例如下图中纵坐标的数值代表各组大鼠的热刺激缩足潜伏期（TWL），单位是秒（s），由于 TWL 是简写，因此在图注说明中需要标注 TWL 即为 thermal withdrawal latency 的简称。

4．在标准差的 T 形符号上需要将组间比较的统计学差异情况用星号 * 或者井号 # 标注，并且在图注说明中标明星号和井号代表的 P 值。

5．每个柱形图都必须附上图注说明，如图 23-1。图注说明中需要对图的具体情况进行解释说明，要尽量全面地反映图所包含的信息。

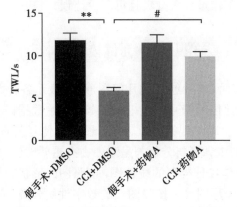

图 23-1　药物 A 对 CCI 模型大鼠术后 14 天热痛觉过敏的影响

通过坐骨神经慢性缩窄性损伤手术制备大鼠慢性疼痛模型。检测热缩足潜伏期用以评价大鼠热痛觉过敏程度。CCI: chronic constriction injury; TWL: thermal withdrawal latency。Mean±SD, $n=10$。**$P<0.01$, CCI＋DMSO *vs* 假手术＋DMSO；#$P<0.05$, CCI＋药物 A *vs* CCI＋DMSO。

二、折线图

折线统计图是以折线的上升或下降来表示统计数量的增减变化的统计图。与柱形统计图比较，折线统计图不仅可以表示数量的多少，而且可以反映同一事物在不同时间里的发展变化的情况，折线图可以显示随时间而变化的连续数据，因此非常适用于显示在相等时间间隔下数据的趋势。图 23-2 显示的是神经病理性疼痛大鼠与假手术对照大鼠的热刺激缩足潜伏期随着手术后时间的推移而变化的趋势情况，以这个折线图为例，我们具体学习折线图制作的注意要点。

1．横坐标常常用来表示检测指标需要评价的时间节点，应该具体明确，标明横坐标数字的时间单位。比如下图中横坐标的数字 1～9 代表大鼠接受坐骨神经松扎手术后的周数。由于横坐标没有体现出组别，所以在折线的上方标注了不同形状的折线符号代表的组别。组别中出现了 CCI 简写，在图注说明中需要标注 CCI 即为 chronic constriction injury 的简称。

2．折线图不仅显示各组检测指标的测量数值，而且能直观地看出各组数值随时间推移而变化的趋势。折线的高度代表各组计量资料在每个时间节点的平均值，在每个平均值的上方和下方分别标注的正置和倒置 T 形符号代表计量资料的标准差。

3．纵坐标常用来表示各组检测指标的数值，必须标明检测指标的名称及该指标的单位,例如下图中纵坐标的数值代表各组大鼠的热刺激缩足潜伏期(TWL),单位是秒(s),由于 TWL 是简写,因此在图注说明中需要标注 TWL 即为 thermal withdrawal latency 的简称。

4. 在标准差的 T 形符号上方或者下方需要将组间比较的统计学差异情况用星号 * 或者井号 # 标注,并且在图注说明中标明星号和井号代表的 P 值。

5. 每个折线图都必须附上图注说明,如图 23-2。图注说明中需要对图的具体情况进行解释说明,要尽量全面地反映图所包含的信息。

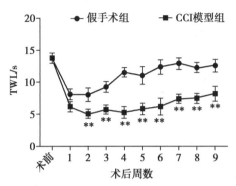

图 23-2　假手术和 CCI 大鼠在术后不同时间点热痛觉过敏的变化情况
通过坐骨神经慢性缩窄性损伤手术制备大鼠慢性疼痛模型。检测热缩足潜伏期用以评价大鼠热痛觉过敏程度。CCI: chronic constriction injury；TWL: thermal withdrawal latency。Mean ± SD, $n = 10$。**$P<0.01$, *vs* 假手术组。

（武玉清）

第二十四章 综述和论文的撰写

第一节 综 述

综述是指针对某一专题或研究领域，对大量原始研究论文中的数据结果、研究资料和主要观点进行归纳整理、逻辑分析、有机提炼而写成的论文。综述的针对性强，聚焦某一特定的专题，具有一定的深度和时间性，能反映出这一专题的历史背景、研究现状和发展趋势，能够对目前研究的现状提出其优点和局限性，并且能对将来的研究提出一定的预见，具有较高的情报学价值。

阅读综述，可在较短时间内了解该专题的最新研究动态，较全面地掌握该领域的相关知识；并可以顺藤摸瓜学习有关该专题的原始研究论文。撰写综述，可以督促作者大量检索查阅该研究领域的以往和最新文献，通过归纳分析提出有创见的问题并凝练出创新的研究内容和思路，同时也锻炼了作者的阅读能力和语言表达能力。因此阅读和撰写综述是科研工作者必备的一项重要技能。

一、综述专题的确定

在进行一项研究和课题设计之前，我们首先要对该领域和专题的发展现状和研究进展有一个全面系统的认识，阅读和撰写综述便是快速实现这一目标的重要途径。一般来说，综述的题目应该聚焦于将要研究专题的核心点，题目中可以包含一个或多个关键词。例如，疼痛的表观遗传学机制研究进展，这个题目中包含两个关键词："疼痛"和"表观遗传学"。

二、文献的检索阅读和归纳分析

确定了综述的题目之后，便要进行文献的检索和阅读。检索文献时要选择合适的关键词，以确保文献与内容的密切关联；检索的范围尽量广，以确保文献覆盖的内容更加全面；检索的时间要新，以确保文献能反映最新的研究进展。

阅读文献要做到重点突出，详略得当；及时总结，善于归类；逻辑思维，建立关联。所谓"重点突出，详略得当"是指有些文献需要仔细研读，而有些可以快速略读；"及时总结，善于归类"是指把阅读获得的文献资料信息及时记录下来，并进行分析总结，分类归纳；"逻辑思维，建立关联"是指找出各类文献信息之间的逻辑联系、因果关系，并最终形成信息链，为提出有创见性的科学问题提供思路依据。

三、综述的内容和撰写格式

综述一般都包括题名、作者、摘要、关键词、正文、参考文献几部分。其中正文部分是由前言、主体和总结展望组成的，是整个综述的重中之重。前言是指该综述的背景、目的和意义。正文的主体部分是综述的重点内容，写法上没有固定的格式，只要能清晰地表达综述的内容，做到层次分明，重点突出，作者可以采用诸多形式。正文的主体部分主要包括论据和论证两个方面，比较不同学者对同一问题的看法及其理论依据，进一步阐明问题的来龙去脉和作者自己的见解。当然，作者也可从自身理解的角度指出当前研究存在的问题、局限性以及未来发展的趋势。为了便于表述，这一部分通常以多级子目录的方式分别论述。这部分应包括历史发展、现状分析和趋向预测几个方面的内容。

1. 历史发展　按时间顺序，简要说明这一专题论点的提出及各历史阶段的发展状况，体现各阶段的研究层次和水平。

2. 现状分析　介绍国内外的研究现状及各派观点，包括作者本人的观点。将归纳、整理的科学事实和资料进行必要的分析。对有创造性的理论要详细介绍，并引出论据；对有争论的问题要介绍各家观点或学说，进行比较，指出矛盾的焦点和可能的发展趋势，并提出自己的见解。

3. 总结展望　通过纵横对比客观评价总结所综述专题的研究水平、存在问题和矛盾焦点，对未来发展的可能趋势提出展望。这部分内容要写得客观、准确，思维要开阔，为后人指明方向，树立灯塔。

四、综述的注意事项

1. 目的要明确　一篇优秀的综述首先要有明确的关注点，从综述的题目便可以反映出作者综述的目的和内容，目的明确的综述才能为读者留下深刻印象和提供参考价值。

2. 条理要清晰　综述包含的信息量特别大，无论从广度和深度上讲都是一项巨大的工程，因此必须要仔细构思文章的结构，合理组织综述内容的顺序和逻辑性，这样才能做到层次分明和条理清晰。

3. 语言要精练　由于综述涉及的文献数量多，时间跨度大，必须要做到语言精练，重点突出，可读性强，避免繁琐冗长的文字，这样才能提高读者的阅读效率和效果。

4. 论据要充分　论据是综述的主要内容，论据来源于参考的文献，提供的论据要切合论点、针对性强、信息可靠，这样才能为论点提供有力的支撑。论据不充分的综述不能令人信服。

5. 评价要客观　在综述前人研究成果的基础上要对前人的结论和观点进行评价，并指出其优点和局限性，评价要尊重事实、客观公正、深入透彻，这样才能为读者提供真实可靠的信息。

6. 展望要创新　综述的重要目的之一是能够在当前的研究基础上提出未来发展的趋势和方向，为读者未来的研究提供思路和帮助，并尽可能避免走弯路。提出展望时要结合实际，开阔思维，打破传统，大胆创新，带着批判性思维勇于挑战当今的观点。

7. 文献要时新　综述要反映最新的研究现状和进展，因此参考的文献不能过于陈旧，要尽可能地把最新的文献信息收集进综述的内容中，否则便大大地降低了参考的价值。

总之，综述不是资料的简单罗列，而是应该对文献仔细研读和收集重要信息，并加以归纳总结和逻辑分析，提炼出其中的联系和规律，做出客观的评价和展望，并引出重要结论。一篇好的综述，应当是选题新颖、论点明确、论据充分、逻辑性强和语言精练的，能够全面反映某一领域最新研究进展的参考资料。

（武玉清）

第二节 研 究 论 文

论文是指各个学术领域描述研究成果的文章，它既是对研究的学术问题进行探讨的一种手段，又是对学术研究成果进行交流的一种工具。在撰写科研论文过程中，对大量实验结果进行去粗存精，实现由感性认识向理性认识的飞跃和升华，使研究活动和人们的认识得到深化。公开发表论文是对最新科学研究成果、研究方法的一种展示、报道和交流，以推动整个社会的科技进步。

科研论文一般由题名、作者、摘要、关键词、正文、致谢、参考文献等部分组成，其中正文部分又由前言、材料与方法、结果和讨论组成。下面将分别简要讲述撰写的注意事项。

一、论文题目

论文题目要求准确、简练和醒目，具有较强的概括性。论文题目的字数有一定的限制，不宜过长，但要涵盖整篇论文的主要信息。

二、论文作者

在题目的下方要列出对该篇论文有重要贡献的人员，科学论文应该署真名和真实的工作单位，主要体现责任和成果归属并便于后人追踪研究。作者的排序应该按照各个人员对该篇论文的贡献程度大小依次列出，通讯作者一般放在最后的位置。允许一篇论文有一名或多名并列第一作者，也可以出现一名或多名共同通讯作者。在作者的下方要附上每位作者的隶属机构或从属单位，不同的作者可以来自同一个单位，一个作者也可以隶属于多个单位。一篇论文的作者及其隶属单位的选择是一个严肃的问题，应该谨慎考虑。

三、摘要和关键词

摘要是对整篇论文的综合概括，是别人快速获取论文信息的窗口。摘要是对论文的内容不加注释和评论的简短陈述，要求扼要地说明研究工作的目的、研究方法、研究的结果和最终结论，是一篇具有独立性和完整性的短文，可以被引用和推广。论文摘要的质量高低，直接影响论文的被检索率和被引频次。撰写摘要时要注意：①文字要简洁，内容不宜展开讨论；②摘要的内容必须完整；③摘要包括目的、方法、结果和结论四个基本要素；④摘要一般不分段。

关键词是反映论文主题概念的词或词组，通常编排在摘要下方。一般每篇论文可选3～8个关键词，多个关键词之间用分号分隔。关键词应采用能覆盖论文主要内容的通用技术词条，是用作计算机系统标引论文内容特征的词语，便于信息系统汇集，以供读者检索。

四、论文正文

1. **引言** 引言又称前言或导言，用在论文正文的开头。引言一般要概括地写出该论文研究领域当前的背景和现状、存在的问题、选题的目的和研究的意义。

2. **材料和方法** 这部分内容主要详细介绍该篇论文研究所用到的实验材料，包括动物、试剂、药品和主要仪器等，以及所采用的研究方法，包括实验分组、处理方案、检测指标、检测手段以及统计分析方法等。该部分书写应该客观、详实和条理清晰。

3. **研究结果** 该部分内容是整篇论文的研究发现，应该分条准确详细地呈现给读者，在书写时应注意逻辑性和表述的先后顺序。结果的描述应该客观，尊重事实，不能夸大。研究结果通常以表格和图的形式表达实验数据，配以相应的文字说明。这样更直观、形象，便于读者快速获取主要信息。无论是图还是表格，均要做到图表自明。

下表所示为"地塞米松对脓毒血症患者血清促炎细胞因子水平的影响"（表24-1），表格一般采用三线表的格式，应包括表题、表格、数据及注释说明。

表 24-1　地塞米松对脓毒血症患者血清促炎细胞因子水平的影响

组别	IL-1β（pg/ml）	IL-6（pg/ml）	TNF-α（pg/ml）
正常对照组	22.15±5.36	41.28±10.16	36.76±8.17
脓毒血症组	120.28±25.22**	135.62±21.95**	98.76±16.27**
地塞米松组	38.65±9.32##	55.68±11.33##	43.66±7.99##

**$P<0.01$, vs 正常对照组；##$P<0.01$, vs 脓毒血症组。

把上述表格中的数据以柱形图的形式表达（图24-1），更直观和形象，易于观察各组间的差异情况。下图中的柱形高度代表每组动物血清中细胞因子浓度的平均值，柱形上的 T 形代表标准差。作图时应注意标明横坐标和纵坐标代表的指标和数值单位，各个柱形的组别名称，并用星号或井号标注出各组间比较的差异性，最后还需要附上图注说明。

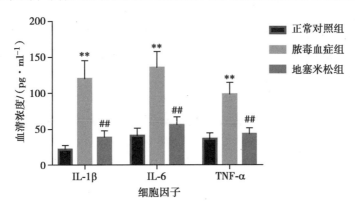

图 24-1　地塞米松对脓毒血症患者血清促炎细胞因子水平的影响
Mean±SD, $n=30$。**$P<0.01$, vs 正常对照组；##$P<0.01$, vs 脓毒血症组。

4. **讨论** 讨论是一篇研究论文正文的最后部分，讨论主要是针对该项研究的实验结果进行解释说明。主要应该注意以下方面：①将该研究的实验结果与前人的实验结果做比较，看看是不是一致，如果不一致要分析可能的原因。②解释当前的实验结果对我们认识该研究领域的科学问题有什么启发。③深入分析得到当前实验结果的可能机制是什么，能否以当前的研究发现作为靶点开发新的防治药物或者发展新的防治策略，该研究结果将来的转化和应用前景如何。④指出当前研究的局限性以及解决这种局限性的可能途径。⑤对未来的发展趋势以及在此基础上可以开展的后续研究进行评论。⑥在讨论过程中注意引用相关研究领域的文献，文献数量要适中，尽可能引用权威期刊的文献，并且要兼顾最新发表的文献和进展。⑦最后还要对整篇论文研究作一简要的概括总结。

五、致谢

致谢一般放在参考文献的前面，尤其是英文论文的发表，致谢是不可缺少的部分。感谢的内容主要包括：①该研究的项目来源和基金支持；②各个作者在该研究项目中的具体分工和贡献；③对该研究有帮助或贡献但是在作者名单上并没有出现的人员，并说明他们的具体贡献是什么；④说明该研究和论文的发表是否与其他机构、组织或人员有利益冲突。总之，一项科研成果或技术创新常常不是独自一人可以完成的，需要团队协作，还需要各方面人、财、物的支持帮助。因此，在许多论文的末尾都列有"致谢"一栏，对论文完成期间得到的帮助表达感谢，这是科学研究过程中应持有的谦逊和礼貌。

六、参考文献

一篇论文的参考文献是指在研究过程和论文写作中所参考或引用的主要文献资料，反映了文章的科学依据，也向读者提供了有关信息的出处，一般将其列于论文的末尾。几乎全文的任何部分都有需要引用参考文献之处，例如引言部分应引用与本课题直接相关的研究背景文献；材料与方法部分应引用国际公认的研究方法文献；结果部分有时需要引用反映前人相关研究结果的文献；讨论部分更应引用与论文有关的各种支持或矛盾的结果和观点等。

参考文献引用时需要注意以下事项：①引用的文献应是原始文献和第一手资料；②引用的文献应该与论文内容密切相关；③引用的文献应该真实有效；④重要文献必须引用，避免遗漏；⑤尽量引用权威期刊发表的文献；⑥文献的书写格式要统一规范；⑦确保列表中文献的序号与正文中标注的序号一致；⑧可以引用年代较久的文献，但是必须要兼顾最新发表的文献和前沿进展。

（武玉清）

第五篇

提　高　篇

第二十五章 麻醉机能实验学提高性实验技术概述

　　医学的发展离不开基础科学研究的进步,不仅得益于实验设备的更新,还得益于众多学科和领域的进展,包括数学、物理学、心理学、分子生物学、神经科学等。而麻醉机能实验学课程的重要目的之一,就是帮助同学们由验证性实验逐步过渡到探索性实验,再进一步熟悉甚至是掌握麻醉学研究及临床实践中最新的技术。

　　为了这一教学目的,我们邀请了麻醉学领域多位优秀的专家和学者,并根据各位专家和学者的特长及研究领域特色,编写了本书的第五篇"提高篇"。在这一部分,每位专家都在自己所擅长的领域总结和撰写了最新的研究技术和研究方法,并加入了他们十余年、甚至是数十年研究的探索经验和方法,在此与各位同学分享。

(张咏梅)

第二十六章 蛋白质的检测

蛋白质是基因功能的实施者，是生命活动的承担者，因此，检测不同生理及病理条件下细胞和组织蛋白质的表达变化，将为阐明生命现象的本质提供直接的证据。根据研究目的的不同，可选用不同检测方法对胞外、胞内及在体蛋白表达进行分析。

第一节 蛋白质印迹技术

蛋白免疫印迹技术（Western blotting，WB）是一种高分辨率凝胶电泳和免疫化学分析技术相结合的杂交技术，它是将电泳分离后的细胞或组织总蛋白质从凝胶转移到固相支持物NC 膜或 PVDF 膜上，然后用特异性抗体检测某特定抗原的一种蛋白质检测技术，现已广泛应用于基因在蛋白水平的表达研究、抗体活性检测和疾病早期诊断等多个方面。

【实验目的】

胞外或体外定性或定量分析蛋白表达丰度变化。

【实验原理】

通过低渗裂解液将细胞裂解获得总蛋白、膜蛋白或核蛋白，再用聚丙烯酰胺凝胶电泳将不同大小蛋白分开，并转移膜上，再逐次与目标蛋白一抗杂交，最后跟偶联有催化基团的二抗杂交，根据显色或化学发光有无及强度分析目标蛋白有无及表达水平。

【实验器材与药品】

（一）实验器材

电泳仪及转膜槽全套（Bio-Rad 质量可靠，如图 26-1）、移液器、托盘、盒装吸头、冰袋或冰盒（能放进转膜槽）、镊子、小刀、金属浴、酶标测定仪、PVDF 膜等。

（二）实验药品

细胞或组织蛋白提取相关试剂（裂解液可用商品化试剂盒，见实验步骤）、蛋白酶抑制剂 PMSF、DTT、样本稀释液、BCA 试剂盒、分离胶及电泳胶制备试剂［丙烯酰胺、甲叉丙烯酰胺、过硫酸铵、四甲基乙二胺（TEMED）］、蛋白标志物、一抗、二抗、电泳缓冲液、转膜液、牛血清白蛋白（BSA）、洗膜缓冲液、碱性磷酸酶显色试剂盒或辣根过氧化物酶显色（ECL）试剂盒。

【实验步骤】

（一）裂解提取蛋白

试剂：裂解液 RIPA、酶抑制剂 PMSF（ST506）、Tris-HCl（pH 7.4）、1mol/L MgCl$_2$、0.25mol/L

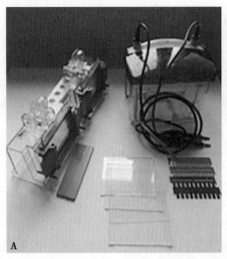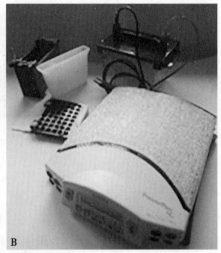

图 26-1 WB 所用装置

A. 制胶架和蛋白电泳槽；B. 转膜槽和电源。

EGTA、100mmol/L DTT、20%SDS 和 Triton X-100。

1. 膜蛋白提取

（1）裂解液：样品称重（尽量一致），先后加入裂解液 RIPA 与酶抑制剂 PMSF（100∶1）。裂解液量（μl）＝组织净重（mg）×4，酶抑制剂量（μl）＝裂解液的量（μl）/100。

（2）取材：冰上提取组织放入 EP 管中，做好标记，立即放到液氮或－80℃冰箱保存。

（3）匀浆：（冰上操作）电动匀浆器钻头伸到 EP 管液面以下，匀浆 10s 适当暂停，根据不同组织样本调整总匀浆时间（如脊髓、DRG 30s，胃组织 90～120s）；预冷 4℃离心机，12 000r/min，离心 15min；将上清即膜蛋白立即转至新 EP 管中。

2. 核蛋白提取

（1）裂解液：Buffer A：1mol/L Tris-HCl（pH 7.4）50μl；1mol/L MgCl₂ 25μl；0.25mol/L EGTA 100μl；蛋白酶抑制剂 PMSF 25μl；100mmol/L DTT 5μl；加灭菌水配至 5ml。Buffer B：1mol/L Tris-HCl（pH 7.4）925μl；20%SDS 75μl；Triton X-100 1μl。

（2）取材：同上，EP 管事先加入适量 buffer A（如脊髓 160μl DRG 120μl）。

（3）匀浆分离核蛋白：同上离心后弃上清，沉淀中加 buffer B（脊髓 70μl DRG 50μl）超声匀浆（冰上操作）。涡旋器混匀，每 5min 混一次，共 30min（混合后立即放回冰上）。再 8 000r/min 离心 15min，取上清液保存待用。

（二）BCA 比色法定量浓度

用 BCA 试剂盒。①配制标准蛋白（表 26-1）：取 10μl BSA 母液用 PBS 稀释至 100μl，终浓度为 0.5mg/ml；②配制适量 BCA 液：A 液∶B 液＝50∶1；③稀释样本：96 孔分析板按表 26-1 稀释标准蛋白和待测样本（每孔总体积 220μl＝2μl 待测样本＋18μl 双蒸水＋200μl BCA），每个待测样本重复 3 个孔（同行中 2～4 列）；第 1 列为不同浓度标准蛋白，其中标准蛋白浓度分别为 0，0.025，0.05，0.1，0.2，0.3，0.4，0.5（单位：mg/ml）。

表 26-1 标准样品及测试样本稀释对应表(单位:μl)

序列	1			2			3			4		
	待测蛋白	双蒸水	BCA	待测蛋白	双蒸水	BCA	待测蛋白	双蒸水	BCA	待测蛋白	双蒸水	BCA
A	0	20	200	2	18	200	2	18	200	2	18	200
B	1	19	200	2	18	200	2	18	200	2	18	200
C	2	18	200	2	18	200	2	18	200	2	18	200
D	4	16	200	2	18	200	2	18	200	2	18	200
E	8	12	200	2	18	200	2	18	200	2	18	200
F	12	8	200	2	18	200	2	18	200	2	18	200
G	16	4	200	2	18	200	2	18	200	2	18	200
H	20	0	200	2	18	200	2	18	200	2	18	200

(三)绘制标准曲线并计算样本浓度

37℃孵育30min后放入酶标仪中测量(波长562nm),然后绘制标准蛋白曲线,并根据曲线计算样本浓度;配平样本浓度及变性,为方便后续上样,用裂解液将每个样本配至等体积等浓度(据最小浓度样本计算);加入1/4体积5×loading buffer上样缓冲液,100℃金属浴或沸水浴加热5min,充分变性蛋白,冷却至室温,即可上样SDS-PAGE胶孔,或置于-20℃保存待用。

(四)电泳分离蛋白

1. 配制凝胶 根据蛋白分子量,如表26-2选择合适SDS-PAGE胶浓度,并根据所选胶浓度按照表26-3和表26-4分别准备所需分离胶和浓缩胶溶液(TEMED最后加)。

表 26-2 不同浓度分离胶最佳分离蛋白范围

SDS-PAGE 分离胶浓度	最佳分离范围
6% 胶	50~150kDa
8% 胶	30~90kDa
10% 胶	20~80kDa
12% 胶	12~60kDa
15% 胶	10~40kDa

表 26-3 SDS-PAGE 不同浓度分离胶的配方

成分	配制不同体积 SDS-PAGE 分离胶所需各成分的体积 /ml					
	5ml	10ml	15ml	20ml	30ml	50ml
6% 胶						
蒸馏水	2.0	4.0	6.0	8.0	12.0	20.0
30%Acr-Bis(29:1)	1.0	2.0	3.0	4.0	6.0	10.0
1mol/L Tris,pH=8.8	1.9	3.8	5.7	7.6	11.4	19.0
10%SDS	0.05	0.1	0.15	0.2	0.3	0.5
10% 凝胶聚合催化剂	0.05	0.1	0.15	0.2	0.3	0.5
TEMED	0.004	0.008	0.012	0.016	0.024	0.04

续表

成分	配制不同体积 SDS-PAGE 分离胶所需各成分的体积 /ml					
	5ml	10ml	15ml	20ml	30ml	50ml
8% 胶						
蒸馏水	1.7	3.3	5	6.7	10.0	16.7
30%Acr-Bis（29：1）	1.3	2.7	4.0	5.3	8.0	13.3
1mol/L Tris，pH=8.8	1.9	3.8	5.7	7.6	11.4	19.0
10%SDS	0.05	0.1	0.15	0.2	0.3	0.5
10% 凝胶聚合催化剂	0.05	0.1	0.15	0.2	0.3	0.5
TEMED	0.003	0.006	0.009	0.012	0.018	0.03
10% 胶						
蒸馏水	1.3	2.7	4.0	5.3	8.0	13.3
30%Acr-Bis（29：1）	1.7	3.3	5.0	6.7	10.0	16.7
1mol/L Tris，pH=8.8	1.9	3.8	5.7	7.6	11.4	19.0
10%SDS	0.05	0.1	0.15	0.2	0.3	0.5
10% 凝胶聚合催化剂	0.05	0.1	0.15	0.2	0.3	0.5
TEMED	0.002	0.004	0.006	0.008	0.012	0.02
12% 胶						
蒸馏水	1.0	2.0	3.0	4.0	6.0	10.0
30%Acr-Bis（29：1）	2.0	4.0	6.0	8.0	12.0	20.0
1mol/L Tris，pH=8.8	1.9	3.8	5.7	7.6	11.4	19.0
10%SDS	0.05	0.1	0.15	0.2	0.3	0.5
10% 凝胶聚合催化剂	0.05	0.1	0.15	0.2	0.3	0.5
TEMED	0.002	0.004	0.006	0.008	0.012	0.02
15% 胶						
蒸馏水	0.5	1.0	1.5	2.0	3.0	5.0
30%Acr-Bis（29：1）	2.5	5.0	7.5	10.0	15.0	25.0
1mol/L Tris，pH=8.8	1.9	3.8	5.7	7.6	11.4	19.0
10%SDS	0.05	0.1	0.15	0.2	0.3	0.5
10% 凝胶聚合催化剂	0.05	0.1	0.15	0.2	0.3	0.5
TEMED	0.002	0.004	0.006	0.008	0.012	0.02

表 26-4　5% SDS-PAGE 浓缩胶的配方

成分	配制不同体积 SDS-PAGE 浓缩胶所需各成分的体积 /ml					
	2ml	3ml	4ml	6ml	8ml	10ml
蒸馏水	1.4	2.1	2.7	4.1	5.5	6.8
30%Acr-Bis（29：1）	0.33	0.5	0.67	1.0	1.3	1.7
1mol/L Tris，pH=6.8	0.25	0.38	0.5	0.75	1.0	1.25
10%SDS	0.02	0.03	0.04	0.06	0.08	0.1
10% 凝胶聚合催化剂	0.02	0.03	0.04	0.06	0.08	0.1
TEMED	0.002	0.003	0.004	0.006	0.008	0.01

2. 制胶　组装配胶支架，双蒸水试漏无问题，倒掉水并用吸水滤纸吸干；分离胶和浓缩胶溶液，加入 TEMED 立即混匀灌胶，用 1ml 移液器分次吸取 5ml 胶沿玻璃匀速贴壁灌入，待胶面升离槽沿 3cm 处即可（避免气泡产生），再缓慢加一层去离子水或无水乙醇，排除气泡；约 30min，倒去水或无水乙醇，并用吸水纸吸干。浓缩胶液加入 TEMED 后混匀，如上操作灌上层，并将梳子插入胶液，待凝固，轻拔梳子，即可后续电泳（图 26-2）。若不用则保鲜膜封装 4℃保存（加少量水，可放一周）。

3. 上样及电泳　如表 26-5 配制电泳液；将配有凝胶的玻璃板由胶架取下后夹紧，放入电泳槽（小板面向内，大板面向外）；先将电泳液缓加入内槽漫过小玻璃板，若无漏液，再加入外槽，拔去梳子；移液枪头垂直插入孔内缓慢加蛋白标志物和样品。接通电源（电极黑对黑，红对红），先恒压 80V，30min，至溴酚蓝跑到浓缩胶与分离胶交界处，再恒压 100～150V 电泳至溴酚蓝距离胶底部 0.5～1cm 处，停止电泳（图 26-3）。

表 26-5　1L 电泳液配方（pH 8.3~8.8）

成分	称量/g	浓度
Tris	3.025	25mmol/L
Glycine	18.75	250mmol/L
SDS	1.0	0.1%

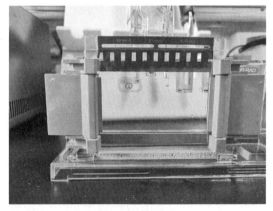

图 26-2　制胶图示

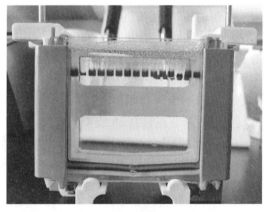

图 26-3　上样示意图

（五）印迹转移至膜

电转液（transfer buffer）和洗涤缓冲液（washing buffer）准备如表 26-6 和表 26-7。

表 26-6　1L 电转液配方

电转液（1 000ml，pH 8.3～8.8，不调 pH，4℃保存，用时复温）

成分	Tris	Glycine	SDS（半干转不加）	甲醇
称量	3.02g	14.4g	0.4g	200ml

配时先用水将 Tris、Gly、SDS 溶解后，再加入甲醇，加水定容至 1 000ml。

表26-7 1L洗涤缓冲液配方

洗涤缓冲液（5×）（1 000ml，pH＝7.5，调节pH，4℃保存，用时复温）

成分	Tris	NaCl	Tween-20
称量	6.05g	29.2g	5ml

1. 裁胶 取出玻板，轻撬至松动后撬去；切去浓缩胶，用标志物作参照，推测目标蛋白所在分离胶上位置，切下目标蛋白所在分离胶。

2. 转膜（以PVDF膜湿转法为例） 在盛有电转液的容器内放入转膜用夹子、2块海绵垫、1支玻棒、滤纸和浸过膜。将夹子打开白面保持水平，随后放上1块海绵垫和滤纸，再将裁好的胶放置到滤纸上，与胶约等大的PVDF膜覆盖其上，擀去膜与胶间气泡，膜上先后覆盖滤纸和海绵垫，最后合夹（PVDF膜需事先100%甲醇浸润，并用电转液平衡；合夹过程注意膜勿移位；黑夹面对胶，白夹面对膜；操作时戴手套）。随后夹子放入电转槽，黑面对阴极（－），白面对阳极（＋），槽中须放置体积合适冰盒，加入电转液。正负极对应后加盖，将电转槽和电源放置4度冷库或电转槽放到冰盆中，恒流或恒压转膜（恒流：300～350mA，60min，视不同蛋白分子量调整。分子量>60kDa，则时间＝分子量，分子量<60kDa，则时间＝分子量＋10；恒压：100V，时间一般为60min，视不同蛋白分子量如上调整）。

3. 预染和裁膜 丽春红预染观察转膜效果，判断目标蛋白膜上大概位置。将膜置于1×丽春红染液中，在脱色摇床上摇5min。水洗染液即可看到膜蛋白是否转染成功并裁剪样本条带，并将条带置于洗涤缓冲液中洗涤，摇床5min×3次去除染料。

（六）抗体孵育

1. 封闭 将载有蛋白膜向上置于洗涤缓冲液培养皿，摇床5min×3次后去除洗涤缓冲液，加入适量封闭液（3%BSA或脱脂奶粉），室温封闭2h（洗膜时摇床要快，封闭时摇床要慢）。

2. 一抗孵育 封闭后，洗涤缓冲液洗涤膜5min×3次，把膜置于稀释好的抗体中（一抗浓度要合适），室温孵育2h或4℃摇床过夜。

3. 二抗孵育 一抗孵育后，室温放置30min，回收抗体至－80℃冻存；洗涤缓冲液洗涤膜10min×3次，吸去膜上残留液，再将膜放入稀释二抗，室温摇床孵育2h。

（七）发光或显色分析表达

1. 碱性磷酸酶显色法 摇床上洗涤缓冲液洗膜5min×3次，ddH$_2$O洗涤3min×1次，避光配显色液（BCIP/NBT显色试剂盒）。倒掉ddH$_2$O，加入显色液，随即观察，条带达到显色要求即去除液体，ddH$_2$O终止显色，扫描条带。

2. 辣根过氧化物酶显色法（ECL） 摇床上洗涤缓冲液洗涤5min×6次，洗后膜于显色液中浸湿1～2min（显色液按照A：B＝1：1比例配制合适体积，完全均匀覆盖膜较为合适），快速移至仪器内曝光合适时间。可以用仪器自带软件或Image J软件统计蛋白表达。

【注意事项】

（一）取材与匀浆过程

1. 取材时立即放入液氮，尽量减少蛋白降解损失，其余操作也尽可能冰上进行。

2. 离心时，注意配平。若离心后分层不够明显或未有沉淀，可重复离心一次。

3. 匀浆时，因为探头会产热，应避免一次匀浆的时间过长，可以稍等片刻再进行，分次短时,总匀浆时间达到即可。

（二）浓度测定

1. BCA 液需现用现配。

2. 回归系数小于 0.98 时,说明标准品蛋白配制有误差,可去除明显异常点后重新计算回归方程,再用于计算。

3. 小容器里调制配胶液体时,要向同一个方向搅拌或者摇匀,避免多个方向产生气泡。搅拌时,速度适中,太快会产生气泡影响聚合,导致电泳带畸形,太慢不均匀。

4. 分离胶凝固后,倒去上面的封层水或无水乙醇时,应将其倒转,用滤纸在下缘吸水,不推荐将滤纸深入玻璃板之间吸水,以免有污物。

5. 胶通常在 0.5～1h 内凝集最好,过快表示 TEMED 或 AP 用量过多,此时胶太硬易龟裂,且电泳时容易烧胶。凝集太慢说明两种试剂用量不足或试剂不纯或失效。

【其他】

（一）电泳中条带异常现象及原因

1. 笑脸状（两边翘起中间凹下）　凝胶中间部分凝固不均匀所致,多出现于较厚凝胶。待其充分凝固再做后续实验。

2. 皱眉状（两边向下中间鼓起）　多是两板间底部间隙气泡未排除干净或者两边聚合不完全所致。可在两板间加入适量缓冲液,排除气泡。

3. 拖尾　样品溶解效果不佳或分离胶的浓度过大引起。处理:加样前离心;选择适当样品缓冲液,加适量样品促溶剂;电泳缓冲液放置时间过长,重新配制;降低凝胶浓度。

4. 纹理现象（纵向条纹）　样品中含有不溶性颗粒。处理:加样前离心;加适量样品促溶剂。

5. 条带粗　凝胶未浓缩好所致。处理办法:适当增加浓缩胶长度;保证浓缩胶贮液的pH 正确（6.7）;适当降低电压。

6. 条带偏斜　电极不平衡或者加样位置偏斜。

7. 条带两边扩散　加样量过多。

8. 哑铃状　胶在配置过程中未冷却完全,胶不够均一;样品中含有太多杂质,未离心下来,杂质沉积在孔中间所致;电压越小,条带越漂亮,浓缩胶 55v,分离胶 75v 一般都能跑得很好。

（二）转膜过程常见问题

1. 转膜之前将滤纸、胶、膜都用预冷的电转液浸泡 10min。

2. 保证膜和滤纸大小和凝胶完全一样,过大和过小都会影响转膜效率。

3. 避免直接用手触碰膜,因为手上蛋白和油脂会影响转膜效率并会污染膜。

4. 确定在凝胶/膜和滤纸之间无气泡存在,否则会导致转膜不完全。

5. 转膜夹子放入转移槽时不要放反,确保导线与电源的连接状态,防止转膜中途断电;转移时间不要过长,防止将蛋白转透出膜;需长时间转膜时要降低电压。

6. 注意标记膜上的标志物条带及膜上下角,记清每一个标记所代表的蛋白分子质量大小,分清膜正反面及上下左右。标有标志物一面为正面。

7. 丽春红染色后如果膜上可见圆圈状白斑,是因为组装转膜夹子时气泡没有赶出。若圆圈位于目的蛋白所在位置,则转膜失败。

8. 组装转膜夹子时要在电转液中操作,使用一根玻璃试管或其他碾压去除可能出现在衬垫、滤纸、凝胶、膜和滤纸之间气泡。气泡存在可能导致转膜失败，碾压去气泡时尽量沿着同个方向驱赶。

9. 电转液要提前预冷，提前放在冰箱里。

10. 检查导线与电源电极方向是否匹配：红对红、黑对黑；切记打开电源和将转移槽放入冰盒。

11. 使用 PVDF 膜，一定要先用无水甲醇预处理，再在电转液中平衡好才可以使用。PVDF 膜用甲醇泡的目的是活化 PVDF 膜上面的正电基团，使它更容易跟带负电的蛋白质结合。

12. 高电流快速转膜时，通常会有非常严重的发热现象，最好把转膜槽放置在冰浴中进行转膜。

13. 转膜效率受多种因素影响，包括蛋白大小、凝胶中丙烯酰胺百分比、电场强度、转印时间和缓冲液的 pH 值。一般来说，蛋白越大，转移越慢。转移大蛋白最好的方法是用高的电场强度。而小蛋白长时间处于高电场强度下可能会跑出转印膜。避免这个问题的方法是用 0.2μm PVDF 膜进行转印。如果蛋白的等电点接近缓冲液的 pH 值，那么这个蛋白携带的电荷很少，在电场中也几乎不移动。如果目的蛋白为强碱性，那么可以用碳酸盐（pH＝9.9）、CAPS（pH＝11）及酸性缓冲液进行转膜。

14. 制作"三明治"厚薄适中。太厚易使胶变形，条带弯曲；太薄气泡容易进入，条带不完整。这些都可以用增加或减少滤纸量来改善，此外，一定要把目的蛋白分子量区域贴在膜的中间部位。

15. 电泳胶平铺到滤纸上，仔细检查滤纸与胶之间是否有气泡，可以左右前后观察，不同方向观察之后确认无气泡，再往胶上面浇点电转液。然后，用两只手的拇指和示指轻轻夹住 PVDF 膜的两侧中间，使膜成 U 形，再将 U 形的底部接触胶的中间，慢慢往两边放下膜，以减少气泡产生。上层滤纸同样用 U 形的放置方法，用玻璃棒或者专用工具赶气泡。注意不要来回赶气泡，这样反而会带入气泡。

第二节　免疫组化技术

免疫组织化学技术（immunohistochemistry，IHC）简称免疫组化，它是组织化学的分支，它是用标记的特异性抗体（或抗原）对组织内抗原（或抗体）的分布进行组织和细胞原位检测技术。

【实验目的】

对组织细胞内目标蛋白表达进行定位、定性或定量研究。

【实验原理】

利用抗原与抗体特异性结合特性，通过化学反应，使得标记抗体的显色剂（酶、金属离子、同位素等）通过显色在蛋白抗原位点产生色素沉着，从而实现对组织细胞内抗原（目标蛋白）表达进行定位、定性和定量分析。

【实验器材与药品】

（一）实验器材

移液器、盒装吸头、冰盒、盖玻片、湿盒、恒温箱、医用微波炉、切片机、显微镜等。

（二）实验药品

抗体稀释液：磷酸盐缓冲液（PBS）100ml、牛血清白蛋白（BSA）0.2g、叠氮纳 0.03g、Triton 100μg；枸橼酸缓冲液：21.01g 枸橼酸加蒸馏水 1L 成 0.1mol/L 枸橼酸，29.41g 枸橼酸钠加蒸馏水 1L 成 0.1mol/L 枸橼酸钠，使用时取 0.1mol/L 枸橼酸 9ml 和 0.1mol/L 枸橼酸钠 41ml，再加蒸馏水 450ml，即成 0.01mol/L 的枸橼酸缓冲液（pH 6.0±0.1）。

0.1% 胰蛋白酶：胰蛋白酶 0.1g 加入 0.1% 氯化钙（pH 7.8）100ml 溶液中。

DAB 显色液：DAB（3,3- 二氨基联苯胺四盐酸盐）50mg、PBS 溶液 100ml、30%H_2O_2 30～40μl。先以少量 PBS 溶解 DAB，充分溶解后加入剩余的 PBS，摇匀后（避光）过滤，显色前加入 30%H_2O_2，需现配现用。

【实验步骤】

（一）取材

动物麻醉后，4% 多聚甲醛 PBS（0.1mol/L，pH＝7.4），心室灌流（约 45min），取所需组织，4% 多聚甲醛 4℃ 2～4h 或者过夜固定。

（二）切片制作

1. 石蜡切片　将组织分别经 70%（12～24h）、80%（8～12h）、90%（3～6h）、95%（2～4h）、100%（1～2h）梯度蔗糖脱水后，再用二甲苯透明（20～30min），浸蜡（2～3h）、包埋、切片，并贴片备用。

2. 冰冻切片　组织于 30% 蔗糖 4℃ 浸泡至下沉试管底，取出滤纸吸干，OCD 包埋固定后，冰冻切片机切成 20～30μm，0.01mol/L PBS（pH＝7.4），贴片干燥备用。

3. 细胞爬片　将酒精消毒并高压灭菌玻片放至培养皿或培养板中，将 1～2 滴细胞悬液滴至玻片，过夜培养后观察细胞贴片情况，待贴壁达到所需密度后，PBS 洗涤 5min/ 次，3 次，4% 多聚甲醛固定 15min，备用或 4℃ 保存。

（三）染色前准备

1. 石蜡切片　常规脱蜡入水，60℃ 烤片 30min；二甲苯浸玻片 10min/ 次，共 3 次，每次需新换；100% 酒精浸片 10min/ 次，共 2 次，每次需新换；随后再依次梯度酒精 95%/90%/80% 浸片各 5min；最后 PBS 洗 3min/ 次，3 次。

2. 冰冻切片　室温复温 30min，PBS 洗 3min/ 次，3 次。

3. 细胞爬片　室温复温 30min，PBS 洗 3min/ 次，3 次；0.1%Triton X-100 室温通透处理 15min。

（四）封闭去除内源过氧化物酶（冰冻切片可省略）

将玻片放入装有 0.3%H_2O_2 湿盒，室温 15min，PBS 浸泡 5min/ 次，3 次；去离子水冲洗一次。

（五）抗原修复（用于石蜡包埋切片）

封闭后切片置于 0.01mol/L 柠檬酸盐修复液（pH＝6）玻片缸，选择性做如下处理。

1. 微波辐射抗原修复法　微波炉内加热 10min，待液体降至室温，PBS 洗 3min/ 次，3 次。

2. 隔水热抗原修复法　于水溶锅加热，待抗原修复液温度达到 92℃，计时 40min，待液体降至室温，PBS 洗 3min/ 次，3 次。

3. 真空负压抗原修复法　于真空负压干燥箱，95℃ 真空负压处理 10min；待液体降至室温，PBS 洗 3min/ 次，3 次。

4. 电炉加热抗原修复法 于电炉上加热，保持 92℃（开关电源控制或定温电炉），加热 10min 后，PBS 洗 3min/ 次，3 次。

5. 高压抗原修复法 放入高压锅中加热，压力阀喷汽后持续 1～4min，停止加热，至安全压力后，开盖取出玻璃缸，至室温后，PBS 洗 3min/ 次，3 次。

6. 酶消化修复法 将 0.1% 胰蛋白酶预热至 37℃，将玻片放入，消化 5～30min；PBS 洗 3min/ 次，3 次（适用于 Collagen、GFAP、Cytokeratin、C-erB-2、LCA 和 LN 等）。

（六）封闭非特异性蛋白
疏水笔画圈组织后，山羊血清封闭液滴圈内，室温 10～30min。

（七）一抗孵育
吸去封闭液（滤纸吸残液，勿洗），滴加一抗，室温孵育 1～2h 或 4℃过夜（4℃过夜需 37℃复温 45min）；PBS 洗 5min/ 次，3 次。

（八）二抗孵育
滴加二抗，室温孵育 30min；PBS 洗 5min/ 次，3 次。

（九）显色
DAB 显色（按试剂盒说明）5～10min，显微镜查看染色程度；PBS 或去离子水洗 10min 终止显色。

（十）复染及封片
苏木素复染 2～5min，水洗去残液；置于 1% 的盐酸酒精中数秒后迅速取出，再水洗；再分别于 50%、75%、85%、95% 及无水乙醇各浸 5min；然后放入二甲苯透明化处理 10min/ 次，2 次；最后用中性树胶封片，37℃烤箱干燥保存，即可显微镜观察（图 26-4）。

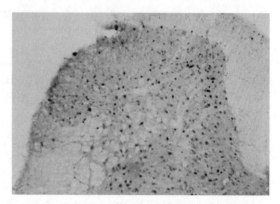

图 26-4 免疫组化检测脊髓 C-FOS 的表达

【注意事项】
孵育抗体前，需进行抗原修复：大多甲醛固定组织染色前都需先修复抗原，因固定产生了二氮杂环丙烷（亚甲基桥）使蛋白间交联，屏蔽了抗原位点。为了解决上述问题，利用化学试剂和热作用将这些抗原重新暴露出来或修正过来。修复原理是将二氮杂环丙烷打断，使抗原表位暴露出来，以便于抗体结合。

【其他】
（一）非特异性染色深
1. 抗体孵育时间过长，浓度过高（缩短一抗、二抗孵育时间，调整抗体浓度）。
2. 内源性过氧化酶含量高（延长内源过氧化酶灭活时间，增加灭活剂浓度）。
3. 非特异性组分与抗体结合（延长二抗来源的动物免疫血清封闭时间并适当增加浓度）。
4. DAB 孵育时间过长或浓度过高（DAB 显色显微镜下进行，到理想染色即终止）。
5. 残留抗体结果增强着色（抗体孵育后用 PBS 清洗干净）。
6. 切片干涸增加边缘染色（实验过程保持切片湿润）。

（二）染色呈阴性

1. 抗体浓度和质量问题以及抗体来源选择错误。

2. 抗原修复不全（甲醛固定组织须用充分抗原修复来打开抗原表位，以利与抗体结合）。

3. 组织本身抗原含量低。

4. 血清封闭时间过长。

5. DAB 孵育时间过短。

6. 细胞通透不全，抗体未能充分进入胞内参与反应。

7. 设置阳性对照，可以排除抗体等以外的方法问题。

第三节　免疫荧光技术

免疫荧光技术（Immunofluorescence，IF）是将免疫学方法（抗原抗体特异反应）与荧光标记技术结合起来研究特定蛋白在细胞内分布的方法，是标记免疫技术中发展最早的一种。

【实验目的】

对目标蛋白在细胞内分布及表达进行定性或定量分析。

【实验原理】

用特异性抗体（一抗）识别目标蛋白（抗原）进行，再利用一抗自带荧光标记或跟荧光二抗结合，分析其荧光的有无及强弱，确定目标蛋白有无表达及其表达丰度。

【实验器材与药品】

（一）实验器材

移液器、盒装吸头、冰盒、盖玻片、湿盒、恒温箱、医用微波炉、切片机和显微镜等。

（二）实验药品

抗体稀释液同免疫组化，此外需单独准备荧光二抗。

【实验步骤】

（一）取材

动物麻醉后，4% 多聚甲醛 PBS（0.1mol/L，pH = 7.4），心室灌流（约 45min），取所需组织，4% 多聚甲醛 4℃ 2～4h 或者过夜固定。

（二）切片制作

1. 石蜡切片　将组织分别经 70%（12～24h）、80%（8～12h）、90%（3～6h）、95%（2～4h）、100%（1～2h）梯度蔗糖脱水后，再用二甲苯透明（20～30min），浸蜡（2～3h）、包埋、切片及贴片备用。

2. 冰冻切片　组织于 30% 蔗糖 4℃ 浸泡至下沉试管底，取出滤纸吸干，OCD 包埋固定后，冰冻切片机切成 20～30μm，贴片干燥备用。

3. 细胞爬片　将酒精消毒并高压灭菌后的玻片放至培养皿或培养板中，将 1～2 滴细胞悬液滴至玻片，过夜培养后观察细胞贴片情况，待贴壁达到所需密度后，PBS 洗涤 5min/次，3 次。4% 多聚甲醛固定 15min，备用或 4℃ 保存。

（三）染色前准备

1. 石蜡切片　常规脱蜡入水，60℃ 烤片 30min；二甲苯浸玻片 10min/ 次，共 3 次，每次需新换；100% 酒精浸片 10min/ 次，共 2 次，每次需新换；随后再依次梯度酒精（95%、90% 和 80%）浸片各 5min；最后 PBS 洗 3min/ 次，3 次。

2．冰冻切片 室温复温 30min，PBS 洗 3min/ 次，3 次。

3．细胞爬片 室温复温 30min，PBS 洗 3min/ 次，3 次；0.1%Triton X-100 室温通透处理 15min。

（四）封闭

用 0.01mol/L PBS 配制成 10% 羊血清、0.3%Triton X-100 的封闭液，室温封闭 2h。

（五）一抗孵育

3% 羊血清和 0.3%Triton X-100 溶液（0.01mol/L PBS，pH = 7.4）稀释一抗（比例参照抗体说明。若需荧光双标检测不同蛋白，需备不同免疫来源的抗体，如一个为兔抗鼠，另一为羊抗鼠），滴至样本，4℃过夜或 37℃ 1～2h；PBS 洗 5min×3 次。

（六）二抗孵育

据抗体说明按比例稀释荧光素标记二抗（若荧光双标检测不同蛋白，荧光二抗需与一抗抗性匹配且带不同荧光。如一抗为兔抗鼠，二抗应为 Cy3 或 Cy5 抗兔），室温孵育 1～2h 或 37℃30min，PBS 清洗 5min×3 次。

（七）封片

上述玻片充分干燥后用带 DAPI 封片剂（DAPI 标记细胞核，指示细胞位置）封片，荧光显微镜观察并拍照（图 26-5）。

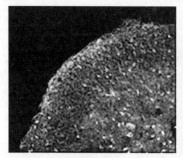 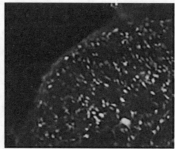 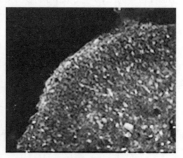

目标蛋白（绿）　　　　　　NeuN（神经元标志物，红）　　　　　　融合后（黄）

图 26-5 荧光双标法检测脊髓目标蛋白和神经元标志蛋白 NeuN 共表达

【注意事项】

1．准备标本先用多聚甲醛充分固定，固定后沉糖充分脱水，时间不超过 3～5 天；灌注用多聚甲醛和二甲苯有毒，使用过程注意防护。

2．冰冻切片裱片后，暂不用可放于 -80℃保存，再次使用需复温，且充分干燥方可行后续操作，否则易脱片。

3．所有缓冲液及抗体稀释液需调至最佳 pH 范围，偏酸或碱会影响抗原抗体结合。

4．设置好阳性对照（标本加同种动物未免疫血清，PBS 冲洗后，加抗免疫球蛋白荧光抗体，因未免疫动物的血清中无特异性抗体，应呈阴性反应）和阴性对照（标本直接滴加二抗）。

5．抗体孵育应在湿盒中进行；荧光二抗使用过程需避光试验。

6. 免疫酶染色，若用过氧化物酶做标记，必须用 3%H_2O_2 以去除内源性过氧化物酶。

7. 封片前玻片需充分干燥，封片时动作要轻柔，同时防止气泡被封入片内。

8. NP40 和 Triton 属于烈性去垢剂，可部分溶解核膜，适合于核抗原蛋白检测；Triton X-100 是常用通透剂，能破坏细胞膜，不适合胞膜抗原检测；Tween-20 属于温和通透剂，能在胞膜上打孔，适合胞膜抗原检测。

9. 封片后应放 0℃或−20℃冰箱，尽量 24h 内拍照，一般荧光能维持 2～3d，有些甚至 1 周。

10. 免疫荧光多用冰冻切片。

11. 常用神经组织不同类型的细胞特异性标记蛋白见表 26-8。

表 26-8　常用神经组织不同细胞标记物

	神经元		β-tubulin Ⅲ
神经元	成熟神经元	胞体	NeuN
		轴突	Tuj1，MAP，Tau
		树突	PSD95，Synaptophysin
	非成熟神经元		DCX，NeuroD1，TBR1，Stathmin，NSE，NCAM
	不同神经递质神经元	GABA 能	GAD65，GAD67，VGAT
		谷氨酸能	vGluT2，NMDAR1，NMDAR2A，NMDAR2B
		胆碱能	ChAT，VACht，AChE，AChR NAeuN
		多巴胺能	TH，DBH，DAT，NET，GITK2，NURR1，LMX1B，FOXA2，DARPP-32
		5-羟色胺能	5-TH，5-HTT，TPH
	神经元祖细胞	BRG1 细胞	N-cadherin，SO2
		Musashi-1 细胞	PAX3，OTX2
		Musashi-2 细胞	PAX6，CASPR
		Nestin 细胞	SOX1，ASCL1
胶质细胞	星形胶质细胞		GFAP，S100β，AQP4，IGFBP3，ALDH1L1，GS，Aldolase C，Coronin
	小胶质细胞		IBA1，CD11b，CX3CR1，CD45，CD68，F4/80，HLA-DR，C1qA，iNOS
	少突胶质细胞		OLIG1，OLIG2，MBP，MOG，MAG，CNP，GALC
DRG 细胞	神经元		β-tubulin Ⅲ
	微卫星胶质细胞		GS
	大神经元		NF200
	小肽能神经元		CGRP
	小非肽能神经元		P2X3，IB4
	中大神经元或有髓 Aβ 纤维		NF200

【其他】

1. 信号弱　需调整一抗浓度或因目标蛋白表达较弱导致，此时，可选用 TSA 方法增强目标显色。

2. 信号有假阳性　调整一抗或二抗浓度，或检查抗体特异性，更换抗体。

3. 其他常见问题见免疫组化。

第四节 酶联免疫吸附技术

酶联免疫吸附检测（ELISA）技术是酶免疫测定可溶性蛋白质的一种方法，它是将已知抗原或抗体吸附在固相载体表面，使酶标记的抗原抗体反应在固相表面进行，再用洗涤法将液相中游离成分洗除。常用 ELISA 法有双抗体夹心法和间接法，前者用于检测大分子抗原，后者用于测定特异性抗体。

【实验目的】

对目标蛋白表达进行定性或定量检测分析。

【实验原理】

将抗原或抗体固定到固相载体表面，受检样本目标蛋白与固相载体表面抗体反应；洗涤去除其他杂物后，加入酶标抗原或抗体与目标蛋白反应；最后加入底物，被酶催化成有色产物。因产物量与受检样本目标蛋白量成正比，据显色深浅即能判断出蛋白含量。

【实验器材与药品】

（一）实验器材

ELISA 酶标板（96 孔板）、离心管、移液器、吸头和酶标比色计。

（二）实验药品

被测样本（血清，血浆或体液）、样本稀释液、PBS、柠檬酸和 Tween-20 等。

【实验步骤】

（一）标准品孔准备

酶标包被板上设标准品 10 孔，在第 1、2 孔分别加标准品 100μl 和稀释液 50μl，混匀；从第 1、2 孔各取 100μl 分别加到第 3、4 孔，再分别加稀释液 50μl，混匀；从第 3、4 分别弃掉 50μl，再各取 50μl 分别加到第 5、6 孔，再分别加稀释液 50μl，混匀；从第 5、6 孔各取 50μl 分别加到第 7、8 孔，再分别加稀释液 50μl，混匀；分别取 50μl 加到第 9、10 孔，再分别加稀释液 50μl，混匀后各取 50μl 弃掉（稀释后各孔加样量均为 50μl，浓度分别为 24μg/L、16μg/L、8μg/L、4μg/L 和 2μg/L）。

（二）对照设置及加样

设置空白（不加样及酶标试剂）和样本孔；样品孔先加稀释液 40μl，再加待测样 10μl（稀释 5 倍）于板孔底，勿触壁，轻晃混匀。

（三）孵育

用膜封板，4℃过夜或 37℃孵育 30min（不同抗体时长不一）。

（四）洗板

将洗板缓冲母液据说明稀释为 1 倍，去除封板膜，弃板液，甩干，加满孔洗液，静置 30s弃去，重复 5 次。

（五）酶反应

每孔加酶标试剂 50μl（空白除外），37℃孵育 30min，洗板。

（六）底物反应

空白及样本孔各加 50μl 底物液，室温孵育 30min。

（七）终止反应

每孔加 2mol/L 柠檬酸 50μl。

（八）OD 值测定

酶标比色计测定 OD 值，根据标准曲线定量样本丰度。

【注意事项】

1. 操作过程若用排枪，需吸两档打一档，以防止气泡产生，且保证排枪枪头插紧密封，吸液后快速观察所有枪头液面是否平齐。

2. 稀释标准品需在涡旋仪短暂混匀，但不可过长。

3. 抗体需分装 −80℃ 冰箱保存，尽可能避免反复冻融。

4. 新购买二抗或取用 −80℃ 已分装二抗用之前，需做预实验摸索二抗稀释浓度及显色时间至恰当点，然后才可放大样品检测。

5. 同种细胞株孵育时间需一致，尽可能降低无关变量影响。

6. 稀释样品需混匀，枪尖于液面下吹打次数相同，需避免气泡产生。

7. 为提高数据说服力，分析数据需 5 个点以上。

8. 需提前准备 PBS 稀释液，迅速加入孔板，加样后遮盖；还要注意勿使孔液暴露时间过长，以防液体挥发，浓度变化。

9. 该试验步骤为已被抗体包被的酶标板，若需自己酶标板包被抗体，需增加该步骤；且包被所用抗原及抗体须是可溶性，质优且稳定，纯度及免疫原性要高；包被常采用 4℃ 过夜，可使抗原吸附更完全均匀。

【其他】

（一）弱阳性质控样本检测不到

1. 孵育时间或温度不准。

2. 显色反应时间短。

3. 配制缓冲液蒸馏水有问题。

（二）测定重复性差

1. 加样本及试剂量不准，孔间不一致。

2. 加样过快，孔间发生污染。

3. 加错样本。

4. 加样本及试剂时，加在孔壁。

5. 不同批号试剂盒中组分混用。

6. 温育时间、洗板、显色时间不一致。

7. 孔内污染杂物，血清标本未完全凝固即加入，反应孔内出现纤维蛋白凝固或残留血细胞，易出现假阳性等。

（三）全部孔都不显色

1. 漏加酶结合物。

2. 洗板液配制中出现问题。

3. 漏加显色剂 A 或 B。

4. 终止剂当显色剂使用。

（四）全部板孔均有显色

1. 板不干净。

2. 显色液变质。

3. 洗板液受酶等污染。

（潘志强）

第二十七章 核酸的检测

第一节　聚合酶链反应

【实验目的】

学习利用聚合酶链反应（Polymerase Chain Reaction；简称 PCR）这项分子生物学技术，在体外大量扩增特定的 DNA 片段。

【实验原理】

这项技术由 Kary Mullis 在 1983 年开始研究并在 1985 年开始被逐渐采用。其后，PCR 迅速成为分子生物学的一项常规手段，并得到了广泛的实际应用，被科学家视为近十年来分子生物学领域最重要的一项技术突破。Mullis 也因此获得 1993 年诺贝尔化学奖。

PCR 反应中 DNA 的合成过程与细胞内 DNA 的天然复制过程类似，但是这种体外模仿体内的 DNA 快速复制过程需要特定条件。

首先，它需要有一段靶向 DNA 片段作为模板，通常一个 50μl 的 PCR 反应体系需要大约 0.01～1ng 的质粒 DNA 模板或者 0.1～1μg 的基因组 DNA 模板，如果加入过多的 DNA 模板会产生非特异性的 PCR 产物。

第二，体外快速复制过程需要特定的 DNA 聚合酶，这种从嗜热细菌海栖热袍菌提取的 DNA 聚合酶被称为 *Taq* DNA 酶，它可承受 PCR 中所需的高温，并且能够利用已有的 DNA 模板不断扩增合成新的特异性 DNA 片段。通常一个 50μl 的 PCR 反应体系需要 1 到 1.5 单位的 *Taq* DNA 聚合酶。另外对 PCR 的扩增还需要一对特异性引物的指引。引物是一种针对特异性目标序列而设计合成的碱基，大约 15～30 个，是针对目标模板 DNA 的起始端和终止端序列完全互补的单链 DNA 碱基片段。PCR 扩增的特异性是由与靶序列两端区域互补的寡核苷酸引物决定的，也因为如此，引物的设计也至关重要。一般情况下，引物的 GC 比率控制在 40%～60% 之间，最好均匀分布在序列中，在 3′ 端最好不要超过连续三个 G 或 C，两条引物之间也要减少互补碱基合成引物二聚体或发卡结构。现今有许多软件提供引物设计功能，常用的有美国国家生物信息中心 primer-blast 工具等。还有，PCR 的扩增也必须有足够的 A、T、G、C 寡核苷酸作为原料，统称为底物 dNTP（四种脱氧核苷）。在一个 50μl 的 PCR 反应体系中，大致需要 10～50μmol 浓度的 dNTP，而且每种寡核苷酸的浓度是一致的，不然 PCR 合成的错误率会增加。除了 *Taq* 酶，底物和模板，PCR 的反应体系中还需要镁离子的参与，镁离子所需的量从 0.1mmol 到 1mmol 不等，太高或者太低的镁离子都会影响 PCR 片段的合成。在具备上述 DNA 模板、引物、*Taq* DNA 聚合酶，以及底物 dNTP 的基本条件下,通过一系列可控的加热 - 冷却的热循环过程,DNA 的复制过程不断重复进行,而且由于每次新合成的 DNA 片段都和其模板链一样可以作为下一次热循环过程中 DNA 复制的模板,因此可以实现对特定核苷酸片段的指数级扩增。

【实验步骤】

(一)准备 PCR 反应体系

首先将 PCR 反应溶液、DNA 模板、*Taq* DNA 聚合酶、底物 dNTP 以及 $MgCl_2$ 等 PCR 反应体系所需试剂在室温中解冻,然后把反应所需试剂按照一定的比例,分别加入 PCR 反应试管中,混合均匀。低速离心使试管管壁上残余溶液都集中到试管底部,最后把试管加入到聚合酶连锁反应仪器中开始 PCR 的温度反应循环。

(二)PCR 的反应体系温度循环反应

1. 首次变性(denaturation) DNA 模板的首次变性过程是整个 PCR 反应的关键,在高温条件下,靶向 DNA 片段变性分离成两条单链模板。不完全的变性可以导致 DNA 片段合成效率变低,也使 PCR 终产物质量降低。因此,首次变性至少要超过 3min,在 GC 含量高的情况下,变性可达 10min 以上。但也要注意,有些 *Taq* DNA 聚合酶在长时间的 95℃下活性会降低。

2. 变性(denaturation) PCR 的变性 - 退火 - 延伸的反复循环过程的第一步。把模板 DNA 加热到 94～95℃,持续 0.5～2min,让模板 DNA 变性解链成为两条单链。如果扩增 DNA 的 GC 含量太高,可以延长到 3～4min。

3. 引物退火(annealing)(复性) PCR 的变性 - 退火 - 延伸的反复循环过程的第二步。将反应体系的温度降到引物的退火温度,通常在 50～65℃之间,持续 0.5～2min 左右,经加热变性成单链的模板 DNA 与引物在优化的退火温度下,引物才能以碱基互补配对的方式特异性结合。对于小于 25 个碱基的引物,其理想的退火温度大约是低于引物的熔点温度(Tm)5℃左右;对于超过 25 个碱基的引物,其退火温度可以通过特定的计算机软件计算来获得。在实际操作中,需要多次实验来优化其退火温度。

4. 延伸(extension) PCR 的变性 - 退火 - 延伸的反复循环过程的第三步。反应体系的最佳延伸扩增温度在 70～75℃之间(通常为 72℃),*Taq* DNA 聚合酶在这个温度下,以每分钟 2 000～4 000 的碱基速度合成新的 DNA,所以大约一分钟的延伸足够合成含 2 000 个碱基的 PCR 片段,而相对于较长的 DNA 片段,延伸时间通常按照每分钟 1 000 个碱基标准来计算。

5. PCR 的循环反应次数 PCR 的循环反应次数是指除首次 DNA 变性外,PCR 反复进行的变性 - 退火 - 延伸的次数。如果原始的 DNA 模板的数量足够,变性 - 退火 - 延伸这三个反应经过反复循环 25～35 次就可以合成足够的 PCR 片段。但是 PCR 的反应循环次数取决于最初的 DNA 模板的量以及最终想获得的 PCR 终产物的量。在低数量的模板 DNA 的情况下,循环次数可高达 40 次。

6. 最后的延伸过程 经过最后一个循环的变性 - 退火 - 延伸反应后,样品还需在 72℃下经过最后 5～15min 的延伸过程。在这个过程中,新合成的 PCR 片段的末端被充填,同时 *Taq* DNA 聚合酶在 PCR 片段的 3′ 端加上更多的 A 碱基。如果想用终产物的 PCR 片段做 T/A 克隆,这个最后的延伸过程可以延长到 30min。

详细实验操作步骤请见(图 27-1)。

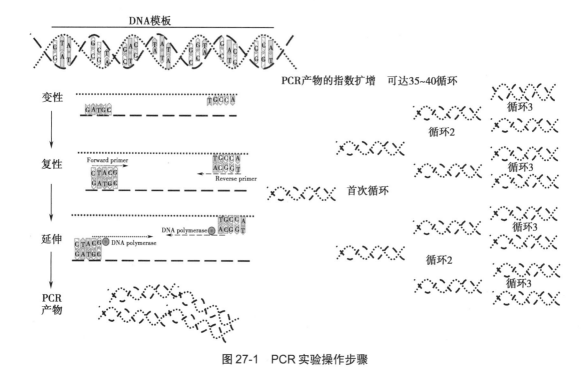

图 27-1　PCR 实验操作步骤

【其他】
（一）PCR 的应用

应用 PCR 技术可以快速大量合成特异性的目标 DNA 片段,为类似 DNA 序列分析,质粒克隆等其他分子生物学技术提供重要基础。因而 PCR 在法医鉴定,基因鉴定和临床诊断等研究中得到广泛应用,例如 PCR 扩增技术因可以在患者的血液中检测出病原体 DNA 的微量存在而应用于临床诊断。

（二）优点和局限性

与其他分子生物学技术相比,PCR 具有效率高、敏感性高、特异性强、快速、简便等优点。不足之处是需要严格的实验条件,如果使用不当易有假阳性和假阴性。

（三）常见问题及对策

1. 假阳性　实验中设立的阴性对照可提示有无假阳性结果出现。如果一次实验中的几个阴性对照中出现一个或几个阳性结果,提示本次实验中其他标本的检测结果可能有假阳性。造成假阳性的原因包括样品污染、扩增试剂污染、扩增产物交叉污染等。常见的污染来源包括实验室环境、加样、操作中形成的喷雾、DNA 抽提仪器、试剂及任何与扩增产物接触的东西。预防措施:①工作区隔离。②改进实验操作,如在加样过程中避免试剂飞溅、吸头离心管使用前高压处理、试剂分装成小份一次使用后弃去等。③操作程序合理化,最后加阳性对照样本等。

2. 假阴性　如果实验中设置的阳性对照未能扩增呈阳性结果,提示本次实验中可能有假阴性结果。造成假阴性的原因包括:① DNA 抽提过程不当。② DNA 样品中含有 *Taq* DNA 聚合酶抑制剂,如尿素、DMSO、SDS 等物质,可抑制 *Taq* 酶活性;DNA 样品中的蛋白质和重金属离子等亦影响 *Taq* 酶活性,尤其是含有较多脓液或分泌物的标本,其中虽有待查菌,但却因标本处理不当而出现假阴性。

设置内对照是判断假阴性较好的方法。在每一反应管中加入内对照,若内对照未能扩增出来,说明该反应管的结果可能有问题。

第二节　原位杂交技术

【实验目的】

原位杂交技术是分子生物学、组织化学及细胞学相结合而产生的一门新兴技术,始于20世纪60年代。1969年美国耶鲁大学的Gall等首先用爪蟾核糖体基因探针与其卵母细胞杂交,将该基因进行定位。与此同时Buongiorno-Nardelli和Amaldi等相继利用同位素标记核酸探针进行了细胞或组织的基因定位,从而创造了原位杂交技术。自此以后,分子生物学技术的迅猛发展,特别是20世纪70年代末到80年代初,分子克隆、质粒和噬菌体DNA的构建成功,为原位杂交技术的发展奠定了深厚的技术基础。这个章节的实验目的是学习使用原位杂交技术,进行细胞或组织的基因定位。

【实验原理】

原位杂交技术是应用已知碱基序列的带有标记物的核酸探针(nucleic acid probe)与组织、细胞中的待测目标核酸按碱基配对的原则进行特异性结合,形成杂交复合体,然后再应用与标记物相应的检测系统,通过组织化学或免疫组织化学方法来显示核酸在细胞内的定位和分布。这种杂交复合体出现在某个细胞,某种组织切片的天然分布处,同时该细胞或组织的形态能够得到完整的保存,不会像传统的细胞组织提取检测方法而被破坏,因此这种技术为研究某个细胞或组织中编码某种蛋白质基因的DNA或mRNA的精确定性和定位分布表达提供了有效的手段。此外,针对不同的标记物而发展的检测系统还提高了对组织中含量极低的核酸研究对象的敏感性,可从分子水平准确地研究某种细胞或组织内的内在基因表达及有关因素的调控作用。核酸原位杂交技术根据其检测物、核酸探针类型、标记物种类的不同,也存在相当多的不同分类。例如原位PCR(*in situ* PCR)技术是结合经典的PCR技术,在细胞、组织切片原位上直接进行PCR扩增,而对表达量极低的DNA进行定位、定性的检测。相比上述例子,更加广泛应用的原位杂交技术(*in situ* hybridization,ISH)并不需要原位PCR扩增过程,而是直接通过反义RNA探针配对靶向基因RNA,在原位显示RNA的表达来验证基因表达谱。核酸探针既可以是单链的DNA,也可以是RNA,通过碱基互补原则,形成DNA-DNA、DNA-RNA或RNA-RNA的杂交复合体。另外,核酸探针的标记物质可以是同位素、各种荧光物质,也可以是地高辛等酶标记物质。同样也由于探针的标记物不同,所需的检测系统也相应不同。类似的荧光原位杂交(fluorescent *in situ* hybridization FISH)是利用不同荧光标记的单链核酸片段探针与细胞、组织或染色体的单链核酸杂交反应,需要通过荧光检测系统检测荧光信号,进行定位、定性检测。FISH的这种高度敏感准确的方法已经在临床基因检测、肿瘤诊断等领域广泛应用。

【实验步骤】

核酸原位杂交技术根据其检测物、核酸探针类型、标记物种类的不同,各种原位杂交技术具体的方法也是大相径庭。但是基本的原位杂交技术必须具备3个重要条件:组织、细胞和染色体的固定;具有能与特定片段互补的核苷酸序列(即探针);有与探针结合的标记物。不论哪种杂交,基本上可以将原位杂交技术分为六步:切片制备、杂交前处理、探针的准备、杂交反应、杂交后处理、显色。

(一)切片制备

原位杂交技术是检测组织切片中核酸分布及含量的技术。要求操作尽量保留组织切片中的靶核酸含量,尽量减少核酸与组织切片发生非特异性结合,并保持细胞原始形态。

组织固定:固定是石蜡切片过程的第一步,也是在整个过程中无法补救的一步。原位杂交固定的目的是为了保持细胞形态结构,最大限度地保存细胞内的 DNA 或 RNA 的水平,DNA 是比较稳定的,而 RNA 易被酶降解。如果要使 RNA 的降解减少到最低限度,取材后应尽快予以固定。但固定时间也不宜过长,以不超过 24h 为准。固定液通过与组织内的某些蛋白质成分发生交联反应以达到抑制组织自溶的目的,但也会使组织结构的三维构象发生异常改变,出现空间障碍而影响抗原或特定核酸序列的暴露,继而影响免疫组化或杂交的结果。常用的固定液有甲醛、多聚甲醛、酒精等,不同固定液与组织的反应方式不同,对原位杂交的影响也不同。有学者研究固定液对原位杂交的影响,认为多聚甲醛是胞质阳性探针的首选,中性缓冲甲醛为胞核阳性探针的首选。

当对细胞组织中的 RNA 进行检测时,由于 RNA 极易被自然条件下广泛存在的 RNA 酶降解,实验人员在整个杂交前处理过程都需戴消毒手套,所有实验用玻璃器皿及镊子都应于实验前一日置高温烘烤以达到消除 RNA 酶的目的。液体配制要用高压灭菌水,或者加入 RNA 酶抑制剂焦碳酸二乙酯(Diethyl pyrocarbonate,DEPC)对实验器皿和液体等进行预先处理。对实验所需的玻片(包括盖玻片和载玻片)也要用热肥皂水刷洗,自来水清洗干净,并置于清洁液中浸泡 24h 后清水洗净烘干,接着在 95% 酒精中浸泡 24h 并用蒸馏水冲洗、过夜烘干,烘箱温度最好在 150℃ 或以上以去除任何 RNA 酶。盖玻片最好用硅化处理。载玻片要先涂上黏附剂,以防止在实验过程中切片脱落,类似多聚赖氨酸液的黏合剂具有较好的黏附效果。

(二)杂交前处理

杂交前处理的主要目的是增强组织通透性和探针穿透性,减少背景染色。增强组织通透性常用的方法如应用稀释的酸洗涤、去垢剂、酒精或某些消化酶如蛋白酶 K、胃蛋白酶、胰蛋白酶、胶原蛋白酶和淀粉酶等。目前用于原位杂交的常规方法主要为酶消化,但由于各种组织在固定、制作过程中条件不相同,消化的程度也就不同。在应用时需要根据组织的种类和温度来确定消化时间及酶的浓度。过度消化可使组织形态结构破坏,还会导致细胞核消失及脱片等现象;若消化不够则不能使靶核酸有效地暴露。因此酶消化最佳的使用浓度和孵育时间是原位杂交成功的必要条件之一。原位杂交最常用的消化酶是蛋白酶 K,但往往因对浓度和时间掌握不好而导致实验失败。有学者尝试在原位杂交中使用 EDTA 缓冲液对切片进行高温高压修复,认为 EDTA 缓冲液既可增强组织通透性和核酸探针的穿透性,同时也能很好地保存核酸含量和组织结构形态,不受浓度、温度、时间和切片厚薄的影响,不会产生非特异性结合,也不会因为消化过度而掉片。EDTA 缓冲液完全可以替代蛋白酶 K,甚至更优于蛋白酶 K。也有研究认为热修复方法具有经济方便、切片处理量大以及易于准确掌握等优点从而可以取代酶消化方法。

(三)探针的准备

原位杂交的探针是一种单链的核酸片段,不管是针对细胞组织中 mRNA 或 miRNA,还是与染色体中特定的 DNA 检测位点结合的片段,探针必须是可以与目标核酸序列的互补结合的片段。而且,探针也必须连接特定的标记物,标记物可以是放射同位素,荧光物或是特定的地高辛(Digoxigenin, DIG)。例如,FISH 的探针是一种用荧光物质取代同位素标记而形成的一种新的原位杂交方法,FISH 探针能结合细胞染色体分裂中期或间核期,从而检测出染色体异常。核酸探针的长度也和其类型及合成方法有关,可以是几十到几百甚至上千碱基,一般应用于 FISH 的探针最佳长度应在 50~100 个碱基之间,而反义 RNA 探针可通过分子克隆设计合成,其长度高达几百个核苷酸。

(四)杂交反应

杂交是至关重要的环节,首先要注意杂交液及切片变性时的实际温度能否达到所要求的温度,其次是根据切片大小所需滴加杂交液的量要适当,并盖上盖玻片,防止杂交液蒸发。杂交液过多不仅造成浪费而且可导致盖玻片滑动,易使杂交液蒸发而影响杂交效果,造成背景着色深等弊端。杂交的温度和时间是影响结果的主要因素之一,杂交温度根据核酸的类型、甲酰胺及盐浓度依公式计算而定,时间以不超过 20 小时为宜。当孵育时间较长时,为保证杂交所需的湿润环境,可将覆有硅化盖玻片进行杂交的载玻片放在盛有少量 5×SSC 或 2×SSC 溶液的硬塑料盒(要能防止高温破坏)中进行孵育。探针的浓度和长度也是要掌握的一个原则。根据国内外实验工作者的经验,认为最佳原则是用最低探针浓度达到与靶核苷酸的最大饱和结合度。

(五)杂交后处理

杂交后处理包括系列不同浓度、不同温度盐溶液的漂洗。杂交后洗涤的目的是去除未形成杂交体的过剩探针,探针与组织标本之间的非特异性结合,减低背景、增强信号和噪音比。洗涤的条件如盐溶液的浓度、温度、洗涤次数和时间因核酸探针的类型和标记的种类不同而略有差异,一般遵循的共同原则是盐溶液浓度由高到低,而温度由低到高。必须注意的是漂洗的过程中切忌切片干燥。干燥的切片即使用大量的溶液漂洗也很难减少非特异性结合,导致背景染色增强。因为大多数的原位杂交实验是在低严格度条件下进行的,非特异性的探针片段黏附在组织切片上,使背景染色过深。当 RNA 探针杂交时产生的背景染色特别高时,可以在杂交后洗涤中采用低浓度的 RNA 酶溶液洗涤一次,从而去除残留的内源性 RNA 酶,达到减低背景染色的目的。总之,如何控制漂洗的严格度从而达到理想的信号和噪音比无既定方案可循,必须从反复的实践中取得经验。

(六)显色

根据核酸探针标记物的种类所选择的显色检测系统也不同,可以是放射自显影、荧光显微镜检测或利用酶的检测系统。例如应用地高辛标记的核酸探针时,常用的免疫酶学检测方法有两种:一是辣根过氧化物酶(DIG-HRP)检测体系,以四氢氯化二氨基联苯胺(DAB)过氧化氢为底物,结果为蓝色。另一个是碱性磷酸酶(DIG-AKP)检测体系,以 5-溴 -4- 氯 -3- 吲哚基磷酸与四唑硝基蓝(BCIP/NBT)为底物,结果为蓝紫色沉淀。显色的时间和温度、探针量、靶序列的丰度、底物浓度等因素都会影响颜色深浅。

详细实验操作步骤请见图 27-2。

【其他】

原位杂交应用广泛,不仅可用于已知基因或序列的染色体定位,也可用于未克隆基因或遗传标记、染色体变异、基因突变、基因拷贝数变化的检测;既可用于 DNA 检测也可用于

RNA 检测，一定程度上既可反映基因水平变化，也可间接反映蛋白水平变化。而且具有实验周期短、结果获取迅速、特异性好、定位准确的特点。

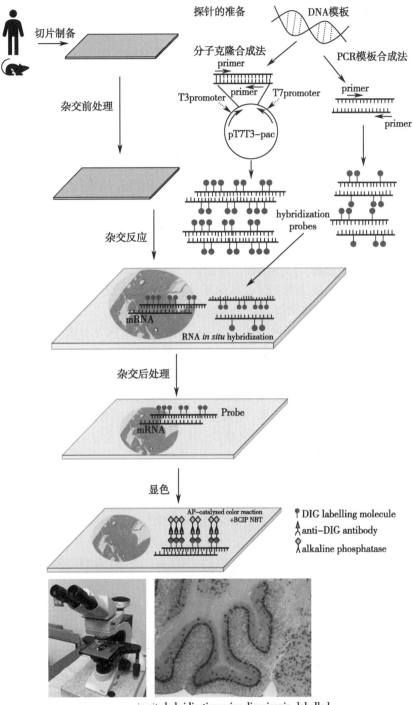

图 27-2　操作步骤

原位杂交虽有诸多优点,但也有一些局限性有待解决。如步骤繁多,容易导致信号丢失,造成假阴性结果;只能定性检测,不能定量;RNA 检测只能间接反映检测基因的表达情况,会与蛋白质水平检测结果不一致;不能达到 100% 杂交,特别是在应用较短的 cDNA 探针时效率明显下降。

第三节 基因芯片技术

【实验目的】

基因芯片(gene chip)技术是 90 年代中期随着"人类基因组计划"(human genome project, HGP)的进展而发展起来的,这项高新技术是集合了物理学、微电子学与分子生物学综合交叉发展形成的,是影响最深远的重大科技进展之一。因其具有微型化、集约化和标准化的特点,"将整个实验室微缩到一片芯片上",基因芯片技术在分子生物学领域、医学临床检验领域、生物制药领域和环境医学领域都显示了强大的生命力。

经过本章节的学习,同学们应大致了解基因芯片技术。

【实验原理】

基因芯片技术主要是基于近年来的一种全新的 DNA 测序方法——杂交测序(sequencing by hybridization, SBH)法应运而生的。其原理是将许多预先设计好的特定序列的寡核苷酸片段,以很高的密度有序地排列固定在一块玻璃或硅等固体基片上,作为核酸信息的载体,然后将含有基因 DNA/RNA 信息的待测样品通过 PCR 或 RT-PCR 体外转录扩增等技术掺入标记分子后,与位于芯片上的核酸探针按碱基互补配对原理杂交,再通过扫描系统检测探针分子杂交信号程度,并配以计算机对信号进行综合分析后,就可获得样品中大量基因序列及表达信息,并对其作出定性和定量的研究。基因芯片集成了探针固相原位合成技术、照相平板印刷技术、高分子合成技术、精密控制技术和激光共聚焦显微技术,使得合成、固定高密度的数以万计的探针分子以及对杂交信号进行实时、灵敏、准确的检测分析变得切实可行。

【实验步骤】

根据检测的核酸和探针的不同,可有多种类型和名称如 DNA 微阵列(DNA microarray)、寡核苷酸阵列(oligonucleotide array)及 RNA 微阵列(RNA microarray)等等。各种基因芯片方法针对不同的目的和要求,其应用的杂交方法,使用的实验材料和设备,以及采取的观测系统等都各有不同,但是基本的原理是相似的。总体上讲,经典的基因芯片涉及以下几个步骤。

1. 芯片的制备 主要是原位合成法和直接点样法。原位合成法适用于寡核苷酸;点样法多用于大片段,有时也用于寡核苷酸。原位合成法包括光导合成法和压电合成法。其优点是反应量大,探针的密度高并且可以和其他芯片制备方法结合使用,该方法的缺点是探针的长度较短,一般为 20~50bp。点样法包括接触式点样和非接触式点样。因点样法成本高,故适用于芯片上需要同一探针或探针是长链 DNA 的情况。

2. 样品制备与标记 从待检细胞或组织中分离出 DNA 或 RNA,进行逆转录、PCR 扩增、末端标记等操作。标记主要有荧光标记、生物素或同位素标记,现在常用荧光素标记,以提高检测的灵敏度和使用者的安全性。

3. 杂交反应 属于固液相杂交,探针分子固定于芯片表面,与液相的靶分子进行反应。但杂交条件的选择需考虑多方面的因素,如杂交反应体系中盐浓度、探针 GC 含量和所带电荷、探针与芯片之间连接臂的长度及种类、检测基因的二级结构的影响。如果用于检测基因表达,所需的杂交时间较长,样品浓度相对高,而杂交温度偏低,有利于增加检测的特异性和低拷贝基因检测的灵敏度;进行多态性分析及基因测序或突变检测时,每个核苷酸或突变位点都必须显现出来,严谨的杂交温度和时间控制尤为重要。合适的杂交条件可使生物分子间的反应处于最佳状态,增强其检测的灵敏度,减少错配率,提高信噪比。

4. 信号检测和分析 常用的荧光标记法使用激光共聚焦荧光扫描仪进行信号检测。激光共聚焦扫描仪的激光光源可产生激发不同荧光染料的光,当探针与待测核酸完全正常配对时的荧光信号强度是具有单个或 2 个错配碱基探针的 5～35 倍,而且荧光信号的强度还与样品中靶分子的含量呈一定的线性关系。如果是用同位素标记靶基因,其后的信号检测即是放射自显影。

详细实验操作步骤请见(图 27-3)。

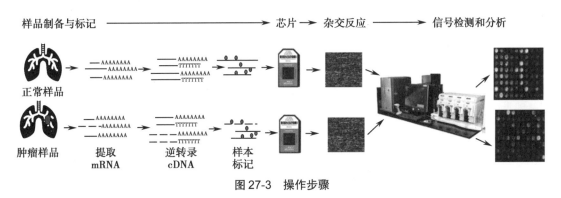

图 27-3 操作步骤

【其他】
(一)基因芯片的应用

1. 新基因的发现 基因芯片技术在生物科学领域的应用不仅能大批量高效率地研究正常基因,还为研究新的异常突变基因功能对人体生长发育的影响提供了强有力的方法。它还能帮助对新基因的发现,了解新基因在不同条件下的功能及表达。

2. 疾病的诊断 基因芯片技术帮助加深对各种心脏类、感染类、肿瘤类,甚至精神类疾病的认识和了解,比如在对癌症肿瘤细胞或组织的研究中,高通量基因芯片在探究基因表达的改变,和发现新的药物治疗靶点等方面均有广泛应用。

3. 药物的开发 在药物的研发中,基因芯片有更广泛的应用。例如,高通量基因芯片技术通过研究患者的基因水平改变、治疗效果反应与药物不良影响,来发现可能影响疾病治疗的分子信号通路,以此合成药物来对抗疾病基因造成的蛋白改变。

4. 毒性研究 基因芯片技术可以大量快速地检测出药物分子的细胞毒性,可作为健全稳定的筛选平台的技术支撑。

5. 给药的个性化 由于遗传学上的差异,患者对药物疗效、副作用、药物代谢、药物的耐受性都各有不同,如果利用基因芯片技术可对患者实施个体优化治疗。而且患有同种疾病的患者,其可能的基因异常并不完全相同,如将这些基因突变部位的全部序列构建为

DNA 芯片,则可快速地检测患者是某一个或多个基因发生突变,从而可对症下药,对指导治疗和预后有很大的意义。

此外,基因芯片在其他如中药物种鉴定、DNA 计算机研究等方面都有巨大应用价值。

(二) 优点和缺点

基因芯片技术具有非常广阔的应用前景。它的发展,增加了生物学实验本身的自动化、灵敏化、快速化,使一些原本复杂的工作变得简便。基因芯片在疾病诊断和治疗、新药开发、分子生物学、航空航天、司法鉴定、食品卫生和环境检测等领域都将做出重大贡献。

基因芯片技术虽有诸多优点,但要成为实验室研究或临床诊疗可以普遍采用的技术,目前仍有一些关键问题亟待解决,如研究成本相对较高、待测定的靶探针标记方法比较烦琐等基础问题;以及如何提高芯片的特异性、简化样本制备和标记操作程序、增加信号检测的灵敏度和高度集成化样本的制备,基因扩增、核酸标记及检测仪器的研制和开发等。

(王午阳)

第二十八章 形态学检测

第一节　神经元类型特异性标记技术

【实验目的】

采用病毒载体和转基因小鼠标记脑中特定类型的神经元。

【实验原理】

神经元按其释放递质的种类分为谷氨酸能（glutamatergic）、γ-氨基丁酸能（gamma-aminobutyric acidergic，GABAergic）、胆碱能（cholinergic）、多巴胺能（dopaminergic）、5-羟色胺能（serotonergic）、去甲肾上腺素能（noradrenergic）神经元等。各种神经元不是无序地随机分布于神经系统，其在神经系统中的分布遵循一定的规律。谷氨酸能神经元和GABA能神经元分布较为广泛，其他种类的神经元在中枢神经系统中均有特殊的定位，即仅在少数几个脑区聚集，但其纤维末梢投射至神经系统的多个区域参与调节神经系统的多种生理功能。

释放特定神经递质的神经元中有合成该递质的限速酶和转运体。如大脑皮层谷氨酸能神经元表达囊泡性谷氨酸转运体1和2（vesicular glutamate transporter 1 and 2，VGLUT1和VGLUT2）；GABA能神经元表达合成GABA必需的谷氨酸脱羧酶（glutamate decarboxylase 1 and 2，GAD1和GAD2）或囊泡GABA转运体（vesicular GABA transporter，VGAT）；多巴胺能神经元表达合成多巴胺的限速酶酪氨酸羟化酶（tyrosine hydroxylase，TH）、乙醛脱氢酶1家族成员A1（aldehyde dehydro genase 1 family member A1，ALDH1A1）和多巴胺转运体（dopamine transporter，DAT）；5-羟色胺（血清素）能神经元表达色氨酸羟化酶（tryptophan hydroxylase，SERT）；胆碱能神经元表达合成乙酰胆碱的胆碱乙酰转移酶（choline acetyltransferase，ChAT）；去甲肾上腺素能神经元表达多巴胺β羟化酶（dopamine-β-hydroxylase，DBH）。这些分子均可用于标记相应种类的神经元。另外一些神经元，如背根神经节神经元，还可根据其大小及特异表达的分子分为大中小三类神经元。其中，神经纤维蛋白200（neurofilament 200，NF200），P物质（substance P，SP）和同工凝集素B4（isolectin B4，IB4）分别为大细胞和小细胞的标记分子，而降钙素基因相关肽（calcitonin gene-related peptide，CGRP）在三类细胞中均有表达。

多种病毒载体被广泛应用于医学科研的各个领域。其中，腺相关病毒（adenovirus-associated virus，AAV）是最常用的一种，其细胞毒性低，经基因改造可使其携带目的基因，AAV进入宿主细胞后，可将目的基因整合入宿主细胞的基因组。由于AAV不能自我复制,因此,目的基因的表达依赖于宿主细胞的基因表达。将目的基因插入 Cre 重组酶识别的 LoxP 框架中,可引导目的基因在 Cre 重组酶阳性细胞中的表达(图 28-1)。DAT-Cre 小鼠 Cre 重组酶仅存在于多巴胺能神经元中。将 Cre 依赖的绿色荧光蛋白基因构建入 AAV 中,再将其注射至中脑多巴胺核团,即可使多巴胺神经元表达绿色荧光蛋白。

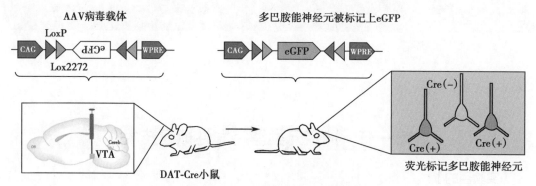

图 28-1 利用 DAT-Cre 小鼠品系标记多巴胺能神经元

将目标基因的 cDNA 翻转序列插入可被 Cre 重组酶识别的 LoxP 和 Lox2272 双重翻转开放阅读框架(double-floxed inverted open-reading frame, DIO)中。构建 AAV 病毒载体,再将病毒载体注射入 DAT-Cre 小鼠腹侧被盖区(VTA),此基因在 Cre 重组酶阳性的多巴胺能神经元才能被翻转而得到表达。

【实验对象】

DAT-Cre 转基因小鼠。

【实验器材与药品】

小鼠脑立体定位仪、体视显微镜、微型手持式颅钻、微量注射泵、10μl 微量注射器、莱卡振荡切片机(VT-1200S)、Zeiss LSM 880 激光共聚焦显微镜、ImageJ 软件。

手术刀片、镊子、止血钳、持针器、剪刀、缝合针、线、咬骨钳。

戊巴比妥钠、0.9% 氯化钠注射液、碘伏、酒精、高滴度腺相关病毒载体 [AAV2-EF1α-eYFP,滴度为(2~4)×10^{12}/ml]、0.1mol/L 磷酸盐缓冲液、4% 多聚甲醛。

【实验步骤】

（一）动物准备

取 DAT-Cre 小鼠(雌雄不限),称重(24~30g)后,腹腔注射戊巴比妥钠(40mg/kg),约 20 分钟后,待小鼠进入深度麻醉状态后,剔除头部毛发,将小鼠置于脑立体定位仪上。

（二）病毒准备

AAV-EF1α-DIO-eGFP(100μl/ 支)可从病毒公司购买,其滴度一般在(2~5)×10^{12} 病毒基因组(viral genome)/ml,将病毒化冻后进行小量(3μl/EP 管)分装,并置于−80℃超低温冰箱保存。病毒注射前取一管,置于冰上或 4℃,病毒效价可维持 1 周。

（三）病毒的脑立体定位注射

1. 切皮暴露颅骨 用棉签蘸取碘伏,对头皮消毒三次,每次消毒由中央开始,顺时针划圈,由内向外扩展。消毒完毕,确认深度麻醉后,用手术刀将小鼠头皮沿正中线切开。为清晰观察小鼠颅骨标志线,应配备冷光源和体视显微镜。

利用脑立体定位仪将钻头(直径为 0.5mm)移至并接触前囟点,将此点定为起点,再将钻头移至后囟,调节小鼠口鼻固定器,使前后囟保持水平。调节耳杆使颅骨左右水平。然后，再确认前后囟是否水平。

在判断前囟点时，需要用手术刀刮去颅骨表面的骨膜，用酒精棉签擦去脂质，骨缝即可清晰可见。有时，前囟周围的骨缝排列不规则，这种情况需要根据经验进行调整。

2. 颅骨定位钻孔　在小鼠脑立体定位图谱中查找目标脑区的中点，记录其坐标。中脑多巴胺神经元聚集区域的中点为前囟后 3.2mm，距中线 0.5mm，深度为 4.3mm（以前囟为基准）。在前囟后 3.2mm，且距中线 0.5mm 处，在双侧颅骨钻孔。钻孔时，缓慢向下移动钻头，直至看到有少许组织液从钻头周围溢出。后提起钻头，用生理盐水清洗孔口，去除骨屑。

3. 脑内定位注射　将 10μl 微量注射器（针头为 35G）架于微量注射泵（WPI 产）泵头上，再将泵头固定在脑立体定位仪的操纵臂上。通过微量注射泵吸取适量的病毒（AAV2/9-EF-1α-DIO-eYFP）后，将针头移至前囟，以此为起点。将针头降至目标位置（前囟后 3.2mm，距中线 0.5mm，深度为 4.3mm），用微量注射泵以 0.1μl/min 的速度注射 0.3μl 病毒。

为防止病毒沿针道向上扩散，一方面在注射前，将针头降至 4.5mm 深度，再移至 4.3mm 处，事先为病毒制造一个储存库，另一方面，注射结束后，将针头保留在原位约 5 分钟，使病毒完成向周围组织的扩散，再以 0.3mm/30s 的速度缓慢退出针头。最后，缝合头皮。

4. 术中小鼠护理　在手术过程中，应每隔半小时，用镊子按压小鼠前爪，观察小鼠疼痛反射是否消失，以确认小鼠麻醉状态。如果小鼠有疼痛反射，需要补充少许麻醉剂。为防止小鼠眼角膜因手术期间暴露于空气中而出现脱水坏死的现象，需要在眼球上涂一层眼药膏。术中将小鼠置于电热毯上，维持正常体温。每小时向小鼠腹腔注射 0.3ml 生理盐水，以防止小鼠脱水。

5. 术后小鼠护理　手术结束后，将小鼠置于电热毯上保温直至苏醒。待小鼠能自由活动时，再将其放入干净鼠笼中，送回动物房。在手术结束后三天内，均要检查小鼠健康状态。

因病毒表达需要 2～3 周，在注射病毒 3 周后，处死小鼠，制备脑组织片。

（四）脑组织切片

1. 安乐死　将小鼠放入充满二氧化碳（carbon dioxide，CO_2）的暗箱中，行安乐死处理。或向小鼠腹腔注射过量的麻醉剂，如戊巴比妥钠、氯胺酮＋甲苯噻嗪等。至小鼠呼吸停止，出现尿失禁征象后，行心脏灌流。

2. 心脏灌流　小鼠仰卧位，四肢张开，用注射器针头将前肢和下肢近端皮肤固定于泡沫板上，将泡沫板置于 40cm×30cm×3cm 的托盘中。先沿中线切开腹部和胸部皮肤，再使皮肤与胸肌分离，用剪刀剪开膈肌，用咬骨钳沿中线外 2/3 处剪断双侧所有肋骨，用止血钳夹住肋骨剑突向上掀开，充分暴露心脏。再用止血钳夹住腹主动脉。用自制的弯钩刺入右心室固定心脏。

将 23G 注射器针头磨平后，插入左心室，剪破右心耳，用注射器注射 0.1mol/L 磷酸盐缓冲液（phosphate buffer saline，PBS）。注射约 10～15ml 后，即可看到从右心房流出清亮的液体，小鼠上肢皮肤变得苍白，说明组织血管内的血液被大部分冲洗干净。之后，缓慢灌注 20ml 4% 多聚甲醛（paraformaldehyde，PFA）溶液。在灌注 PFA 时，可观察到小鼠伸展四肢和卷曲尾部。

灌注完毕后，将小鼠断头，开颅，取出全脑，并将其放入 4%PFA 中。在 4℃下，固定 4～6h。

如果灌流成功，小鼠关节会变得僵硬，脑组织呈黄白色。

为防止操作人员吸入挥发的 PFA 而危害健康，以上操作均应在通风橱中进行。灌注产生的废液都应回收入有害废液缸中,避免污染环境。

3．切片 在常温下用震荡切片机制备脑切片,或高浓度蔗糖脱水处理后用冰冻(−17～−15℃)切片机制备脑切片。将脑切片黏附于载玻片上,晾干后,放入−20℃冰箱保存。

(五)用免疫组织化学法验证病毒标记神经元是否为多巴胺能神经元

1．脑片预处理 将贴在玻片上的脑片化冻后,用蜡笔在脑片周围画圈,为后续在玻片上滴加的溶液提供一个疏水界面,防止溶液沿玻片流失。之后,将玻片放入 0.1mol/L PBS溶液中浸泡 15min,一方面使脑片充分吸收水分,另一方面可充分洗脱脑片中残留的 PFA。

2．脑组织的通透处理 将玻片从 PBS 池内取出,擦干玻片表面蜡笔划痕外的溶液,将其放入一暗盒中。向脑片表面滴加 400μl 0.1%Triton X-100,孵育 45～60min,对脑组织和细胞进行通透处理,使血清蛋白和抗体等大分子物质可以进入细胞胞体、树突和轴突中。

3．脑组织的封闭处理 在通透处理后,倾倒通透液,擦干玻片上蜡笔划痕以外的水分,将玻片放回暗箱中,再向脑片表面滴加 250μl 10% 驴血清,常温中孵育 1h。这里使用的血清种类可根据二抗的种属来源确定。如果二抗是山羊源性的,则山羊血清为最佳选择。该步骤主要是为了去除非特异性抗原与抗体的结合,如果使用得当可降低本底信号,减少假阳性的发生。

4．一抗反应 封闭结束后,倾倒封闭液,擦干玻片上蜡笔划痕以外的水分,再将其放回暗箱中,在脑片上滴加 250μl 含有 4% 驴血清和一抗(鼠源抗 TH-IgG,1∶500)的 0.1%Triton X-100 溶液,并将暗箱放入 4℃冰箱孵育 16～18h。如果在成像时发现染色较浅,这个过程可以延长至 48h。完成后,在室温下,用 0.1mol/L PBS 振荡清洗脑片,共三次,每次 15min,以去除脑组织中未结合到抗原的抗体。

5．二抗反应 将以上玻片置于暗箱中,在脑片上滴加 250μl 0.1mol/L PBS 溶液(含有 4% 驴血清、Cy3 标记的驴抗鼠二抗 IgG,1∶500)。常温下避光孵育 1.5h,然后用 0.1mol/L PBS 振荡清洗脑片,共三次,每次 10min。

(六)脑片成像

取出贴有脑片的玻片,于阴暗处晾干,在脑片上加一滴封片液,缓慢盖上盖玻片,使脑片均匀浸没于封片液中,再在盖玻片周围涂抹适量树脂胶,以密封脑片和封片液。待树脂胶干燥后,在 Zeiss LSM 880 激光共聚焦显微镜上以 10 倍或 20 倍物镜成像,用 Image J 软件处理图像。

【注意事项】

(一)影响病毒表达的因素

病毒标记神经元的比率与多种因素有关。

1．病毒血清型 血清型 1、2、5、8 和 9 型的 AAV 可感染中枢神经系统细胞,其中,AAV5 扩散能力较低,细胞感染率也较低,而 AAV8 和 AAV9 扩散能力较强,细胞感染率也较高。

2．病毒量 病毒量由体积和滴度两个因素决定。细胞感染率低,可适当增加病毒注射量,注射速度等。

3．病毒扩散过于广泛 病毒扩散面积太大,可适当减少病毒注射量,减慢注射速度。另外,在注射前,可将注射针头从注射位点下移 200 微米,再回到注射位点,这样,在注射病毒时,病毒不会因周围压力过高而沿注射针头向上扩散,影响结果。

（二）病毒标记与 TH 抗体标记的共标情况

虽然，通过 Cre-LoxP 系统可将 DIO-eGFP 的表达局限于 Cre 重组酶阳性的神经元中，但这还取决于病毒的质量。一般而言，病毒无法实现对全部多巴胺神经元的标记，未被标记的神经元不一定不是多巴胺能神经元。

用 DAT-Cre 小鼠与 Cre 报告基因（td-Tomato，一种红色荧光蛋白）小鼠杂交来标记神经元的策略可以保证 td-Tomato 标记所有的多巴胺神经元。

有时会出现病毒标记的神经元多于 TH 阳性神经元的情况。这可能是由于脑片太厚，或脑片通透处理不够，而影响 TH 抗体对多巴胺能神经元的标记。

【其他】

（一）用 Cre 阳性小鼠与 Cre 报告基因小鼠杂交来标记神经元

为将 Cre 阳性的神经细胞标记上荧光蛋白，便于观察，可用 Cre 报告基因小鼠（Ai9、Ai14 等）与其进行杂交。Ai9 和 Ai14 小鼠神经细胞中具有可被 Cre 重组酶剪切并表达的荧光蛋白 td-Tomato 的基因序列。将其与 Cre 小鼠杂交后，表达 Cre 的神经元就会被标记上 td-Tomato（图 28-2）。

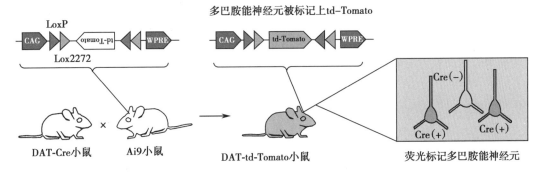

图 28-2 利用 DAT-Cre 和 Ai9 小鼠标记多巴胺能神经元

将 td-Tomato 基因翻转序列插入可被 Cre 重组酶识别的 LoxP 和 Lox2272 双重翻转开放阅读框架（double-floxed inverted open-reading frame，DIO）中。构建转基因小鼠，将其与 DAT-Cre 小鼠杂交，红色荧光蛋白 td-Tomato 可在仔鼠多巴胺能神经元中表达。

（二）用 Cre 依赖的病毒标记小鼠 Cre 阳性的神经胶质细胞

神经细胞包括多种神经元（neurons）和神经胶质细胞（glial cells）。从数量上计算，神经胶质细胞是神经元的 10 倍，分为少突胶质细胞（oligodendrocyte）、星形胶质细胞（astrocyte）、小胶质细胞（microglia）和施万细胞（Schwann cell）。每一种胶质细胞均有相应的标记分子，有些分子特异地表达在不同功能状态的胶质细胞中。

少突胶质细胞参与中枢神经系统的能量支持和神经元轴突的髓鞘化。沿轴突形成一个个郎飞节（Ranvier node），使动作电位能快速跳跃式无能耗地传播至突触末梢。它的标记分子有髓鞘碱性蛋白（myelin basic protein，MBP）、Sox10、髓鞘少突糖蛋白（myelin oligodendrocyte glycoprotein，MOG）、碳酸酐酶Ⅱ（carbonic anhydrase Ⅱ）、2′, 3′- 环核苷酸 - 磷酸水解酶（2′, 3′-cyclic nucleotide 3′-phosphohydrolase，CNPase）、Nogo-A 和蛋白脂蛋白（proteolipid protein，PLP）。成熟少突胶质细胞表达 TMEM10、Opalin、MOG 和 MBP。

星形胶质细胞是分布最广泛、功能和分子最复杂的胶质细胞。它参与多种生理功能，包括神经递质的清除、离子稳态和突触数目的调节,通过这些机制影响神经元的活动。另外,星形胶质细胞可表达多种分子,包括胶质纤维酸性蛋白(glial fibrillar acidic protein,GFAP)、谷氨酸转运体(glutamate transporter,GLT1/EAAT2)、缝隙连接蛋白结合素 30(connexin 30,Cx30)等。通常 GFAP 可用作星形胶质细胞的标记蛋白,但该分子仅在活化的星形胶质细胞和白质中的星形胶质细胞中表达。成熟星形胶质细胞的标记分子有乙醛脱氢酶家族 1(aldehyde dehydrogenase family 1 member L1,ALDH1L1)、醛缩酶 C(aldolase C,AldoC)、谷氨酸转运体 1(glutamate transporter-1,GLT1)、钙结合蛋白 S100 和水通道蛋白 4(aquaporin 4)。

小胶质细胞是神经系统中的免疫细胞。它们类似于巨噬细胞,是中枢神经系统中吞噬受损神经元、斑块和感染物的第一道免疫防线。小胶质细胞对神经系统稳态失衡的监控具有非常高的敏感性,在脑出现轻微损伤和受到干扰时,即可被激活。在发育过程中,小胶质细胞释放多种因子影响神经元的存活,一些因子可提高神经元的存活率,如 CX3CR1 和 TMEM119;但也有一些因子可通过诱导凋亡而引起细胞死亡,如 CD45、IL-1β、TLR2 等。

神经科学领域也有针对以上多数分子的 Cre 小鼠品系,可用 Cre 依赖的 AAV 特异性病毒载体来标记表达这些分子的胶质细胞,以研究不同种类和不同生理病理状态的胶质细胞的功能。具体 Cre 小鼠品系可在以下 3 个网站查询:美国国立卫生研究院 Cre 小鼠系统(www.credrivermice.org)、美国洛克非勒大学 GENSAT 项目(http://GENSAT.org)和世界最大的转基因小鼠品系库美国杰克逊实验室(https://www.jax.org)。

第二节 神经元示踪技术

【实验目的】

用神经示踪染料和病毒载体标记腹侧被盖区(ventral tegmental area,VTA)多巴胺能神经元的下游神经元。

【实验原理】

在中枢神经系统中,神经元作为信息处理的单元,与其他神经元形成相互联系。对某一神经元而言,它会接收来自其他多个神经元的复杂信息,并将信息处理加工后,再传至下游神经元。神经元的多样性体现在其合成和释放的神经递质和神经肽的种类,是中间神经元还是投射神经元,是受多个脑区的多种神经元的支配还是特定脑区的特定类型神经元的支配,是支配多个脑区的多种神经元还是特定脑区的特定类型神经元。而回答这些问题是研究神经元功能、解读动物行为编码机制的重要组成部分。

研究神经元间的投射可分为三个层次:各脑区间的投射(宏观)联系、特定类型神经元间的(介观尺度)联系,以及特定类型神经元的突触末梢与特定类型神经元的树突间形成的突触(微观尺度)联系。一些亲神经元性荧光染料和病毒载体,能被神经元吸收,并沿轴突顺向传输,而标记下游核团的神经元。用荧光染料仅能反映上下游脑区间的宏观联系,而病毒载体可揭示两个脑区间介观和微观尺度水平的联系。

(一)顺向跨突触神经示踪剂

麦胚凝集素(wheat germ agglutinin,WGA)作为顺向跨突触示踪剂,被广泛用于追踪神经元的投射。它可结合神经元 N- 乙酰葡胺和唾液酸,然后可迅速顺向传输至神经元轴突末梢,并顺向跨突触传递到突触后神经元中(图 28-3)。将 WGA-Alexa488 注射入脑区 1,2～5d 后,可在其他脑区(脑区 2)观察到 Alexa488 标记的神经元。

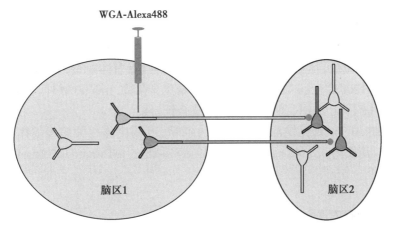

图 28-3　用顺向跨突触的 WGA-Alexa488 标记下游神经元

(二)顺向跨突触示踪病毒

H129 是单纯疱疹病毒 1 型(herpes simplex virus type 1,HSV-1)的一种血清型,可顺向跨突触传输,表达迅速,扩散充分,其携带的荧光蛋白在注射部位的表达仅需 24～48h。文献报道,H129 每 48h 可顺向跨一级突触,但会有细胞毒性,动物可出现一系列神经系统症状,如偏瘫、共济失调、体重骤降,时间过长还可导致动物死亡。时间进程与注射部位、注射量和动物的抵抗力等相关。

H129 的表达依赖于其中的 TK 基因,敲除 TK 基因(H129-ΔTK),可阻止 H129 的表达。如将 TK 基因加载到 AAV 中,通过引导其表达到特定种类的神经元中,再将 H129-ΔTK 注射至同一部位,可顺向跨单级突触标记该特定神经元的下游神经元(图 28-4)。

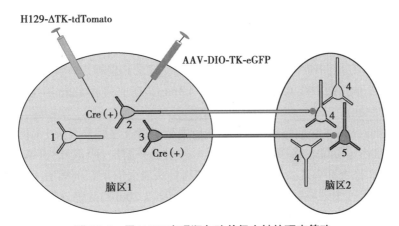

图 28-4　用 H129 实现顺向跨单级突触的研究策略

确定 Cre 阳性神经元所在脑区,注射病毒载体 AAV-EF1α-DIO-TK-eGFP,待表达 2 周后,在同一脑区注射 H129-ΔTK-hSyn-tdTomato,10 天后处死小鼠,在脑区 1 中可观察到仅表达 TK-eGFP 的神经元 2 和表达 TK-eGFP＋ΔTK-td-Tomato 的神经元 3,仅神经元 3 可将 td-Tomato 顺向传输至下游脑区 2 中受脑区 1 中 Cre 阳性神经元支配的神经元 5 中。

本实验中我们将用 WGA 和 H129-ΔTK＋AAV-TK 两种方法来追踪腹侧被盖区（ventral tegmental area，VTA）多巴胺能神经元支配的下游神经元。

【实验对象】

DAT-Cre 转基因小鼠。

【实验器材与药品】

小鼠脑立体定位仪、体视显微镜、微型手持式颅钻、微量注射泵、10μl 微量注射器、莱卡振荡切片机（VT-1200S）、Zeiss LSM 880 激光共聚焦显微镜、ImageJ 软件。

手术刀片、镊子、止血钳、持针器、剪刀、缝合针、线。

戊巴比妥钠、0.9% 氯化钠注射液、碘伏、酒精、高滴度腺相关病毒载体（AAV2-EF1α-DIO-TK-eGFP，滴度为 $(2\sim4)\times10^{12}$/ml；H129-ΔTK-hSyn-tdTomato）、0.1mol/L 磷酸盐缓冲液、4% 多聚甲醛。

【实验步骤】

（一）WGA 的脑内注射

1. 示踪剂的准备 将 1mg WGA-Alexa555 溶于 500μl 灭菌的生理盐水配制成 0.2% 的母液，小体积（5μl）分装后，保存于 −20℃。实验前取一份，置于 0℃，并避光使用。

2. 手术的无菌操作 手术台周围要喷洒 75% 酒精做灭菌处理，并将手术器械放置在无菌区。另外，还要准备一个玻璃珠灭菌器，手术过程中，不慎将手术器械接触到动物皮毛或其他未经灭菌处理的部位，需将手术器械放入玻璃珠中加热 20～25s 灭菌。

3. 小鼠保温 手术过程中，由于小鼠基础代谢率下降，加之体温调节中枢受到抑制，需要用电热毯为小鼠保温。

4. 脑立体定位手术

（1）动物麻醉：取 C57 小鼠，称重（24～30g）后，腹腔注射戊巴比妥钠（40mg/kg），约 20min 后，待小鼠麻醉平稳后，剔除头部毛发，将小鼠置于脑立体定位仪上。

（2）定位注射前准备：用棉签蘸取 75% 酒精，对头皮消毒三次。

用镊子按压小鼠前爪，观察小鼠疼痛反射是否消失，以判断小鼠麻醉深度。

用手术刀将小鼠头皮沿正中线切开。调节小鼠口鼻固定器，使前后囟保持水平。再调节小鼠耳杆，使颅骨左右水平。

在小鼠脑立体定位图谱中查找目标脑区的中点，记录其坐标。本实验以 VTA 为例。其中点为前囟后 3.2mm，距中线 0.25mm，深度为 4.3mm。在前囟后 3.2mm，且距中线 0.25mm 处，在双侧颅骨钻孔。

（3）用微量注射泵注射示踪剂：将微量注射器架于微量注射泵泵头上，再将微量注射泵泵头固定于脑立体定位仪。将 30G 的针头插入注射器并固定，吸取 0.5μl WGA-Alexa555，并事先注射 50nl，检查针头是否阻塞，再用棉签将针头表面的示踪剂擦干净。

参照脑立体定位图谱将针头尖端移至目标脑区，以 20nl/min 的速度注射 100nl 的示踪剂，注射完成后，将针头保留 5～10min，再以 0.3mm/30s 的速度缓慢提出针头。针头移出脑组织后，马上用蘸有生理盐水的棉签将针头上的脑组织擦拭干净。再注射 50nl 示踪剂，检查针头是否阻塞，以判断示踪剂是否注射成功。然后，缝合动物头部皮肤。

5. 动物术中和术后护理 在手术过程中，需要将小鼠置于电热毯上，维持正常体温。在小鼠眼球涂抹一层眼药膏，每小时向小鼠腹腔注射 0.3ml 生理盐水，以防止小鼠脱水。手术结束后，也要将小鼠置于电热毯上保温，直至苏醒，待小鼠能自由活动时，再放入干净鼠笼中，送回动物房。在手术结束后三天内均要检查小鼠健康状态。

6. 观察小鼠脑标本中被标记的神经元 在术后 2～5d，对小鼠行安乐死处理、心脏灌流、脑组织固定和全脑连续切片，并将切片贴于载玻片上，在荧光显微镜下观察被 WGA-Alexa555 标记的神经元。结果能显示受 VTA 支配的神经元的定位。

（二）用顺向跨突触的病毒载体标记 VTA 多巴胺能神经元的下游神经元

1. 动物和病毒的准备 取 DAT-Cre 小鼠，称重（24～30g）。该小鼠脑内多巴胺神经元表达 Cre。购买 AAV-hSyn-DIO-TK-eGFP 和 H129-hSyn-ΔTK-mCherry（红色荧光蛋白）。

2. 病毒的脑立体定位注射 小鼠脑立体定位注射方法同 WGA 注射方法。由于 H129 的表达依赖于 TK 的水平，因此，应先将 AAV-hSyn-DIO-TK-eGFP 注射入 DAT-Cre 小鼠脑 VTA 中，14d 后，再将 H129-hSyn-ΔTK-mCherry 注射入 VTA。

3d 后，可在小鼠 VTA 观察到 H129-hSyn-ΔTK-mCherry 的表达。

10d 后，可在下游脑区观察到 H129-hSyn-ΔTK-mCherry 的表达，但没有 AAV-hSyn-DIO-TK-eGFP 的表达。

该方法可结合免疫组织化学鉴定下游 mCherry 阳性神经元的类型。

【注意事项】

（一）选择适当的示踪剂需要考虑以下因素

1. 需要事先了解实验室荧光显微镜或激光共聚集显微镜可观察的荧光光谱范围，根据实际情况来选择 WGA 荧光标记的种类。

2. 根据预实验结果中荧光染料和病毒的扩散程度来调节注射量和浓度。在病毒扩散面积较大的情况下，可考虑对病毒进行稀释，减慢注射速度和减少注射量。

3. 注射方法可用微量注射器注射，也可用离子电泳技术注射。后者可用于标记较小的脑区。如果减小压力注射量和体积均不能很好地控制 WGA 和病毒的扩散，可采用离子电泳技术注射。

（二）对标记神经元的类型进行鉴定

1. 对 WGA 标记神经元的类型进行免疫组织化学鉴定时，需要用 Triton X-100 等洗脱剂对神经元胞膜进行穿透处理，同时，也会洗脱 WGA 而影响实验结果。先用病毒载体标记下游神经元，再将 WGA 注射至上游脑区，观察 WGA 与病毒载体的共标情况，其结果可证实下游的某类神经元是否受上游脑区的支配。

2. 在用病毒标记 VTA 多巴胺神经元的下游神经元后，可以借助免疫组织化学分析标记物与特定类型神经元标记蛋白的重合度，这样可以揭示多巴胺能神经元所支配的神经元的类型。

（三）神经示踪剂的双向传输可影响实验结果的解释

WGA 除了顺向跨突触传递外，还可逆向传输，虽然，顺向传输的速度会快于逆向传输，但在实验中还需用一些经典的示踪剂加以验证。如荧光金（FluoroGold，FG）被认为是逆向示踪剂中的金标准，可以同时将带有红色荧光标记的 WGA 和 FG 一起注射至同一位点，观察两者在同一脑区的共标情况，可判断 WGA 顺向和逆向传输何者占优势。

另外，右旋糖酐胺（dextran-amines，DAs）被广泛用于神经元轴突的顺向示踪，它可进入受损的神经元，均匀地扩散至胞体、轴突及轴突末梢。将携带不同种荧光标记的 DAs 和

WGA 注射至同一位点，通过观察这些 DAs 标记的轴突末梢与 WGA 标记的神经元的分布是否一致，可判断 WGA 标记的神经元是否为下游神经元。

（四）神经示踪剂的特点

神经示踪剂除了被神经元摄取，还可被起止于其他脑区且经过注射部位的轴突纤维所摄取，而干扰研究结果。

染料从注射部位向外扩散的强度和范围（<1mm）需要严格控制。

由于染料随运输距离的加长而逐渐被稀释，它们对短距离投射的示踪较远距离投射可靠。

它们不能实现对特定神经元类型的选择性标记。

其顺向和逆向示踪是相对的，不能绝对排除双向传输。

【其他】

（一）其他顺向示踪剂

1. 碳菁染料　常用的碳菁染料包括 DiI（红色）和 DiO（绿色）。这类染料有晶体和膏状两种形式，可进入神经元，沿胞膜的脂质顺向或逆向传输，从而标记细胞胞体和树突。它可用于活组织片和固定组织的标记，且在活组织中扩散的速度大大加快。但由于免疫细胞化学中需要用 Triton X-100、Tween-20 或 Saponin 等去污剂，从而限制其使用。

2. 植物凝集素　植物凝集素（phytohemagglutinin，PHA）是最早被广泛使用的顺向示踪剂。它通过结合神经元胞膜的神经节苷脂和甘露糖等碳水化合物进入神经元，一般需 10～20d 可充盈神经元胞体、轴突，甚至轴突末梢。可通过免疫组织化学方法来显示。

3. 右旋糖酐胺　右旋糖酐胺（dextran amines，DAs）被广泛用于神经元轴突的顺向示踪，它可进入受损的神经元，均匀地扩散并分布于整个神经元。分子量小于 3 000 的右旋糖酐可通过缝隙连接进入神经元，并迅速充盈到细胞的细小突起中，用于标记神经元的细纤维投射。而分子量为 10 000 的右旋糖酐运输较缓慢，在细胞中的停留时间较长，但不能透过缝隙连接。右旋糖酐或其荧光标记物均可被固定液所固定。

以上各类化学染料可用于脑区间上下游投射的示踪。其中，右旋糖酐胺是应用最广的顺向示踪剂。

（二）逆向示踪剂

1. 霍乱毒素 B 亚基　霍乱毒素 B 亚基（cholera toxin subunit B，CTb）是一种应用最广的逆向示踪剂。由于神经节苷脂介导 CTb 的吸收，将 CTb 与辣根过氧化物酶（horse radish peroxidase，HRP）结合，可大大提高逆向标记神经元的比例。其中，CTb 可用其抗体进行免疫组织化学检测。

可用荧光染料或磁性介质标记 CTb，注射入脑组织后，可用荧光显微镜或磁共振技术来检测其分布。荧光标记的 CTb 运输迅速（2～7d），毒性较低，易于应用，适合于后续的电生理学记录。另外，用多色荧光标记的 CTb 可同时标记多个脑区的上游神经元，再观察它们是否受同一脑区的支配。

2. 荧光金　荧光金（Fluoro-Gold）是无机荧光染料羟基二脒（hydroxy-stilbamidine），可在荧光显微镜下观察。Fluoro-Gold 可被神经元轴突末梢通过胞吞作用摄取，逆向传输至胞体，进入囊泡，在细胞质中蓄积。该染料性质稳定，抗淬灭能力强，荧光较强，可维持数月，其信号还可经 Fluoro-Gold 抗体放大。因其诸多优势，被用作检验新开发的逆向神经示踪剂可靠性的金标准。

3. 顺向不跨突触的示踪病毒　病毒需要与细胞膜上的同源受体（cognate receptor）结合后进入细胞。腺相关病毒（adeno-associated virus，AAV）有多种血清型。血清型为 2、5、7、8 和 10 的 AAV 结合表达于胞体上的同源受体而进入神经元，然后，需要将基因整合至宿主基因组中，基因表达需要特定启动子的驱动。

在构建病毒载体时，如果将特定的启动子置于某基因前，即可将其表达局限于特定的细胞类型中。如 hSyn 启动子可将其表达局限在神经元中，而 CaMKⅡ启动子可将其表达局限于兴奋性神经元或某些投射神经元中。另外，还可将 AAV 基因构建到 Cre-LoxP 或 FLP-FRT 阅读框架中，与 Cre 和 FRT 阳性的小鼠品系联合应用可将病毒表达局限于某一类细胞中。AAV 在体内的表达较缓慢，一般需 10～20d，其表达可维持数月。

4. 逆向不跨突触的病毒　逆向不跨突触的病毒有单纯疱疹病毒 1 型（herpes simplex virus type 1，HSV-1）、犬腺病毒（canine adenoviridae，CAV）和逆向腺相关病毒（AAV-retro）。这些病毒可结合神经末梢的同源受体，而逆向标记上游神经元。HSV-1 的表达仅需 12h 到 3d，而 AAV 则需 10～20d。另外，中枢的表达与外周有所差异。在外周脏器中，HSV-1 仅在新生动物体内表达。

5. 逆向跨突触病毒　狂犬病毒（rabies virus，RV）和伪狂犬病毒（pseudorabies virus，PRV）可用于逆向跨多突触示踪。这些病毒进入细胞需要借助病毒衣壳 - 糖蛋白复合体和细胞表达受体的相互作用。在神经组织中，突触前膜表达的突触黏附分子 nectin-1 与 synaptophysin 共定位，是这些病毒进入和转染神经元的主要介质。敲除 nectin-1 后，病毒失去转染能力。如果病毒浓度过高，表达后会在细胞间进行双向传输，而影响结果。降低病毒滴度和缩短表达时间可避免细胞间传输的发生。

PRV 可用于中枢和外周神经系统的逆向跨多级突触示踪。该病毒表达迅速，传输速度较快，在体外 6h 内即可表达，体内表达需 1d，而跨一级突触需要 2d。PRV 可自我复制并有细胞毒性，外周注射可在 5～6d 后致动物死亡，而脑内注射可在 4d 左右杀死动物。去除即早基因 IE80 的 PRV 细胞毒性显著降低，不会影响被转染神经元的生理功能，动物可存活至少半年。

RV 病毒需经基因改造后与辅助病毒联合使用，才能实现逆向跨单极突触标记特定神经元的上游神经元（图 28-5）。

第一，去除 RV 的糖蛋白基因（RV-EnvA-ΔG），使其失去跨突触传输的能力。

第二，将 RV-EnvA 同源受体 TVA 加载到 AAV 中，并与转基因动物结合使用，将 TVA 表达至特定神经元中。

第三，将糖蛋白基因 G 加载到另一 AAV 载体中，并将其引入表达 TVA 的神经元中。

第四，让 TVA 和 G 在神经元中表达 2～3 周后，再将 RV-EnvA-ΔG 注射入同一部位。这种情况下，RV 仅感染表达 TVA 的神经元，且在同时表达 TVA 和 G 的神经元中，RV-EnvA-ΔG 可跨突触转染上一级神经元中。

RV 对神经元的逆向标记效率高低不一，受多种因素影响，包括 EnvA、TVA 和 G 的表达水平、表达时间、RV 的血清型等。该病毒对兴奋性和抑制性神经元或附近的上游脑区的转染效率相比于 AAV-retro 和传统神经示踪剂可能具有一定的偏差。另外，该 RV 系统具有一定的神经毒性，虽然毒性低于 H129，但可引起小胶质细胞的浸润、基因表达的改变、几周内引起受转染神经元的死亡。因此，目前还不能将其应用于标记某一特定的神经通路，来研究其生理功能。

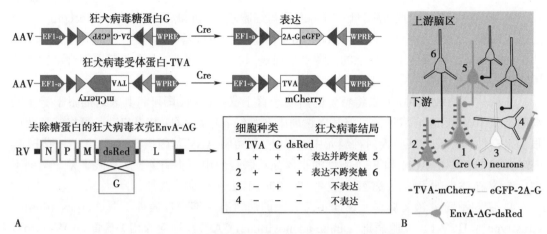

图 28-5　用逆向跨突触的 RV 病毒标记上游神经元

用 AAV 病毒将 RV 受体蛋白（TVA）和 RV 糖蛋白（G）转染至 Cre 阳性的神经元，两周后再将去除了 G 的 RV 衣壳 EnvA-ΔG 注射至同一脑区，RV 会转染表达 TVA 的神经元，而仅同时转染了 TVA 和 G 的神经元 1 才能使 EnvA-ΔG 跨突触转染至上一级神经元 5。这三种病毒载体联用可标记 Cre 阳性神经元的上游神经元。

去除了糖蛋白的狂犬病病毒可以复制但不能跨突触传输，由于其能自我复制，其携带的荧光蛋白表达可持续增加，表达时间过长（>几周）可致细胞死亡。

根据神经示踪结果并不能全面地解析脑区间的网络联系，我们还需将形态学证据与神经元的电生理特性、神经元 - 神经元间突触联系的强度、神经末梢递质释放情况、突触后膜受体表达和变化规律等相结合，来阐述特定脑环路发挥生理功能的结构基础，便于揭示脑回路的形成、变化和可塑性的规律。

第三节　透明脑技术

【实验目的】

对厚脑片进行透明化处理，以实现脚桥核胆碱能神经元的三维成像。

【实验原理】

个体的行为表现和生理功能的执行需要多个脑区众多神经元协同完成，因此，揭示行为相关神经元和脑区的三维结构和联系是深入了解行为的脑回路机制，以及治疗相关疾病的重要基础。光镜成像是达到此目的的主要手段。

光在脑组织中传播时，遇到诸如水分、脂质和蛋白质等分子时会发生散射，而影响组织的成像。光散射是对大块脑组织进行成像的最大障碍。降低光散射是提高成像分辨率和成像深度的前提。为达到这一目的，需要对脑组织进行脱水和去脂处理，并将其浸没在折光系数与脑组织相近的封片液中，对大块脑组织进行成像。这一过程被称为组织透明化。

各种组织透明化方法均使用了强力洗涤剂，可能造成组织中各种成分的丢失，而在洗涤剂处理前对组织进行交联处理，则可防止细胞大分子物质（如荧光蛋白等）的丢失（图 28-6）。透明化处理后的脑组织可在激光共聚集显微镜下进行成像，而无须将其切成连续系列薄片，这种策略大大地减小了对脑组织进行三维重构的工作量，其结果可增进人们对大脑结构的认识。

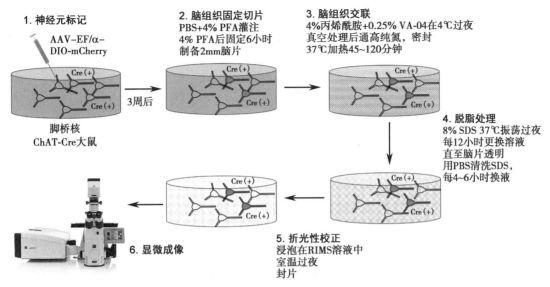

图 28-6 透明脑技术基本操作流程

【实验对象】

ChAT-cre 转基因大鼠。

【实验器材与药品】

小鼠脑立体定位仪、体视显微镜、微型手持式颅钻、微量注射泵、10μl 微量注射器、莱卡振荡切片机（VT-1200S）、大鼠脑模具（矢状切面间距 0.5mm）、振荡水浴锅、真空泵、高纯度氮气、Zeiss LSM 880 激光共聚焦显微镜、Image J 软件。

手术刀片、镊子、止血钳、持针器、剪刀、缝合针、线、25mm × 15mm × 2mm 方格、50ml 塑料加盖试管。

戊巴比妥钠、0.9% 氯化钠注射液、碘伏、酒精、高滴度腺相关病毒载体 [AAV2-EF1α-DIO-mCherry，滴度为（2～4）× 10^{12}/ml]、多聚甲醛、0.1mol/L 和 0.01mol/L 磷酸盐缓冲液（pH = 7.6）、4% 丙烯酰胺、VA-04 交联剂、8% 和 4%SDS（pH = 8.4）、碘海醇。

【实验步骤】

脚桥核胆碱能神经元的荧光标记

取 ChAT-Cre 大鼠（雌雄不限），称重（500～650g）后，腹腔注射戊巴比妥钠（40mg/kg）麻醉。向脚桥核中注射 1μl AAV5-EF1α-DIO-mCherry。具体步骤如下。

1. 将大鼠头部固定于脑立体定位仪上　待大鼠麻醉平稳后，剔除头部毛发，将大鼠置于脑立体定位仪上。用镊子按压大鼠前爪，观察大鼠疼痛反射是否消失，判断大鼠麻醉深度。

用棉签蘸取 75% 酒精，对头皮消毒三次，用手术刀将大鼠头皮沿正中线切开，清理颅骨表面组织，暴露颅骨标志线，调节大鼠口鼻固定器，使前囟后囟保持水平，调节耳杆使颅骨左右水平。

2. 向脚桥核定位注射病毒　大鼠脑立体定位图谱显示，脚桥核中心的坐标为前囟后 8.2mm，距中线 2.0mm，深度为 7.0mm。在前囟后 8.2mm，且距中线 2.0mm 处，在双侧颅骨钻孔，在钻孔时，缓慢逐渐向下移动钻头，直至看到有少许血液从钻头周围溢出。后提起钻头,用生理盐水清洗孔口,去除骨屑。

(1)脑内定位注射:将 $10\mu l$ 微量注射器(针头为 34G)架于微量注射泵(WPI)泵头上,再将泵头固定在脑立体定位仪的操纵臂上。通过微量注射泵吸入适量的病毒(AAV5-EF1α-DIO-mCherry)后,将针头移至前囟,以此为起点。将针头降至目标位置(前囟后 8.2mm,距中线 2.0mm,深度为 7.0mm),用微量注射泵以 $0.1\mu l/min$ 的速度注射 $1.0\mu l$ 病毒。为防止病毒沿针道向上扩散,一方面在注射前,将针头降至 7.3mm 深度,再移至 7.0mm 处,事先为病毒制造一个储存库,另一方面,注射结束后,将针头保留在原位约 5min,使病毒完成向周围组织的扩散,再以 0.3mm/30s 的速度缓慢拔出针头。最后,缝合头皮。

(2)术中大鼠护理:在手术过程中,需要将大鼠置于电热毯上,维持正常体温。眼球涂一层眼药膏,防止眼角膜脱水坏死。每小时向小鼠腹腔注射 1.0ml 生理盐水,以防止大鼠脱水。

(3)术后大鼠护理:手术结束后,也要将大鼠置于电热毯上保温,直至苏醒,能自由活动后,再放入干净鼠笼中送回动物房。在手术结束后三天内均要检查大鼠健康状态。

3. 脑组织切片

(1)安乐死:因病毒表达需要 2～3 周,在注射病毒 3 周后,将大鼠放入一充满二氧化碳(carbon dioxide,CO_2)的暗箱中,行安乐死处理。至大鼠呼吸停止,出现尿失禁后,行心脏灌流。

(2)心脏灌流:大鼠于仰卧位,四肢张开,用注射器针头将前肢和下肢近端皮肤固定于一泡沫板上,将泡沫板置于 40cm×30cm×3cm 的托盘中。

先沿中线切开腹部和胸部皮肤,再使皮肤与胸肌分离,用剪刀切开膈肌,用咬骨钳沿中线外 2/3 处剪断所有肋骨,用止血钳夹住肋骨剑突向上掀开,充分暴露心脏。再用止血钳夹住腹主动脉。

用自制的弯钩刺入右心室固定心脏,将 23G 注射器针头磨平后,插入左心室,剪破右心耳,从针头注入 0.1mol/L PBS,注射约 30～40ml 后,即可看到从右心房流出清亮的液体,大鼠上肢皮肤变得苍白,说明组织血管内的血液被大部分冲洗干净。

之后,缓慢灌注 80ml 4% 多聚甲醛(paraformaldehyde,PFA)溶液。在灌注 PFA 时,可观察到大鼠四肢伸展和尾部卷曲的动作。

(3)固定脑组织:灌注完毕后,将大鼠断头,开颅,取出全脑,并将其放入 4%PFA 中,在 4℃固定 4～6h。

如果灌流成功,大鼠关节会变得僵硬,脑组织为黄白色。为防止操作人员吸入挥发的 PFA 而造成健康危害,以上操作均应在通风橱中进行。灌注产生的废液都应回收入有害废液缸中,避免污染环境。

(4)切片:常温下,用震荡切片机将大鼠脑沿矢状切面切成 2mm 切片,并放入 4%PFA 中,再固定 2～3h。

4. 组织交联 为防止脑片中蛋白质被洗涤剂洗脱,将对脑组织进行交联处理。

将脑片在 PBS 中清洗两次,每次 20min,以去除残留的多聚甲醛。

将脑片移入含 4% acrylamide 和 0.25% VA-04 thermal initiator 的 PBS 中(20ml),在 4℃冰箱中保存过夜。

将试管放入干燥瓶中,抽真空 5min,去除溶液中的气体,后迅速盖上盖子。

向溶液中充高纯氮气进一步去除溶液中的氧气,后加盖,拧紧,以防漏气。

将试管置于37℃水浴45～120min，直至溶液变黏稠。

在PBS中将脑片表面黏稠物洗净。

5．组织透明　将用PBS洗净的厚脑片移入含8%SDS的0.01mol/L PBS（pH＝8.4）（50ml试管）中，置于37℃水浴中振荡，每天更换一次溶液，直至脑片透明。

用PBS将脑片的SDS冲洗干净，直至晃动后液面无气泡产生为止。

6．厚脑片的免疫组织化学

（1）一抗反应：将厚脑片放入15ml试管中，加入2ml抗体（豚鼠抗ChAT IgG，1∶100）和0.1%Triton X-100的PBS中，在室温下浸泡，每36h换一次溶液，84h终止反应。抗体的浓度是常规免疫组织化学的2～3倍。

（2）清洗抗体：将脑片在40ml含0.1%Triton X-100的PBS浸泡48h，每12h更换一次溶液。

（3）二抗反应：将脑片放入15ml试管中，加入2ml含有二抗（驴抗豚鼠IgG，1∶250）和0.1% Triton X-100的PBS中，在室温下浸泡48h后终止反应，每24h更换一次溶液。抗体的浓度与薄片免疫组织化学相同。

（4）脑片清洗：将脑片在40ml含0.1% Triton X-100的PBS浸泡48h，每12h更换一次溶液。

7．脑片折光率校正　将脑片移入15ml试管中，使其浸入折光率匹配的溶液（reflex index matching solution，RIMS）中，在室温下放置过夜，直至脑片透明。如RIMS中有气泡，则需更换RIMS，再浸泡6h以上。

8．厚脑片封片　将2.5mm深的方格支承架（iSpacer，SunJin Lab）粘在玻片上，再将透明的脑片移入其中，后将RIMS缓慢注入并充满整个方格，方格中如有气泡，需要尽量去除。最后，盖上盖玻片，并用指甲油封片，以防止封片液泄漏。

【注意事项】

1．防止脑片感染细菌　由于厚脑片免疫组织化学实验在室温下进行，为防止细菌生长，需向溶液中加入0.05%的叠氮化钠。

2．防止交联过度　在交联形成过程中，要仔细观察凝胶的黏稠度，在晃动试管时，凝胶移动缓慢时，即可中止反应。如果交联过度，脑片表面会形成较致密的凝胶层，而影响透明化速度。

3．防止过度洗脱　多聚甲醛固定和聚丙烯酰胺交联处理对于保持脑组织中的蛋白质含量尤为重要，否则，就会出现过度洗脱的现象。

4．防止自发荧光　心脏灌流应当充分，血管中残留的血液组织可引起自发荧光，影响神经元的成像效果。

5．抗体穿透力有限　一般而言，抗体仅能穿透300～500μm的深度。用免疫组织化学来标记神经元时，脑片厚度应控制在1mm以内。而用于原位杂交的分子探针较抗体分子小，可提高脑组织分子的标记效率，适用于全脑或厚脑片中特定神经元空间分布的研究。

【其他】

（一）用透明脑技术（CLARITY和PACT）观察全身脏器

美国加州理工学院的Viviana Gradinaru教授团队对透明脑技术进行了多种改进。他们将固定液、交联剂、透明液和PBS依次经心脏注入全身循环系统，对全身脏器和脑组织进行同步透明化处理，然后，将脑、脊髓、肾、肠、脾、胰腺等脏器分别浸泡于RIMS中，再在激光共聚集扫描显微镜下进行成像。

骨骼组织去除钙质和去除造血系统自发荧光后，可经透明脑技术进行透明化处理，并能对荧光蛋白标记的成骨细胞进行成像。

（二）基于蛋白质变性的透明化技术（lipid-compatible clearing）

华中科技大学的朱丹教授团队发明了一种组织透明方法，他们将三乙醇胺和甲酰胺联用，可在 1d 内实现对脑组织的快速透明。他们将该方法简写为 RTF，即基于三乙醇胺和甲酰胺的快速透明法（rapid clearing method based on triethanolamine and formamide）。

该方法的原理是，用三乙醇胺和甲酰胺配制一种混合液，其中，甲酰胺可使蛋白质变性，降低其折光率，以接近脑组织中水和脂质的折光率，从而提高了组织的透光性。经该方法透明的脑组织可保留其中的荧光蛋白信号和用于标记神经元轴突的碳菁染料。但透明效果仅限于较薄的幼鼠脑组织（<1mm），可引起脑组织约 2%～5% 的缩小，对组织的结构和脑回路成像的准确度造成了轻微的影响。将透明的脑组织再次浸泡在生理盐水中，可逆转脑组织的萎缩。

（三）PEGASOS 透明坚硬和柔软组织

中枢和周围神经系统被骨骼系统保护着，为实现对全身神经系统进行无创性原位成像，需要同时对骨骼和神经组织及周围软组织进行透明化处理。但很多组织透明方法不能做到对软硬组织进行同时和同等程度的透明化。德克萨斯农工大学的赵瑚教授发明了一种组织透明方法，可用于对全身软硬组织进行透明化处理。他们用该方法实现了全身神经系统和血管系统的原位无损性成像。他将这种方法命名为 PEGASOS（the polyethylene glycol-associated solvent system，聚乙二醇相关的溶剂系统）。

在该透明化体系中，聚乙二醇被用来提高荧光蛋白的稳定性，同时，分别对骨骼进行脱钙处理和对肝脾等有色组织进行脱色处理。经血液循环系统将混合液灌流至全身，7～12d 即可使幼年大鼠全身软硬组织透明化。经该方法处理大鼠后，可在保持中枢神经系统完整性的情况下观察脊髓各节段的神经元，以及骨髓中神经末梢的三维分布。其最大的缺点是可导致组织的严重萎缩（30%～40%）。

（四）CUBIC-X

CUBIC-X 法是将脑组织浸泡在含有亲水性试剂的溶液中，使脑组织扩张 10 倍，同时，可统一脑组织各部分的折光率。由于细胞与其突起被同等程度地放大，从而可实现对脑组织进行具有单细胞分辨率的成像。其中有些试剂有致荧光淬灭的作用，这是该方法的缺点之一。

（肖　诚　周春艺）

第二十九章 电生理功能检测

第一节 膜片钳基本原理与操作

一、膜片钳基本原理和分类

生命活动的基本单位是细胞。细胞是由磷脂双分子层构成的细胞膜所包绕的,内容物包括细胞液和各种细胞器。细胞膜上嵌有多种蛋白,包括受体,离子通道等等。细胞器也可由细胞器膜所包绕,比如线粒体被线粒体膜所包绕。细胞内液与细胞外液和细胞器内外的液体交换依赖于细胞膜或细胞器膜上的离子通道和受体。为了测定离子通道的离子流动的情况和对细胞膜内外侧电压的影响,科学家们发明了膜片钳技术用来测量膜内外离子流动情况或膜电位的变化。膜片钳技术的基本操作是首先用灌注了盐液体的玻璃微电极(玻璃微电极用直径 $1\sim1.5mm$ 的细玻璃管通过拉制仪加热拉制而成,依据所要记录的细胞不同,其尖端的电阻在浸入盐溶液时为 $2\sim10M\Omega$)。通过负压吸引的方式将玻璃微电极和细胞膜之间形成高阻封接(电阻大于 $1G\Omega$)。此时在玻璃微电极尖端所覆盖的这一小块的细胞膜上的电压或电流可以被连接于玻璃微电极的电生理设备所操控,形成钳制的电流或电压。膜片钳的基本原理基于欧姆定律。当电压钳制时,是在固定的电压下,测量电流的变化,反映的是电阻或电导变化的情况,实际上是反映了通道的关闭或打开的情况。当通道开放时,电阻减少,电流增大,可以根据欧姆定律,计算离子通道电导的大小和开放概率,这种膜片钳记录方式,叫电压钳。另外一种钳制方式是固定电流,当给予细胞膜一个固定的输入电流的时候,观察膜电压的变化。当电流足以引起离子通道构象变化,也就是达到阈电位水平时,会引起动作电位。这种钳制方式叫电流钳。电流钳通常用来观察某些通道的突变或基因敲除对细胞膜电位的影响,反映的是细胞的可兴奋性。

一个膜片钳记录系统由四个主要部分组成:①一台显微镜。②连接玻璃微电极的探头和放大器。③数模转换器和电脑。显微镜根据不同的实验要求而配置。记录培养细胞的,主要配置倒置显微镜。而记录脑片电流和电压时,要配置正置显微镜且需要使用带红外干涉功能的显微镜使细胞看起来更有立体感,方便微电极的接触和封接。④显微操作系统:可以在微米的精度上控制微电极的前进、后退及左右上下的移动,使玻璃微电极接触但不损伤细胞,有利于封接的形成。

二、膜片钳的基本操作方式

1. 细胞贴附式膜片钳（cell-attached patch）　细胞膜在负压的作用下和玻璃微电极形成封接后，便可进行电生理记录，这时候既可以进行电压钳的记录也可以进行电流钳的记录。这种膜片钳术式称为细胞贴附式膜片钳，是膜片钳的基本记录方式之一。这种膜片钳的应用比较局限，因为这时候如采用电压钳记录模式，记录到的电流只反映了被钳制的一小块膜细胞内外的离子流动情况，细胞内外的液体也都是相对固定的，不能够通过灌流来改变。因此无法测量细胞内外因素对离子通道的调节。如采用电流钳的记录模式，所记录到的动作电位取决于这一小块被钳制的膜上是否有钠通道表达及表达量的多少。但因为其形成便捷，对细胞生理干扰较少，在脑片记录中仍有人使用。

2. 内面向外式膜片钳（inside-out patch）　当细胞膜和玻璃微电极之间形成封接后，使用微操系统退后微电极，使钳制的细胞膜从细胞上被撕裂下来，这时候形成的膜片钳称为内面向外的膜片钳术式。顾名思义，原来对着细胞内面的细胞膜那一面，现在对着外面了，即术者的培养皿中的液体了。这时候可以通过灌流系统改变细胞内的离子浓度，给予药物或者小分子类的配体，甚至抗体，来观察细胞内因素对离子通道和受体的调节作用。

内面向外的膜片钳术式主要用于对某种通道和受体的研究，因此常配合异源表达系统，如非洲爪蟾的卵细胞或者 CHO 细胞，或 HEK293 细胞使用。也有用于原代细胞的测量的，这时候需要注意电信号是否来源于术者想要研究的通道。因为原代培养或急性分离的细胞常常有多种通道的表达，需要通过药理学的方法加以鉴别。

3. 全细胞记录（whole-cell recording）　当细胞封接形成以后，不退后微电极而直接继续施加负压，使被钳制的细胞膜被吸破，这时电极内液和细胞内的液体混为一体，成为新的细胞内液，主要成分应该是电极液，因为细胞内液体积很小。而此时，细胞外液将是培养皿中的液体。这时候进行的电生理记录称为全细胞记录。全细胞记录在脑片记录中应用较多，主要用于测量动作电位的频率、振幅和静息电位。高阻封接使细胞内与浴槽之间的漏流极少。电极本身阻抗（$1\sim10M\Omega$）与细胞封接后的阻抗相比较低，这种低接触阻抗使单管电压钳容易实现。电极管内与细胞之间弥散交换与平衡快，因而容易控制细胞内液的成分。细胞钳记录的是许多通道的混合电流，不利于综合分析。如果有目的地将膜电位钳制在某一程度，可做到选择性抑制某些通道的活性而只记录某种离子电流的总和，并可在同一细胞上观察几种不同通道的情况。通过改变内部介质，如改变电极液成分，或在电极液中加入所需药物，通过渗透很快改变胞质成分并达到平衡，该手段在全细胞记录中广泛应用。它适合于小细胞的电压钳位。不足之处是由于电极与细胞间交换快，细胞内环境很容易破坏，因此记录所用的电极液应与胞质主要成分相同，如高 K^+、低 Na^+ 和 Ca^{2+} 及一定的缓冲成分和能量代谢所需的物质。

4. 外面向外式膜片钳（outside-out patch）　当细胞封接形成后，先吸破膜，然后缓缓退后微电极，这时候细胞膜可能反向再次形成封接，这时候形成的膜片钳是外面向外的膜片钳。外面向外的膜片钳系统可以任意改变膜外物质的浓度，有利于研究离子、递质对膜外表面的作用，多用于研究细胞膜外侧因素控制的离子通道。这些因素直接作用于离子通道，而不需经过受体第二信使系统。因细胞外液容易更换，故加药方便。缺陷是实验中难以改变胞内成分。

5. 穿孔膜片钳（perforated patch）　是为克服常规全细胞模式的胞质渗漏问题，有学者将与离子亲和的制霉菌素或两性霉素 B 经微电极灌流到含有类固醇的细胞膜上,形成只允许一价离子通过的孔道,用此法在膜片上做很多导电性孔道,借此对全细胞膜电流进行记录。由于此模式的胞质渗漏极为缓慢,局部串联阻抗较常规全细胞模式高,所以钳制速度很慢,也称为缓慢全细胞模式。

第二节 全细胞电生理功能检测

【实验目的】

学习 whole-cell 膜片钳记录方法,了解离子通道的生物物理学与药理学特性。

【实验原理】

各种离子通道在体内广泛分布,参与众多至关重要的生理功能。离子通道参与众多疾病的发生,特定的通道阻滞剂或激活剂可调节通道功能,从而治疗相关疾病。膜片钳在离子通道电流记录中,可分别于不同时间、不同部位施加各种不同浓度的药物,研究它们对通道功能的影响。利用膜片钳方法可迅速判明药物作用靶点及作用方式等问题。

【实验对象】

HEK293 细胞,钠离子激活的钾通道(KCNT1 通道)质粒。

【实验器材和药品】

分析天平、烧杯、定容瓶、磁力搅拌器、pH 调节器、砂芯滤器、高压灭菌锅、电动移液器、1.5ml 离心管、细胞培养皿、水浴锅、细胞培养箱、电极拉制仪及电生理记录装置等。

【实验步骤】

（一）液体配制

1. 灌流液(mmol)　90 Glu-K,10 HEPES-K-M,5 EGTA,5 KOH,在其中加入不同浓度的 TEA(1,3,5,10,20)。利用 KOH 和甲磺酸将 pH 滴定至 7.4。

2. 电极内液(mmol)　90 Glu-K,10 HEPES-K-M,5 EGTA,5 KOH,250 NaGlu,2 $MgCl_2·6H_2O$。利用 KOH 和甲磺酸将 pH 滴定至 7.4。

（二）HEK293T 细胞培养

1. HEK293T 细胞的复苏

(1) 提前打开 37℃水浴锅,将 HEK293T 细胞冻存管在水浴锅中不断轻轻晃动,一旦冻存液解冻,立即转移至超净台吸出与提前准备好的 5ml 培养液缓慢混匀。

(2) 在细胞培养皿中加入 3ml 混匀液体,置于 5%CO_2、37℃细胞培养箱中培养,24h 后更换新鲜细胞培养液。

2. HEK293T 细胞的传代　当细胞密度约占皿底的 70%～90% 时即可进行传代。吸除待传代细胞中的废液,再用 2ml PBS 清洗细胞表面 2 次。取 200μl 0.25% 胰酶滴在细胞表面,在 5%CO_2、37℃细胞培养箱中静置 30s 后,在显微镜下确认细胞是否悬浮。当细胞形态改变,震动皿底,大部分贴壁细胞开始脱离,此时立刻加入 2ml 新鲜细胞培养液终止消化,轻柔地吹打培养皿底面,使全部细胞脱落形成细胞悬浮液,离心(600r/min,5min)后吸除上清液,加入 2ml 新鲜培养液轻轻吹打均匀后,将细胞悬浊液注入新的细胞培养皿中。十字交叉法晃动培养皿使细胞分布均匀,做好标记,继续培养。

3. HEK293T 细胞的转染　在实施 2 步骤时,另取新的细胞培养皿,皿底铺设小圆盖玻片,加入 2ml 含 10% 胎牛血清的细胞培养液及适量的细胞,待其生长 24h 后再做转染。在 2 个干净的 1.5ml EP 管中均加入 50μl Opti-MEM 分别稀释目的质粒 1 000ng 与 3μl Lipofectamine 2000 试剂,轻轻混匀后室温下静置 5 分钟。将 53μl 含有 lipo2000 的混合液加入到放有质粒的 EP 管中,混匀后室温静置 15min。在每个培养皿中经 PBS 轻轻冲洗一遍后,加入 700μl 不含血清的培养液。25min 后,把混合液加入到培养皿中。4~6h 后更换正常培养液。48h 后可用于相关电生理的检测记录。

(三)记录电极拉制

利用电极拉制仪,按照说明书设定合适的温度、速度与拉力,将电极拉至电阻为 6~8MΩ 的记录电极。

(四)电生理记录

将盖玻片置于含有灌流液的培养皿中,选用胞体光滑、折光性好的细胞进行 whole-cell 膜片钳记录。电极入液前给予适当的正压,将电极尖端缓慢靠近细胞膜(图 29-1),当电极与细胞膜接触后,轻轻地给予负压开始进行封接,当形成高阻封接时即为细胞贴附模式(图 29-2),然后缓慢给予负压,当电阻突然下降至数十 MΩ 时,细胞膜被吸破,此时便形成了全细胞模式(图 29-3)。利用不同浓度的灌流液对细胞进行冲洗即可在相应研究方案下记录药物对通道的调节作用。例如:给予 -100~+100mV 的电压,观察电流的变化。

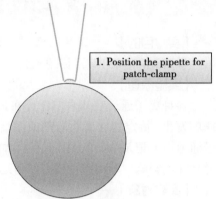

图 29-1　玻璃电极接近细胞

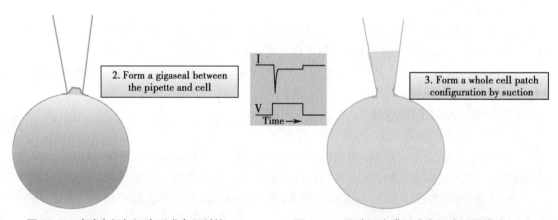

图 29-2　玻璃电极与细胞形成高阻封接　　　图 29-3　吸破细胞膜形成全细胞记录模式

【注意事项】

1．所有液体均使用去离子水或超纯水配制。

2．细胞培养全程注意规范操作,保持无菌,避免污染。

3．每次记录前提前冲洗灌流系统并预充灌流液,灌流管道里的空气必须完全排出;注意检查电生理设备工作状态、电极银丝是否需要镀氯。

4．注意调整好灌流头与细胞的相对位置及灌流速度,避免灌流时速度过快影响电流记录甚至将细胞冲掉。

第三节　单通道电生理功能检测

【实验目的】

学习蛙卵电生理单通道记录的方法,了解离子通道的生物物理性质。

【实验原理】

单通道可以反映通道的开放状态以及电导大小。离子通道受环境刺激的调节,神经递质,脂质,细胞内分子或离子都可能激活配体依赖性离子通道,调节细胞膜中离子通道的活性。通过电生理可以监测通道的功能状态,精确了解通道开放概率和功能状态之间的转换速率。非洲爪蟾卵母细胞是成熟的异源性表达体系,将体外转录好的 RNA 直接注入卵母细胞,待 2d 后即可在膜上形成通道蛋白,从而进行研究相应通道的生物物理机制。

【实验对象】

注射 KCNT1 cRNA 且表达的蛙卵。

【实验器材】

配液及过滤器械一套、pH 酸度计、超微量冰点渗透压仪、手术器械一套、摇床、医用保温箱、纳升级微量注射器 NANOJECT Ⅱ、P-97 电极拉制仪、玻璃微电极抛光仪、电极微操纵器、多通道快速微量加药系统、显微镜、电生理记录装置。

【实验步骤】

(一)液体配制

1．1 × ND 96 溶液含 96mmol/L NaCl、2mmol/L KCl、1.8mmol/L CaCl$_2$、1.0mmol/L MgCl$_2$、5mmol/L HEPES、2.5mmol/L 丙酮酸钠。每升溶液中加入阿米卡星 0.1g,环丙沙星 0.1g,四环素 0.05g。NaOH/HCl 调 pH 7.5,渗透压为 200mOsm。

2．1×OR2 溶液含 85mmol/L NaCl、5mmol/L KCl、1mmol/L MgCl$_2$、5mmol/L HEPES、5mmol/L NaOH。NaOH/HCl 调 pH 至 7.5,渗透压为 200mOsm。

3．根据离子通道特性及实验目的配备相应的灌流液和电极内液。

(二)爪蟾卵母细胞的获取、处理和 cRNA 显微注射

1．三卡因麻醉成年的雌爪蟾,在剑突下旁开 1cm 处开口并取卵。卵经过胶原酶消化后,挑取六期卵。

2．离子通道及其突变的 DNA 构建在爪蟾卵表达专用质粒 pGemsh 中,线性化处理,用试剂盒合成离子通道及突变体的 cRNA,浓度为 1μg/μl,稀释浓度为 100ng/μl 并用纳升注射器注射 15～30nl/ 每卵到爪蟾卵中,2～3d 后爪蟾卵用于膜片钳单通道记录。

3．及时更换培养液及挑去状态不好的卵。

(三)记录电极制备

利用电极拉制仪,根据说明书设置温度、拉力、速度等参数将电极拉制成电阻为 1～3MΩ 的记录电极,抛光使电极尖端更光滑,置于储存盒备用。

(四)电生理记录

1．将注射了 cRNA 的状态好的爪蟾卵母细胞,在显微镜下用镊子剥去中膜,置于培养皿用于电生理记录。

2．用拉制抛光好并充灌了电极内液的玻璃微电极与爪蟾卵母细胞（图29-4）形成高阻封接后，通过调整电极微操纵器，快速将电极远离封接的卵母细胞，将电极尖端的一小片膜片撕下来，即形成内面向外膜片钳模式（图29-5）。

3．将钳制好的膜片置于灌流位置，给予不同的刺激，用 HEKA 系统或 Axon 系统进行记录（图29-6）和分析。

【注意事项】

1．配制液体时用去离子水（超纯水）及化学试剂新鲜配制。

2．消化处理爪蟾卵母细胞要适度，消化过度细胞损伤大，不易存活；消化不足，cRNA注射困难。

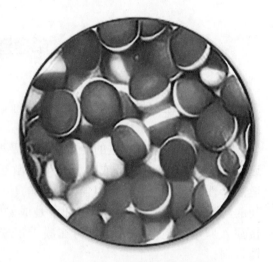

图29-4　非洲爪蟾卵母细胞

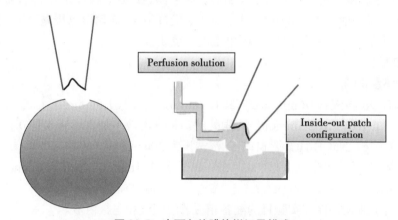

图29-5　内面向外膜片钳记录模式

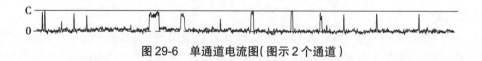

图29-6　单通道电流图（图示2个通道）

3．注射 cRNA 过程中尽量减少可能导致 cRNA 降解的因素。

4．拉制微电极时，尖端不能过长，以免影响于电极内液的灌充。灌充电极内液时避免微电极尖端产生气泡，如电极尖端污染或断裂，应立即更换。

5．减少周围电器对记录信息的电磁干扰。

6．如电极丝镀层磨损，应及时将电极丝镀氯修复。

7．每次进行记录前检查电生理设备工作状态、液体环路、记录环路等。

第四节　脑片电生理功能检测

【实验目的】

学习电生理记录的方法,了解小鼠脑神经元细胞的电活动。

【实验原理】

神经元细胞由细胞体和较长的细胞突起构成。细胞体位于脑、脊髓和神经节中,细胞突起可延伸至脑和脊髓的不同部位,甚至其他器官组织中。神经元接受刺激并做出反应产生相应的电活动。在离体条件下,制备活脑片,可记录神经元的活动。对神经元给予电流刺激(电流钳)记录神经元细胞的动作电位或者给予电压刺激(电压钳)记录神经元的电流来获取微观的神经元电活动的变化,从而判断脑内神经元信号的变化与脑区激活或抑制情况从而解释宏观机体的病理生理情况。

【实验对象】

小鼠。

【实验器材】

配制液体仪器一套、密封气体麻醉罐、剪刀、眼科剪、弯镊、小号毛刷、502 胶水、吸水纸、脑膜具、双面剃须刀、吸液管、孵育槽、水浴锅、振动切片机、通混合气的管道、电生理记录装置。

【实验步骤】

(一)液体配制

1. ACSF(人工脑脊液)(mmol)　126 NaCl,2.5 KCl,1.2 NaH_2PO_4,1.2 $MgSO_4$,2.4 $CaCl_2$,26 $NaHCO_3$,10 Glucose。KOH 调 pH 至 7.3~7.4,渗透压为 300~320mOsm。

2. 高糖切片液(mmol)　85 NaCl,2.5 KCl,1.25 NaH_2PO_4,4 $MgCl_2$,0.5 $CaCl_2$,24 $NaHCO_3$,25 Glucose,75 Sucrose。KOH 调 pH 至 7.3~7.4,渗透压为 310~320mOsm。

3. 电极内液(mmol)　130 potassium gluconate,5 KCl,4 Na_2ATP,0.5 NaGTP,20 HEPES,0.5 EGTA。KOH 调 pH 至 7.3~7.4,渗透压为 310~320mOsm。

(二)脑片制备

1. 小鼠七氟烷充分麻醉后,断头,快速(1min 内最佳)取出脑组织并置于冰冷的高糖切片液中并通以 95%O_2+5%CO_2 混合气。

2. 用清洁、锋利的剃须刀清除软膜组织并切取目的脑区,用 502 胶将其固定于切片装置的皿槽中。立刻用冰冷的切片液倾倒其上直到浸没为止。在切片过程中均保持通混合气使脑组织处于低温状态下,可减少由于缺氧而造成的损伤。

3. 使用振动切片机将脑组织切成 400μm 的薄片,将切好的脑片置于通有 95%O_2+5%CO_2 混合气的高糖切片液的孵育槽中,在 37℃的水浴锅里孵育 1h 左右,换至 ACSF 中于室温下平衡 15~30min 备用。

(三)记录电极制备

利用电极拉制仪,根据说明书设置温度、拉力、速度等参数将电极拉制成电阻为 5~8MΩ 的记录电极。

（四）电生理记录

将制备好的脑片用吸液管转至电生理记录的浴槽中进行电生理记录。在形成封接前，要借助红外微分干涉相差显微镜将记录电极移至神经元附近，在电极入液前施加正压，一方面防止尖端污染而影响封接，另一方面可借此吹掉神经元周围的组织清洁神经元表面。可用细胞贴附（图 29-7）和全细胞（图 29-8）两种模式记录神经元的活动。在脑中，可对神经元胞体和大树突进行记录。

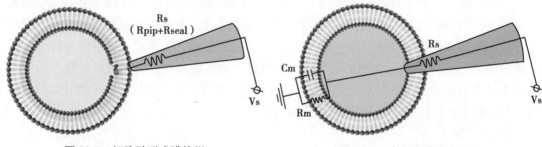

图 29-7　细胞贴附式膜片钳　　　　图 29-8　全细胞膜片钳术式

【注意事项】

1．配制液体时用去离子水（超纯水）。

2．取脑组织尽可能快速，尽量避免挤压、尖锐器械损伤脑组织，脑取出后应立即置于冷的切片液中冷却降低组织氧耗；脑片制作时须在冰浴中进行，以快而不损伤组织为原则。避免切片过程中出现的脑片变形、破裂或卷曲。

3．拉制微电极时，尖端不能过长，以免影响电极内液的灌充。灌充电极内液时避免微电极尖端产生气泡，如电极尖端污染或断裂，应立即更换。

4．所有接触脑组织的液体需预充混合气 15min。

5．每次进行记录前检查电生理设备工作状态、灌流系统、混合气供应及放大器装置等。特别注意电极丝镀层是否受损。

第五节　活体动物在体电生理功能检测

【实验目的】

学习在体电生理记录的方法，检测光遗传激活小鼠脑神经元细胞的电活动的有效性。

【实验原理】

ChR2 是一种 473nm 光激活的阳离子通道，给蓝光刺激而使该通道激活开放。VGAT-ChR2-eYFP 转基因小鼠中，GABA 神经元上表达 ChR2，光照射后可兴奋这些神经元。在体电生理记录是将电极置于脑组织中，从胞外记录神经元的放电。而借助于光遗传学可以对记录到的神经元进行判断。在 VGAT-ChR2-eYFP 小鼠可以用光照来判断记录到的神经元是否为 GABA 神经元。

【实验对象】

此处以丘脑网状核为例，测试 VGAT-ChR2-eYFP 转基因小鼠丘脑网状核神经元对光刺激的敏感性。

VGAT-ChR2-eYFP 转基因小鼠及 C57BL/6 小鼠，清洁级，雄性，年龄 8～10 周，体重 25～30g 之间，遵循 12h 光照—12h 黑暗周期，光照时间 8：00—20：00，室温 20～23℃，自由取食饮水。本实验所有操作和动物处理遵循国家卫生机构制定的实验动物指南，实验动物的使用严格遵守徐州医科大学动物保护和使用规定。

【实验器材】

电子天平、脑立体定位仪、体视显微镜、微量注射泵、电极拉制仪、磨针仪、微量加样枪、玻璃微电极、光纤、牙科粉、牙科水、小鼠加热垫、激光器、热风枪、镍铬合金丝、激光功率计、手术器械一套、VS120 激光共聚焦显微镜、显微照相系统、振动切片机、OmniPlex 在体多通道记录系统、数字温度计 RET-3。

【实验步骤】

（一）电极制作

剪取镍铬合金丝 20cm，折叠成 4 根后旋转，用热风枪来回吹电极丝使其外面的绝缘漆融合，剥漆，焊在 PCB 板上电极接头的引脚上，以及地线和参考线也焊在相应的引脚上，用黑色硅胶将焊接好的有电极丝接头的引脚和与其相连的 Omnetics 接头包裹，电极盒子为白色树脂 3D 打印而成，用胶水将电极导管固定在盒子上，中有孔使电极丝的另一头通过且露出，修剪光纤长度，将光纤紧挨于电极导管旁。

（二）立体定位埋置电极

所有实验用具、材料、实验服经紫外线照射灭菌 20min，整个手术过程中严格遵守无菌操作规范。在手术前使用戊巴比妥钠（10mg/ml，40～80mg/kg，i.p.）将小鼠麻醉剃除头部毛发，将小鼠放置于加热垫上固定于脑立体定位仪上，头部擦碘伏消毒，沿中线切开头皮，在另一侧颅骨上钻孔，拧入一个颅钉（坐标为 8°，AP：－0.75mm，ML：±2.14mm，DV：－3.55mm），并将电极的参考电极缠绕在颅钉上，后用牙科水泥将电极固定于小鼠头部。将小鼠放在电热毯上，直到其苏醒。手术后三天，小鼠腹腔注射氨苄青霉素（20mg/ml，160mg/kg），一周后再进行实验。

（三）免疫组化及图像处理

实验结束后，将所使用小鼠用戊巴比妥钠（40～80mg/kg，i.p.）麻醉，后给予电刺激，从而验证电极尖端位于 TRN。对每对电极丝施加电流 40μA，电流的频率为 10 次/s，之后用 20ml 生理盐水和 20ml 4% 多聚甲醛（0.1mol/L PBS，pH＝7.4）对小鼠进行心脏灌流固定，后取脑浸泡于 4% 多聚甲醛中置于 4° 过夜。使用振动切片机对固定后的脑组织进行冠状切片，置于 PBS 中，将脑片用 DAPI（用 PBS 稀释成 1：1 000）孵育 15min，漂洗三次后，用甘油封片。使用共聚焦显微镜的 10 倍镜头对脑片进行观察并摄片，对采集到的图像使用 Adobe illustrator 进行后期处理。

（四）数据采集和分析

采用 Plexon 64 通道 OmniPlex 采集系统记录电生理信号，Plexon 系统采样率为 20kHz，将小鼠的头部电极装置与 32 通道的前置放大器连接，使用 Offline Sorter 软件对采集到的原始数据进行分析，动作电位信号需经过 200Hz 的高通滤波，筛选出大于六倍标准差的动作电位（Spike）信号，采用主成分分析方法对信号进行分类，分出单个细胞（single unit）。单个细胞纳入标准为：①平均的细胞发放率不能小于 2Hz；②细胞的波形基本稳定；③在神经元发放动作电位之后的 2ms 内不能产生多于总动作电位数目 0.1% 的动作电位。

（五）数据统计和分析

用 matlab R2018a 对单个细胞的信号进行分析，并生成统计图表，判断单个神经元放电频率改变，将该神经元接受的所有光刺激期间的放电变化用秩和检验来统计分析。两组群体神经元的发放率比较用秩和检验。所有计量资料均采用 mean±SEM 表示。检验水准 $\alpha=0.05$，$P<0.05$ 认为差异具有统计学意义。使用 Adobe illustrator 进行后期图片修饰。

（张 赭）

第三十章　光遗传学技术

【实验目的】

以光遗传学技术实现对小鼠丘脑底核神经元的即时双向调节，检测其对小鼠疼痛阈值的影响。

【实验原理】

阐明大脑中数以亿计的神经元如何通过复杂而有序的相互联系实现对行为和生理功能的精细调控一直是神经科学领域的主要研究内容，也是神经科学研究的主要挑战。尤其是中枢神经系统如何维持自我意识、进行思考、产生情绪反应，如何整合来自环境的刺激以维持机体的稳态。阐述这些问题有助于我们理解脑控制机体的方式和神经系统疾病的病理生理学基础。

神经元是神经系统行使其功能的基本单元，它接收来自其他上游神经元的信息输入，并将信息处理后输出到特定的下游神经元。通过与其他神经元的相互联系参与机体对外界环境刺激的反应。而要研究其是否调控某一项生理功能，需要对这些神经元进行双向调控（即兴奋和抑制相结合），观察生理功能是否发生了变化。临床上主要运用药物干预、电刺激微创手术和外科手术损毁或切除等方式来调控神经元或脑环路的活动水平。但这些手段不能实现对某一类型神经元的特异性、快速、可逆的调节。目前，结合转基因小鼠或大鼠，使用光遗传学技术可以实现对神经元进行高时空分辨率的特异性调控。这些技术对神经科学的进步起到了划时代的推动作用。

光遗传学具有非常高的时空分辨率，可实现对神经元进行即时兴奋和抑制调节，并观察该类神经元对动物行为和生理功能的瞬间调控作用。该技术在 20 世纪 70 年代被发明，在 21 世纪初期由斯坦福大学的 Karl Deisseroth 团队加以改进，将其推广到神经科学研究的各个领域。目前已成为国内外神经科学研究的常规技术。

光遗传学是将光敏感的离子通道通过基因工程技术表达至动物神经元中，以实现用光照来调节神经元活动水平的技术。这些光敏感的离子通道多数来源于微生物，具有 7 个跨膜结构域，接受光照后通道可迅速打开，通透特定的离子，引起神经元的去极化或超极化，从而控制神经元的活动水平。

常用的光敏感的离子通道有：通透钠离子的 channelrhodopsin、通透氯离子的 halorhodopsin 和通透氢离子的 archaerhodopsin。不同光敏感离子通道的最大激发光波长不同。这三者分别对 473nm、566nm 和 540nm 的光最敏感。Channelrhodopsin-2（ChR2）可在接受光照后 1～2ms 内开放，引起神经元瞬间去极化，发放动作电位，刺激其轴突末梢释放神经递质。Halorhodopsin（eNpHR3.0）和 archaerhodopsin（Arch）可在光照后 10～15ms 和 8～10ms 开放，诱发外向电流，引起神经元的超极化，而抑制动作电位的产生。

对光敏感离子通道进行基因改造，用特定的启动子驱动其表达，将改造过的基因包装入病毒载体，再转染入小鼠或大鼠脑内，经过一定时间的表达，即可对特定神经元进行光遗传学调控。但很多神经元标记蛋白的启动子结构复杂，组装入病毒载体后，或者对细胞类型的选择性较差，或者不能得到较好的表达。常见的应用较成功较广泛的启动子有：广谱启动子（CMV、CAG、EF-1α 等）、神经元选择性启动子（hSyn）、投射神经元启动子（CaMKⅡ、Thy1）、星形胶质细胞启动子（GFAP）等。

【实验对象】

野生型 C57 小鼠。

【实验器材和药品】

小鼠脑立体定位仪、体视显微镜、微型手持式颅钻、微量注射泵、10μl 微量注射器、莱卡振荡切片机（VT-1200S）、473nm 激光器、598nm 激光器、Zeiss LSM 880 激光共聚焦显微镜、ImageJ 软件。

手术刀片、镊子、止血钳、持针器、剪刀、缝合针、线、1454 速凝胶水、小螺钉、光纤插芯、光纤跳线、光纤转环、沙画支架、十字夹。

戊巴比妥钠、0.9% 氯化钠注射液、碘伏、酒精、高滴度腺相关病毒载体 [AAV-CaMKⅡ-ChR2-eYFP、0.2μl AAV-CaMKⅡ-NpHR3.0-eYFP 和 0.2μl AAV-CaMKⅡ-eYFP，滴度为（2～4）×10^{12}/ml]、多聚甲醛、0.1mol/L 磷酸盐缓冲液（pH=7.6）、牙科水泥粉及匹配的液体。

【实验步骤】

（一）病毒的脑立体定位注射

取 C57 小鼠，称重（24～30g），腹腔注射戊巴比妥钠（40mg/kg, i.p.）麻醉后，行脑立体定位注射。具体操作参见"神经元顺向示踪"一节。丘脑底核的坐标是：前囟后 1.75mm，中线向外 1.5mm，深度为 4.75mm。将 0.2μl AAV-CaMKⅡ-ChR2-eYFP、0.2μl AAV-CaMKⅡ-NpHR3.0-eYFP 和 0.2μl AAV-CaMKⅡ-eYFP 分别注射至 3 组小鼠右侧丘脑底核中（图 30-1）。前二者用于对丘脑底核神经元进行光遗传学刺激和抑制，而最后一组作对照组。

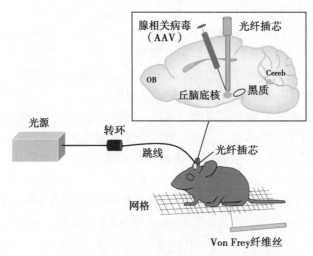

图 30-1 用光遗传学技术双向调节丘脑底核神经元

分别向三组小鼠丘脑底核注射 AAV-CaMKⅡ-ChR2-eYFP、AAV-CaMKⅡ-NpHR-eYFP 或 AAV-CaMKⅡ-eYFP，在丘脑底核上方埋置光纤插芯。三周后将小鼠置于网格平台上，连接光源，在调节丘脑底核神经元之前及期间用 Von Frey 纤维丝测量小鼠机械痛阈值。

（二）光纤埋置

在完成病毒注射后，用手术刀片刮净小鼠颅骨表面的骨膜，并用蘸有 75% 酒精的棉签对表面进行脱脂处理，再用干棉签去除多余的水分。

在左侧颅骨前囟后 1.5mm、中线外 1.5mm 处钻一 0.8mm 小孔，将一外径为 1mm、长约 3mm 的镙丝钉旋入小孔中约 1mm，并擦净颅骨表面。

再将陶瓷插芯固定于脑立体定位仪机械手臂上，陶瓷插芯中有一光纤从中穿过，并用树脂胶固定，光纤直径为 200μm 光学数值孔径为 0.37、伸出陶瓷插芯约 6mm。按丘脑底核的坐标，将光纤尖端置于丘脑底核上方约 200μm 处。

在颅骨表面涂抹牙科树脂。树脂粉和有机溶剂的配比应适当，过稀其流动性较高，不易塑形，也会延长凝固时间；过稠凝固时间短，但与颅骨表面、螺钉和光纤的结合不紧密，光纤容易脱落。

待牙科树脂凝固坚硬后，再拧松光纤夹持器。将小鼠从立体定位仪上取下。

等病毒表达 3 周后进行以下实验。

（三）用 Von Frey 纤维丝检测小鼠机械痛阈值

用 Von Frey 纤维丝以 Up-Down 的方法推算 50% 缩足阈值。

将 3 组小鼠置于底部为金属筛网、四周为透明有机玻璃方框（7.8cm×7.8cm×15cm）中，陶瓷插芯经光纤跳线与外部光源相连。小鼠在方框中自由活动至少 30min，适应环境。在连接光纤跳线前，需要对小鼠头部陶瓷插芯进行清理，以最大限度减少光强的衰减。

待小鼠安静后，用不同折力的 Von Frey 纤维丝垂直刺激小鼠后足底中部，使纤维丝微微弯曲并持续约 2s，若小鼠出现迅速抬足或舔足行为则视为小鼠感觉到疼痛。

测试首先从 0.4g 纤维丝开始，若小鼠没有疼痛反应，则给予更强一级的纤维丝刺激；若有疼痛反应，则选用低一级的纤维丝刺激，直至出现第一次阳性和阴性反应的骑跨，再连续测试 4 次。将结果记录在如下的表 30-1 中。

表 30-1　用 Von Frey 纤维丝法检测疼痛阈值的实验数据记录表

动物编号	纤维丝折力	左脚掌	右脚掌
	0.04g/2.44		
	0.07g/2.83		
	0.16g/3.22		
	0.4g/3.61		
	0.6g/3.84		
	1.0g/4.08		
	1.4g/4.17		
	2.0g/4.31		
	4.0g/4.56		

测试最大力度为 2g（约为小鼠平均体重的 10%），两次刺激间隔不短于 3min。

最后，用公式 $10^{(Xf+k\partial)}/10\,000$ 计算缩足反射阈值（paw withdrawal threshold，PWT）。公式中，Xf 是引起缩足反应的最后一根纤维丝的折力，k 可在表 30-2 中查到，∂ 是相邻纤维丝折力的对数差。

表 30-2　Von Frey 纤维丝法计算疼痛阈值公式中 k 值列表

检测结果	k 值	检测结果	k 值	检测结果	k 值	检测结果	k 值
OO	−0.5	OOOXOOOO	−0.547	XO	0.5	XXXOXXXX	0.547
OOX	−0.388	OOOXOOOO	−0.547	XXO	0.388	XXXXOXXXX	0.547
OOOX	−0.378	OXOOOX	−1.25	XXXO	0.378	XOXXXO	1.25
OOOOX	−0.377	OOXOOOX	−1.247	XXXXO	0.377	XXOXXXO	1.247
OXO	0.842	OOOXOOOX	−1.246	XOX	−0.842	XXXOXXXO	1.246
OOXO	0.89	OOOOXOOOX	−1.246	XXOX	−0.89	XXXXOXXXO	1.246
OOOXO	0.894	OXOOXO	0.372	XXXOX	−0.894	XOXXOX	−0.372
OOOOXO	0.894	OOXOOXO	0.38	XXXXOX	−0.894	XXOXXOX	−0.38
OXX	−0.178	OOXOOXO	0.381	XO0	0.178	XXXOXXOX	−0.381
OOXX	0	OOOOXOOXO	0.381	XXO0	0	XXXXOXXOX	−0.381
OOOXX	0.026	OXOOXX	−0.169	XXXOO	−0.026	XOXXOO	0.169
OOOOXX	0.028	OOXOOXX	−0.144	XXXXO0	−0.028	XXOXXOO	0.144
OXOO	0.299	OOOXOOXX	−0.142	XOXX	−0.299	XXXOXXOO	0.142
OOXOO	0.314	OOOOXOOXX	−0.142	XXOXX	−0.314	XXXXOXXOO	0.142
OOOXOO	0.315	OXOXOO	0.022	XXXOXX	−0.315	XOXOXX	−0.022
OOOOXOO	0.315	OOXOXOO	0.039	XXXXOXX	−0.315	XXOXOXX	−0.039
OXOX	−0.5	OOOXOXOO	0.04	XOXO	0.5	XXXOXOXX	−0.04
OOXOX	−0.439	OOOOXOXOO	0.04	XXOXO	0.439	XXXXOXOXX	−0.04
OOOXOX	−0.432	OXOXOX	−0.5	XXXOXO	0.432	XOXOXO	0.5
OOOOXOX	−0.432	OOXOXOX	−0.458	XXXXOXO	0.432	XXOXOXO	0.458
OXXO	1	OOOXOXOX	−0.453	XOOX	−1	XXXOXOXO	0.453
OOXXO	1.122	OOOOXOXOX	−0.453	XXOOX	−1.122	XXXXOXOXO	0.453
OOOXXO	1.139	OXOXXO	1.169	XXXOOX	−1.139	XOXOOX	−1.169
OOOOXXO	1.14	OOXOXXO	1.237	XXXXOOX	−1.14	XXOXOOX	−1.237
OXXX	0.194	OOOXOXXO	1.247	XOOO	−0.194	XXXOXOOX	−1.247
OOXXX	0.449	OOOOXOXXO	1.248	XXOOO	−0.449	XXXXOXOOX	−1.248
OOOXXX	0.5	OXOXXX	0.611	XXXOOO	−0.5	XOXOOO	−0.611
OOOOXXX	0.506	OOXOXXX	0.732	XXXXOOO	−0.506	XXOXOOO	−0.732
OXOOO	−0.157	OOOXOXXX	0.756	XOXXX	0.157	XXXOXOOO	−0.756
OOXOOO	−0.154	OOOOXOXXX	0.758	XXOXXX	0.154	XXXXOXOOO	−0.758
OOOXOOO	−0.154	OXXOOO	−0.296	XXXOXXX	0.154	XOOXXX	0.296
OOOOXOOO	−0.154	OOXXOOO	−0.266	XXXXOXXX	0.154	XXOOXXX	0.266
OXOOX	−0.878	OOOXXOOO	−0.263	XOXXO	0.878	XXXOOXXX	0.263
OOXOOX	−0.861	OOOOXXOOO	−0.263	XXOXXO	0.861	XXXXOOXXX	0.263

续表

检测结果	k值	检测结果	k值	检测结果	k值	检测结果	k值
OOOXOOX	−0.86	OXXOOX	−0.831	XXXOXXO	0.86	XOOXXO	0.831
OOOOXOOX	−0.86	OOXXOOX	−0.763	XXXXOXXO	0.86	XXOOXXO	0.763
OXOXO	0.701	OOOXXOOX	−0.753	XOXOX	−0.701	XXXOOXXO	0.753
OOXOXO	0.737	OOOOXXOOX	−0.752	XXOXOX	−0.737	XXXXOOXXO	0.752
OOOXOXO	0.741	OXXOXO	0.831	XXOXOX	−0.741	XOOXOX	−0.831
OOOOXOXO	0.741	OOXXOXO	0.935	XXXOXOX	−0.741	XXOOXOX	−0.935
OXOXX	0.084	OOOXXOXO	0.952	XOXOO	−0.084	XXXOOXOX	−0.952
OOXOXX	0.169	OOOOXXOXO	0.954	XXOXOO	−0.169	XXXXOOXOX	−0.954
OOOXOXX	0.181	OXXOXX	0.296	XXXOXOO	−0.181	XOOXOO	−0.296
OOOOXOXX	0.182	OOXXOXX	0.463	XXXXOXOO	−0.182	XXOOXOO	−0.463
OXXOO	0.305	OOOXXOXX	0.5	XOOXX	−0.305	XXXOOXOO	−0.5
OOXXOO	0.372	OOOOXXOXX	0.504	XXOOXX	−0.372	XXXXOOXOO	−0.504
OOOXXOO	0.38	OXXXOO	0.5	XXXOOXX	−0.38	XOOOXX	−0.5
OOOOXXOO	0.381	OOXXXO0	0.648	XXXXOOXX	−0.381	XXOOXX	−0.648
OXXOX	−0.305	OOOXXXOO	0.678	XOOXO	0.305	XXXOOOXX	−0.678
OOXXOX	−0.169	OOOOXXXOO	0.681	XXOOXO	0.169	XXXXOOOXX	−0.681
OOOXXOX	−0.144	OXXXOX	−0.043	XXXOOXO	0.144	XOOOXO	0.043
OOOOXXOX	−0.142	OOXXXOX	0.187	XXXXOOXO	0.142	XXOOOXO	−0.187
OXXXO	1.288	OOOXXXOX	0.244	XOOOX	−1.288	XXXOOOXO	−0.244
OOXXXO	1.5	OOOOXXXOX	0.252	XXOOOX	−1.5	XXXXOOOXO	−0.252
OOOXXXO	1.544	OXXXXO	1.603	XXXOOOX	−1.544	XOOOOX	−1.603
OOOOXXXO	1.549	OOXXXXO	1.917	XXXXOOOX	−1.549	XXOOOOX	−1.917
OXXXX	0.555	OOOXXXXO	2	XOOOO	−0.555	XXXOOOOX	−2
OOXXXX	0.897	OOOOXXXXO	2.014	XXOOOO	−0.897	XXXXOOOOX	−2.014
OOOXXXX	0.985	OXXXXX	0.893	XXXOOOO	−0.985	XOOOOO	−0.983
OOOOXXXX	1	OOXXXXX	1.329	XXXXOOOO	−1	XXOOOOO	−1.329
OXOOOO	−0.547	OOOXXXXX	1.465	XOXXXX	0.547	XXXOOOOO	−1.465
OOXOOOO	−0.547	OOOOXXXXX	1.496	XXOXXXX	0.547	XXXXOOOOO	−1.496

（参阅 Dixon，1980；Chaplan，1994）

　　在完成小鼠基础痛阈检测后，用蓝光（473nm，4mW，20Hz，10ms）或黄光（598nm，4mW 持续照射）激活 ChR2 或 NpHR，分别兴奋或抑制丘脑底核神经元，光照时间持续约为1min，在光照 30s 后开始检测疼痛阈值。

　　每次光刺激期间只做一次 Von Frey 纤维丝测试，且两次测试间隔至少 3min。

　　对照组分别在蓝光和黄光刺激中各检测一次疼痛阈值。

　　最后，用 Up-Down Calculator 公式计算缩足反射阈值（paw withdrawal threshold，PWT）。

【注意事项】

（一）光遗传学调控神经元的参数设定

神经元的照射时间、频率和模式需要根据组织的特性。用 1～10ms 的蓝光激活 ChR2

可精准地诱发神经元发放动作电位，动作电位的发放相对于光照的延迟因病毒表达、神经元内在的兴奋性和光照强度等有一些差异。

在设定刺激频率时应考虑到被刺激神经元的生物物理特性及其参与生理功能时的放电模式。如中脑多巴胺神经元有节律性自发放电的特性，放电频率一般为 $2\sim8Hz$，在遇到新奇事物或受成瘾药物刺激时，会表现为簇状放电，簇间间隔为 $80\sim400ms$，簇中放电频率为 $25\sim40Hz$。因此，在调控多巴胺神经元活动水平时，应适当模拟这些放电规律，并观察对自由活动动物行为的影响。

光照强度的设定需要考虑多种因素。光在脑组织中的传播及散射存在一定的规律，光在组织内达到某一深度的衰减与光纤的粗细、光学数值孔径、光的波长和强度存在一定的函数关系（请参阅 https://web.stanford.edu/group/dlab/cgi-bin/graph/chart.php）。知道了光纤的一般特性、植入的位置和使用的光强，即可推算出光照达到的物理空间，判断光照是否覆盖了所要调控的脑区。另外，光遗传学调控的组织大小可用免疫组织化学方法来估计。Gradinaru 等在用蓝光照射表达了 ChR2 的丘脑底核谷氨酸能神经元后，对脑片做了 c-Fos 染色，一般认为 c-Fos 阳性神经元为光刺激到的神经元，而根据其分布范围可估计光照募集神经元的分布范围。但该方法不能用于估计抑制性光敏感离子通道调控神经元的分布范围。另外，在刺激某些神经元时，其直接或间接的下游神经元的电活动也会改变，因此，该估算方法有一定的局限性。

（二）长期光遗传学刺激需要注意的问题

1．光纤脱落　光纤脱落有几种原因：

（1）颅骨表面用于固定螺钉而钻的小孔孔径过大，致使螺钉不能稳定地固定于颅骨上，从而不能为光纤提供很好的支点。

（2）颅骨表面组织没有去除干净，影响了牙科树脂与颅骨表面的结合力度。可考虑先在颅骨表面涂一层 1454 号胶水，等胶水凝固后，再涂抹牙科水泥固定光纤。

（3）牙科树脂凝固后，小鼠头皮没有缝合，或手术过程无菌操作不够严格，致使皮肤、颅骨和牙科树脂间有感染灶，从而影响牙科树脂和颅骨的结合。

2．光纤缠结　小鼠运动时，其头部陶瓷插芯与光纤跳线相连。如果小鼠向顺时针方向和逆时针方向旋转不平衡，会引起光纤缠结，而损坏跳线。在光源与光纤跳线间加一个光纤转环，可以防止光纤缠结。

3．光源的选择　应用比较广泛的光源有激光和 LED 光源。来自激光的光束在两段光纤间的耦合效率较 LED 光束高，光衰减较小。

连接光源与植入脑组织的光纤插芯的接口有两种方式。

一种是用一根光纤跳线连接光纤插芯和光源，通过控制光源的光照参数来调节神经元的放电。光纤跳线可能会对动物行为造成一些干扰，因此，在正式实验前需要让动物连上跳线适应一段时间。对于长期实验，需要在光源和跳线间加一个转环，以防止光纤跳线因缠结而受损，影响实验。

另一种是将小型 LED 光源直接与光纤插芯相连，并将其安装在可接收无线电信号的集成电路板上，再将集成电路板固定于小鼠头部，通过遥控 LED 光照来调节神经元活动水平。该方法使光遗传学更容易与现有的行为学检测设备相结合，且去除了光纤跳线对动物行为的限制，便于长期观察动物行为，在很大程度上拓宽了光遗传学技术调控行为学的应用范围。

【其他】
（一）长效光遗传学工具

用以上光敏感离子通道调控神经元需要持续的光照刺激，长期光照可能会造成组织产热，甚至损伤神经元。为延长光照的生物学效应，研究者们将光敏感离子通道的光感部位嵌合入 G 蛋白偶联的受体（肾上腺素 α 或 β 受体）上，构建了 Opto-XR，这种光敏感元件在接受 500nm 激光照射后，可激活 G 蛋白偶联的受体，从而实现对神经元活动水平的长时程调控。

（二）Cre 重组酶依赖的病毒载体可实现对特定类型神经元进行光遗传学调控

将光敏感离子通道基因插入 Cre 重组酶识别框架中，再将其包装入腺相关病毒。该病毒可以与特定细胞类型中表达 Cre 重组酶的转基因小鼠结合使用，将其注射入特定的脑区，可以实现对某脑区 Cre 阳性神经元的光遗传学调控。另外，为便于对被标记细胞的观察，可在构建以上基因时引入荧光蛋白基因（如 eYFP、eGFP、mCherry、td-Tomato 或 dsRed 等）。

对神经元进行在体光遗传学调控还需在拟刺激神经元上方埋置光纤。由于每只动物解剖结构会有一定的偏差，或因实验操作质量控制中存在一些不确定性，因此，在实验结束后，应对每只动物做组织学分析，记录病毒表达水平和扩散范围，以及光纤的植入位置。

有条件的实验室还需要做电生理学记录，观察病毒表达后，是否能即时兴奋或抑制神经元，直接刺激神经元的末梢是否能激发神经递质的释放，所释放的递质是否足以调控突触后神经元的活动水平等。

常用的 Cre 转基因小鼠有：谷氨酸转运体 -2-Cre、囊泡 GABA 转运体 -Cre、胆碱乙酰转移酶 -Cre、酪氨酸羟化酶 -Cre、多巴胺 D1 受体 -Cre、多巴胺 D2 受体 -Cre 等。美国杰克逊实验室网站（https://www.jax.org）上可以查到目前研究领域内用到的多数小鼠品系，国内也有代理公司承办从国外购买和运输小鼠的业务。

（三）表达细胞特异性光遗传学工具的小鼠品系

为了方便对特定神经元进行光遗传学调控，而无须注射病毒，研究者利用基因工程技术构建了两类转基因小鼠。一类小鼠在特定神经元中表达光敏感离子通道（ChR2-eYFP 或 ChR2-tdTomato、eNPHR3.o-eYFP 或 Arch-ER2-eYFP）；另一类小鼠表达 Flox-ChR2-mCherry，将这类小鼠与 Cre 小鼠杂交，其子代脑内 Cre 阳性的细胞中会表达 ChR2-mCherry。

这些策略可保证绝大多数某类细胞均表达光敏感离子通道，可观察到较强的行为学结果，但对于脑中分布较广的神经元类型，用光照刺激会募集多个脑区的神经元及其末梢，实验结果很难解释。

（四）与在体电生理结合研究特定神经元在动物行为学中的贡献

在体电生理可以用来观察特定脑区的神经元活动在动物执行特定行为或生理功能时的变化规律，具有很高的时间和空间分辨率。其记录神经元的多少取决于电极的数目、材料、电阻和直径等参数。虽然，很多早期的研究发现某些神经元动作电位的形状和频率具有特殊性，但结合脑片电生理和组织学检测发现，根据放电波形和频率不能准确地预测神经元的化学特性。而光遗传学可以用于操纵特定类型的神经元，将光纤与记录电极结合在一起可以实现对神经元放电的记录，并通过光遗传学调控来判断被记录神经元的类型。

（五）光遗传学技术与在体电生理和钙成像结合研究特定神经元的突触投射

在用光遗传学技术调控某一类神经元时，可以用在体电生理在其下游脑区记录神经元放电。如果在光照刺激上游脑区特定神经元（突触前神经元）时，电生理技术记录到的神经元（突触后神经元）放电频率发生变化，说明突触后神经元受突触前神经元的支配。在行为学检测的同时，做在体电生理记录可以回答某一特定突触前神经元所支配的突触后神经元是否和如何参与该行为。但在这一实验中，不能判断突触后神经元的种类。

在用光遗传学技术标记突触前神经元的同时，可以用病毒载体将钙离子探针表达到某一类突触后神经元中。可通过检测突触后神经元钙信号的变化来判断两者间的突触联系。

在用光遗传学标记突触前神经元的同时，如果用病毒载体将某种神经递质探针表达到某一类突触后神经元中，可通过检测突触后神经元荧光探针信号的变化探讨突触前神经元是否通过释放某种递质而调节突触后的某一类神经元。值得注意的是，用于刺激突触前神经元的激光波长不能在荧光探针的激发光和发射光的波谱范围内，否则会影响检测结果。

（六）化学遗传学

光遗传学能以很高的时空分辨率调控神经元的放电水平，但需要特殊的仪器设备和光学耗材，投入相对较大。用光纤跳线来传播光源的条件下，不太容易与实验室现有的行为学检测平台相兼容。光照调控神经元活动水平时，如果时间过长会使组织温度升高，从而干扰神经元的活动。这些因素都会影响到光遗传学技术的推广。化学遗传学技术可实现对神经元的选择性可逆性调控，同时也能克服光遗传学技术上的诸多不便，成为一种常用的神经调控方法。

化学遗传学技术包括两个要素：外源性受体和受体的外源性小分子激动剂。外源性受体的设计以 G 蛋白偶联的毒蕈碱受体为基础，去除其对内源性乙酰胆碱的敏感性，而构建外源性小分子 clozapine-N-oxide（CNO）的结合位点，但保留跨膜结构域和胞内结构域。它被命名为被构建药物特异性激活的构建受体（The designer receptors exclusively activated by designer drugs，DREADDs）。以 M3 受体为基础构建的外源性受体被 CNO 激活后可活化 Gq 偶联的级联信号通路，实现对神经元和神经末梢的刺激。以 M4 受体为基础构建的外源性受体被 CNO 激活后可活化 Gi 偶联的级联信号通路，而实现对神经元和神经末梢的抑制。将其引入神经元标记的各种病毒体系可对特定类型和投射的神经元进行选择性调控。

腹腔注射 CNO（1～3mg/kg）的作用在 0.5～2h 间显现，至少可维持 2h，从起效和作用时间的角度来看，在调控神经元观察其对学习记忆、情绪和神经元存活和发育的作用方面，与光遗传学技术相比，具有明显的优势。

由于 DREADDs 对神经元的调控不如光遗传学那么剧烈和迅速，其对神经元活动水平，乃至行为学的调控更接近生理状态，容易被业界所接受。

化学遗传学技术的实施仅需要转基因小鼠、相关的病毒载体、套管埋植和 CNO 注射，实验成本相对较低。

但无论是经腹腔注射 CNO，还是脑内局部注射 CNO（3～30μmol/L），受其调控的神经元或神经末梢的分布范围均会因药物的扩散而不及光遗传学调控局限或精确。这是解释实验结果时需要考虑的重要因素。

（肖　诚　周春艺）

第三十一章 中枢神经系统定位注射及毁损技术

进入二十一世纪以来，高度特异性的神经系统观察与干预技术不断涌现，比如病毒标记、钙成像、神经递质成像、光遗传学、化学遗传学等。准确的中枢神经系统定位注射是实施上述技术的先决条件。下面我们以特异性毁损伏隔核壳部 GABA 能神经元为例详细阐述小鼠脑立体定位注射的过程。

【实验目的】

在 vGAT-cre 小鼠伏隔核壳部注射病毒 pAAV-flex-taCasp3-TEVp，达到特异性毁损伏隔核壳部 GABA 能神经元的目的，进而观察毁损伏隔核壳部 GABA 能神经元对小鼠行为学产生的影响。

【实验原理】

小鼠颅骨的特定标记与颅内核团结构具有相对固定的位置关系，如前囟：为矢状缝与冠状缝交汇处，根据小鼠脑图谱 *The Mouse Brain in Stereotaxic Coodinates*（第二版，George Paxinos 和 Keith B.J. Frank 主编），以前囟为标准确定零点，便可确定伏隔核壳部的定位坐标；在 vGAT-cre 小鼠的伏隔核壳部注射病毒 pAAV-flex-taCasp3-TEVp 后，可以激活细胞凋亡效应分子 Casp3 蛋白，引发级联反应导致细胞凋亡。

【实验对象】

vGAT-cre 小鼠。

【实验器材与药品】

小鼠立体定位仪、脑立体定位进样针、微型手持式颅钻、冰冻切片机、小鼠脑模具、激光共聚焦显微镜、手术器械一套、缝合线（4 号）、注射器（1ml）、1% 戊巴比妥钠、3% 过氧化氢（双氧水）、红霉素软膏。

【实验步骤】

1. 麻醉及固定　小鼠以 1% 戊巴比妥钠（40mg/kg，i.p.）麻醉，待小鼠充分麻醉后，将其固定于小鼠立体定位仪上。判断固定平稳的标准为两侧耳杆插入深度相等，适度摆动小鼠脑袋不能移动，且提尾不掉。红霉素眼膏涂抹于眼部，以防眼球受损影响视力。

2. 备皮　用宠物电推剪将小鼠头顶部毛发剔除干净，碘伏消毒小鼠头顶部，在相应位置用剪刀纵向剪开皮肤，切口长约 5mm，以 3% 过氧化氢脱去骨膜，用生理盐水洗去残余的过氧化氢，以防止注射后爪子抓挠接触残余过氧化氢而被烧伤。

3. 调平　颅顶水平判断标准：前后囟高度相差 <±0.03mm；左右对称，高度相差 <±0.03mm。

4. 定位注射　根据小鼠脑图谱 *The Mouse Brain in Stereotaxic Coodinates*：以前囟为标

准确定零点，伏隔核壳部定位坐标为：AP：1.6mm；ML：+0.57mm；DV：−4.75mm；0°。美蓝标记定位点后用消毒过的微型手持式颅钻钻孔，术野滴少量生理盐水以防干燥。用脑立体定位进样针（容积 5μl）吸入 0.2μl 病毒 pAAV-flex-taCasp3-TEVp，在钻孔处垂直缓慢转入脑立体定位进样针，以 0.1μl/min 恒速注入病毒。为防止病毒逆流，注入完毕后留针 30min，随后缓慢退出脑立体定位进样针（约 5min）。涂抹红霉素软膏以防感染及组织粘连，间断缝合头皮切口。手术结束后，小鼠放置在铺有加温垫的观察笼内进行术后复苏，待完全苏醒后将小鼠放回饲养笼。

5. 毁损细胞验证　病毒注射 2 周后，将动物灌注、固定、切片、行免疫荧光染色（一抗：Mouse anti-NeuN；二抗 anti-mouse Alexa 594）标记神经元，观察神经元毁损情况（图 31-1），可见伏隔核壳部绝大部分区域无神经元形态，而伏隔核核部神经元分布密集且均匀。

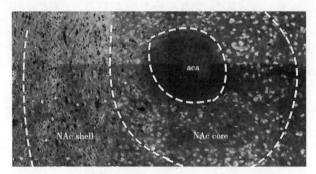

图 31-1　伏隔核壳部 GABA 能神经元毁损效果验证

NAc shell：伏隔核壳部；NAc core：伏隔核核部；aca：前连合。

（图片来源：徐州医科大学麻醉学院余雨媚博士）

【注意事项】

1. 用微型手持式颅钻进行钻孔时，慎勿钻孔过深，以免损伤脑部血管与脑实质。

2. 病毒注射结束至动物灌注之前，应密切观察小鼠情况，如头皮切口裂开应及时缝合，以免感染。

（张红星）

第三十二章 行为学检测

第一节 疼痛模型制备及行为学检测方法

一、疼痛模型制备

动物模型是研究疾病发生机制和药物筛选的重要工具。常用的疼痛动物模型有急性炎性痛模型(比如福尔马林模型、辣椒素模型)、慢性(持续性)炎性痛模型(比如完全弗氏佐剂模型)、神经病理性疼痛模型(比如慢性坐骨神经压榨性损伤模型)、癌痛模型(比如胫骨骨癌痛模型)等。下面我们逐一对上述常用模型的制作及相应疼痛行为测量方法进行描述。

(一)炎性痛模型

1. 福尔马林模型　采用福尔马林足底皮下注射的方法可以成功建立实验动物急性炎性痛模型,随后可通过观察单位时间内舔足和噬咬次数反映疼痛状态。

【实验对象】

C57BL/6J 小鼠。

【实验器材与药品】

50μl 微量注射器、毛巾、有机玻璃箱、福尔马林、生理盐水、消毒棉球等。

【实验步骤】

(1)小鼠被单独放置于位于透明玻璃表面的透明有机玻璃箱(直径 15cm,高 22.5cm)内,适应 30min,透明玻璃下方为高清分辨率摄像机。

(2)用毛巾覆盖小鼠身体,用手压住毛巾,同时压住小鼠尾巴,以限制小鼠活动。

(3)同时另一手抓住小鼠腿部,暴露小鼠后足足底并消毒。

(4)用已吸取 20μl 0.5%~5% 甲醛的微量注射器做皮下注射,从小鼠脚趾的根部向着足跟方向进针,注射完毕后留针 60s 使药物充分扩散。

(5)缓慢旋转拔出注射器防止药液流出,并将小鼠放回有机玻璃箱中。

(6)摄像机记录注射福尔马林 60min 或 45min 内的小鼠行为,其中注射福尔马林后前 10min 为早期(急性期),10~60min 或 10~45min 晚期(强直期)。

2. 辣椒素(Capsaicin)模型

【实验原理】

采用辣椒素足底皮下注射的方法可以成功建立实验动物急性炎性痛模型,随后,通过观察舔足和噬咬的行为或者测定其热痛和机械痛阈值,反映其疼痛状态。

【实验对象】

C57BL/6J 小鼠。

【实验器材与药品】

50µl 微量注射器、毛巾、有机玻璃箱、辣椒素、Tween-80、无水乙醇、消毒棉球等。

【实验步骤】

（1）小鼠被单独放置于位于透明玻璃表面的透明有机玻璃箱（直径 15cm，高 22.5cm）内，适应 30min，透明玻璃下方为高清分辨率摄像机。用 Tween-80（7%）、无水酒精（20%）和生理盐水将辣椒素溶解为 0.1% 的混悬液。

（2）用毛巾覆盖小鼠身体，用手压住毛巾，同时压住小鼠尾巴，以限制小鼠活动。

（3）同时另一手抓住小鼠腿部，暴露小鼠后足足底并消毒。

（4）用已吸取 10µl 0.1% 辣椒素的微量注射器皮下注射，从小鼠脚趾的根部向着足跟方向进针，注射完毕后留针 60s 使药物充分扩散。

（5）缓慢旋转拔出注射器防止药液流出，并将小鼠放回有机玻璃箱中。

（6）根据实验需要，摄像机记录注射辣椒素后小鼠疼痛舔咬行为，或在合适时间点测定小鼠热痛和机械痛阈值。

3. 完全弗氏佐剂（Complete Freund's Adjuvant，CFA）模型

【实验原理】

采用完全弗氏佐剂足底皮下注射的方法可以成功建立实验动物持续性炎性痛模型。

【实验对象】

C57BL/6J 小鼠。

【实验器材与药品】

50µl 微量注射器、毛巾、吸水纸、完全弗氏佐剂、生理盐水、消毒棉球等。

【实验步骤】

（1）将 CFA 按照 1∶1 的比例溶于生理盐水中。

（2）用毛巾覆盖小鼠身体，用手压住毛巾，同时压住小鼠尾巴，以限制小鼠活动。

（3）同时另一手抓住小鼠腿部，暴露小鼠足底并消毒。

（4）用已吸取 20µl 50%CFA 的微量注射器皮下注射，从小鼠脚趾的根部向着足跟方向进针，注射完毕后留针 60s 使药物充分扩散。

（5）缓慢旋转拔出注射器防止药液流出，将小鼠放回鼠笼饲养，待合适时间点进行注射侧后脚掌痛阈值测量。

（二）神经病理性疼痛模型

1. 脊神经结扎（Spinal Nerve Ligation，SNL）模型　脊神经结扎模型（SNL 模型）是建造慢性神经病理性疼痛（Neuropathic Pain，NPP）模型的方法。

【实验对象】

C57BL/6J 小鼠。

【实验器材与药品】

1% 戊巴比妥钠、碘伏、经灭菌处理的生理盐水、咬骨钳、镊子、剪刀、4-0 号丝线、缝合弯针。

【实验步骤】

（1）小鼠用 1% 戊巴比妥钠以 40mg/kg 的剂量麻醉。

（2）备皮，碘伏消毒，在 $L_4\sim S_2$ 水平做正中切口，$L_4\sim S_2$ 水平左侧椎旁肌被髂前上棘棘突分开。

（3）钝性分离肌肉，暴露小鼠 L_6 横突。

（4）用咬骨钳取下 L_6 横突，暴露出 $L_4\sim L_6$ 脊神经。

（5）用泡于灭菌生理盐水 30min 的 4-0 号丝线紧紧结扎 L_5 和 L_6 脊神经。

（6）缝合切口，用碘伏擦拭伤口，并用抗生素处理。

（7）将小鼠放回鼠笼清洁饲养，待合适时间点进行手术侧后脚掌痛阈值检测。

2. 慢性坐骨神经压榨性损伤（Chronic Constriction Injury，CCI）模型　慢性神经压榨性损伤是建造慢性神经病理性疼痛（Neuropathic Pain，NPP）模型的经典方法。

【实验对象】

C57BL/6J 小鼠。

【实验器材与药品】

镊子、剪刀、玻璃分针、消毒棉球、碘伏、缝合针、4-0 号丝线等。

【实验步骤】

（1）小鼠用 1% 戊巴比妥钠以 40mg/kg 的剂量麻醉。

（2）备皮，碘伏消毒后钝性分离肌肉，暴露小鼠左侧坐骨神经中上段。

（3）在坐骨神经分叉处用泡于灭菌生理盐水 30min 的 4-0 号丝线结扎三匝（间距 1mm）。

（4）拉紧线结，至线结恰好贴近神经干两侧，形成微小的压迫，麻醉不深时，结扎侧后肢会微微抽动，结扎不宜过紧，小心打第 2、3 结，避免抽紧第 2、3 结时对第 1 结松紧产生影响。

（5）缝合切口，用碘伏擦拭伤口，并用抗生素处理。

（6）将小鼠放回鼠笼清洁饲养，待合适时间点进行手术侧后脚掌痛阈值检测。

（三）癌痛模型

骨癌痛模型　采用向骨组织内及周围注射纤维肉瘤细胞的方法，可以制造一个有骨溶解症状的小鼠癌痛模型。

【实验对象】

C57BL/6J 小鼠。

【实验器材与药品】

镊子、剪刀、纤维肉瘤细胞、消毒棉球、碘伏、缝合针、4-0 号丝线等。

【实验步骤】

（1）NCTC2472 纤维肉瘤细胞培养。

（2）收集细胞，将 NCTC2472 肿瘤细胞用 PBS（pH = 7.3）重悬，保持细胞在 2×10^5 cells/10μl。

（3）用 1% 戊巴比妥钠以 40mg/kg 的剂量麻醉小鼠。

（4）采用碘伏消毒，切皮，暴露左侧胫骨。

（5）胫骨钻孔后，用微量注射器将 10～20μl NCTC 2472 肿瘤细胞注射至胫骨骨髓腔内，骨蜡封闭注射孔。

（6）待合适时间点行热痛或机械痛阈值检测。

二、行为学检测方法

（一）甩尾实验

【实验对象】

C57BL/6J 小鼠。

【实验器材与药品】

自制限制器、水浴锅。

【实验步骤】

采用甩尾法来测量小鼠热痛阈值，反映了小鼠对热刺激的反应性，这种方法是对经典甩尾实验的进一步改进。

（1）将小鼠置于自制限制器中，每天适应 5min，适应 3d，同时也使小鼠适应实验者，以减少应激和压力引起的痛觉缺失。

（2）将水浴锅温度设置为 48℃，轻柔地将小鼠放置于限制器内，将小鼠尾巴下 2/3 浸没于水浴锅内，并开始计时。

（3）当小鼠出现甩尾，结束计时，记录潜伏期。当测量时间达到 25s 时自动结束测量，防止小鼠痛觉缺失时不能自觉甩尾，出现组织损伤。

（4）测试完毕将小鼠放回鼠笼测试下一只。

（5）按同样的测量顺序重复测量 3 次，最终取平均值。

（二）机械痛阈值的测量

【实验对象】

C57BL/6J 小鼠。

【实验器材与药品】

Von Frey 细丝、有机玻璃箱、铁丝网。

【实验步骤】

机械痛阈值的测量是反映实验动物对机械刺激反应阈值的一种经典方法。

（1）当开始测试之前一周，将小鼠放置于高悬的铁丝网上，并用无底清洁的有机玻璃箱（8×8×7cm）限制其行动范围，适应 15～30min，保持环境安静，使小鼠放松并安静下来。此过程重复 1～2 次，使小鼠适应实验环境和实验设备。

（2）采用 0.008g、0.02g、0.07g、0.16g、0.4g、1g、2g、6g 等 8 根细丝进行测量。每次持续时间 5s，出现抬足或舔足为阳性反应，否则视为阴性反应。

（3）待小鼠安静后，从 0.16g 开始，垂直刺激小鼠左侧足底。当该力度的刺激不能引起阳性反应，则给予相邻大一级力度的刺激；如出现阳性反应则给予相邻小一级力度的刺激，如此连续进行，直至出现第一次阳性反应和阴性反应的交叉，再连续测定 4 次；当连续出现 4 次阴性反应或者 5 次阳性反应，自动结束测量。

（4）计算 50% 机械缩足阈值。使用 Excel 计算 50% 机械缩足阈值，$50\%PWT=Power[10,(Xf+k\delta)]$。其中，Xf 为最后一次使用的 Von Frey 细丝 g 数的以 10 为底的对数值（表 32-1）。

（三）热痛阈值的测量

【实验对象】

C57BL/6J 小鼠。

表 32-1　k 值查表

g	Xf	g	Xf
0.008	−2.1	0.4	−0.4
0.02	−1.7	1	0
0.07	−1.15	2	0.3
0.16	−0.8	6	0.78

δ 为相邻细丝 g 数以 10 为底对数差值的平均数,此处取 0.411。

【实验器材与药品】

BEM-410A 型热敏仪、棉布、有机玻璃箱等。

【实验步骤】

按 Hargreaves 描述的方法,用热敏仪测定小鼠足底热痛反应潜伏期。

(1)实验前一晚对待测小鼠禁水禁食,次日将小鼠置入 3mm 厚的玻璃板上的洁净有机玻璃箱中适应 1h。室温恒定为 21~25℃。

(2)待小鼠安静后,用热辐射刺激仪照射小鼠后足底。

(3)照射开始同时计时,至小鼠出现抬足回避或舔足的时间为热缩足反射潜伏期。

(4)调节热刺激强度使热缩足潜伏期的基础值为 10~15s,并且在整个实验过程中刺激强度不变。

(5)自动切断时间为 20~25s,以免灼伤足底皮肤。

(6)为避免或减少前一次刺激对随后刺激效应造成的影响,同一部位刺激的间隔时间为 5min,连续测定 5 次,取后 3 次算出平均值。

第二节　全麻机制研究的行为学检测方法

一、吸入全身麻醉实验操作

【实验对象】

C57BL/6J 小鼠。

【实验器材与药品】

透明麻醉箱、异氟烷麻醉机、麻醉气体回收系统、保温毯、酒精、消毒棉球等。

【实验步骤】

1．小鼠被单独放置于位于有机玻璃制成的透明麻醉箱(长 24cm,宽 15cm,高 20cm)中,适应 30min。

2．将箱体的两侧分别连接异氟烷麻醉机和麻醉气体回收系统。

3．同时打开麻醉机和麻醉气体回收系统,设置氧流量和异氟烷浓度。先用 2.0% 的异氟烷麻醉进行诱导,然后用 1%~1.5% 的异氟烷维持麻醉。

4．在麻醉过程中用保温毯进行加热,维持小鼠体温在 35~37℃之间。

二、静脉全身麻醉实验操作

【实验对象】

SD 大鼠。

【实验器材与药品】

透明麻醉箱、套管针、静脉导管、BD 24G 密闭式静脉留置针、保温毯、酒精、消毒棉球、软皮筋等。

【实验步骤】

1. 以 80mg/kg 的剂量腹腔注射 2% 的丙泊酚作为诱导，待大鼠翻正反射消失后行鼠尾静脉置管并固定。

2. 利用 50ml EP 试管制作简易固定器，由于大鼠有钻洞的习性，诱导其主动钻入试管中，露出尾巴并固定。

3. 选择大鼠尾部左右两侧较表浅的尾静脉，用小镊子轻刮除表面环状表皮磷，软皮筋扎住尾根部阻断静脉回流，很快可见扩张的血管。

4. 一般选取下 1/3～1/2 段作为进针部位。酒精棉球擦拭进针部位，持 BD 24G 密闭式静脉留置针，根据血管走向，将针头与静脉呈 25°～30° 夹角，对准血管中央缓慢进针，偶可感有明显的落空感。

5. 当见到套管针针芯内见有血液流出，即可将针芯缓慢退出，同时轻轻将套管完全送入静脉，松掉软皮筋，轻捏静脉近心端验证套管的通畅度。

6. 在麻醉过程中用保温毯进行加热，维持大鼠体温在 35～37℃ 之间。

三、麻醉相关翻正反射消失及恢复的判断

【实验目的】

通过观察小鼠翻正反射消失及恢复时间的长短，判断小鼠对于麻醉药物的敏感程度和评估麻醉深度。

【实验原理】

翻正反射（righting reflex）是指将正常实验动物仰面翻转后其自动迅速恢复原姿势的行为学变化，属于实验动物的本能反射。

【实验对象】

C57BL/6J 小鼠。

【实验器材与药品】

透明麻醉箱、保温毯、酒精、消毒棉球、软皮筋等。

【实验步骤】

1. 将小鼠放置在透明麻醉箱内，打开麻醉机和麻醉气体回收系统。人为使小鼠取仰卧位，观察从给予麻醉药到小鼠 30s 内不再有翻身动作或趋势时的时间，此段时间即为翻正反射消失时间（LORR）。

2. 停止麻醉药后，人为使小鼠取仰卧位，观察从停止麻醉药到小鼠恢复四肢着地的时间，此段时间即为翻正反射恢复时间（RORR）。

四、全麻机制研究中的脑电记录

【实验目的】

观察小鼠在麻醉状态下脑电的基本波形（包括慢波和爆发抑制波），了解不同麻醉深度下小鼠的脑电特征。

【实验对象】

C57BL/6J 小鼠。

【实验器材与药品】

透明麻醉箱、立体定位仪、不锈钢螺钉、异氟烷麻醉机、麻醉气体回收系统、脑电记录电极、脑电前置放大器、脑电记录系统、保温毯、酒精、碘伏、过氧化氢溶液、消毒棉签等。

【实验步骤】

（一）手术操作

1．小鼠用 1% 戊巴比妥钠（40mg/kg，i.p.）麻醉，固定于立体定位仪上，在小鼠眼睛上涂抹红霉素眼药膏以防止眼睛干燥引起小鼠失明。使用加热垫将小鼠的体温保持在 35～37℃。用推子剃掉小鼠头上毛发，用碘酒和医用酒精消毒切口部位，在注射位置前后用手术刀片纵行切开一个 0.5cm 长切口，用棉签蘸过氧化氢溶液轻轻将结缔组织从颅骨表面去除，然后用生理盐水清洗残余过氧化氢。

2．显微镜下在小鼠额叶、顶叶和枕叶分别钻取 2 个左右对称的小骨孔（直径约 1mm）并植入不锈钢螺钉，不锈钢螺钉通过铜线与电极座相连；钝性分离小鼠颈部肌肉，埋入肌电电极丝，缝合肌肉固定电极。脑电图 EEG 和肌电图 EMG 分别由固定在颅骨上的不锈钢螺钉和固定在颈部肌肉上的两根柔性电极丝记录。植入电极后用骨水泥固定。

3．手术操作结束后，动物返回动物房并单笼饲养。经 3～4d 术后恢复后可进行脑电记录。

（二）脑电记录

1．将实验小鼠头顶埋置的电极座通过前置放大器与 EEG/EMG 记录系统相连，记录线连接在一个滑环装置上，这样老鼠的活动将不会受到限制。

2．小鼠在正式开始记录前，置于麻醉箱中适应记录 3～4 天。

3．正式实验时，小鼠被单独放置于位于有机玻璃制成的透明麻醉箱（长 24cm，宽 15cm，高 20cm）内，适应 30min。将箱体的两侧分别连接异氟烷麻醉机和麻醉气体回收系统。同时打开麻醉机和麻醉气体回收系统，设置氧流量和异氟烷浓度。用 2.0% 的异氟烷麻醉进行诱导，然后用 1%～1.5% 的异氟烷维持麻醉。

4．在基线（自由活动）和不同干预条件（药物、化学或光遗传学刺激）下记录 EEG/EMG。

【注意事项】

在麻醉过程中用保温毯进行加热，维持小鼠体温在 35～37℃之间。

（张红星）

第三节　学习记忆功能检测方法

目前，在人类脑功能的研究、保护和开发领域的科研进展十分迅速，其中对学习记忆功能的研究是热点之一，为此人们设计出很多研究学习记忆的行为学实验方法，常用的有跳台实验、避暗实验、迷宫实验和条件性恐惧实验等，其中迷宫实验常用的有 Morris 水迷宫、放射状迷宫、Y 迷宫、T 迷宫、Barnes 迷宫等。这些实验方法和设备也被广泛应用于老年痴呆、智力与衰老、新药研发／评价、药理学和毒理学、神经生物学等多个领域。

一、跳台实验

【实验目的】

检测动物的学习和记忆能力。

【实验原理】

记忆是一个复杂的神经活动，无法直接观察，对记忆的研究只能从动物执行某项任务后，间隔一定时间再测量它们的反应时间。跳台实验是研究动物学习和记忆能力的常用方法。当把动物放在平台上时，它会跳下平台，并向四周探索。当动物跳下平台时，会受到电击，其正常反应是跳回平台以躲避伤害性刺激。多数动物可能再次或多次跳至铜栅上，受到电击后又迅速跳回平台。

【实验对象】

昆明种小鼠或 SD 大鼠。

【实验器材】

跳台仪（图 32-1），平均分为 5~8 间，每个反应箱内右后角放置一个圆柱形的平台，底部是可以通电的铜栅。

【实验方法】

训练时先将动物放入跳台仪内适应 3min，然后底部铜栅通以 36V（根据预实验结果可进行调整）交流电。动物受到电击后，正常反应是跳上平台躲避电击，多数动物可能再次或多次跳至铜栅上，受到电击又迅速跳回平台，如此训练 5min。记录动物第一次跳上平台的时间，即学习潜伏期和 5min 内受到电击的次数，即学习错误次数，这 2

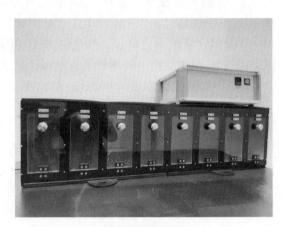

图 32-1　跳台仪

项为学习成绩。测试时将动物置于平台上，记录其第一次跳下平台的时间，即记忆潜伏期和 3min 内跳下平台的次数，即记忆错误次数，如果 3min 内动物一直未跳下平台，错误次数记为 0，潜伏期记为 180s。这 2 项为记忆成绩。

【注意事项】

1. 实验仪器底部的铜栅容易生锈，导致电阻增加，每次实验前，应以砂纸打磨光滑。

2. 因为多只动物可以同时进行检测，要注意每只动物开始与结束的时间，以免将记录的结果弄混淆。

3. 训练和测试时各组实验动物给予电击的电压要一致。

4. 训练时要确保动物受到电击，如出现跳跃、尖叫、尾巴僵直等。

【其他】

优缺点：优点是操作简单易行，可同时训练多只动物，实现组间的平行操作。既能观察药物对学习过程的影响，也能观察药物对记忆过程的影响。有较高的敏感性，尤其适用于药物的初筛。缺点是动物的逃避反应差异较大，需要检测大量的动物。

二、避暗实验

【实验目的】

检测动物的记忆能力。

【实验原理】

记忆是一个复杂的神经活动，无法直接观察，对记忆的研究只能从动物执行某项任务后，间隔一定时间再测量它们的反应时间。避暗实验是研究动物记忆能力的常用方法，是利用小鼠或大鼠具有趋暗避明的习性设计的。

【实验对象】

昆明种小鼠或 SD 大鼠。

【实验器材】

避暗仪（图 32-2），分为明暗两室，两室之间有一个圆形洞口，暗室底部有等距离铜栅，铜栅可通电。

【实验方法】

训练时先将动物放入避暗仪中适应 3min，然后暗室底部铜栅通以 40V（根据预实验结果可进行调整）、50Hz 交流电，将动物背对洞口放入明室，动物进入暗室即会受到电击，取出动物。训练时潜伏期大于 180s 者弃去不用。测试时将动物再次放入明室，记录其第一次进入暗室的时间，即潜伏期和 5min 内进入暗室的次数，即错误次数。如果 5min 内动物未进入暗室，潜伏期记为 300s，错误次数记为 0。

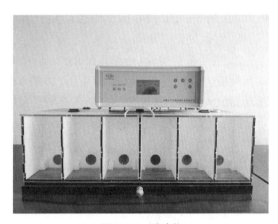

图 32-2 避暗仪

【注意事项】

1. 实验仪器底部的铜栅容易生锈，导致电阻增加，每次实验前，应以砂纸打磨光滑。

2. 因为多只动物可以同时进行检测，要注意每只动物开始与结束的时间，以免将记录的结果弄混淆。

3. 训练和测试时各组实验动物给予电击的电压要一致。

4. 训练时要确保动物受到电击，如出现跳跃、尖叫、尾巴僵直等。

【其他】

优缺点：优点是操作简单易行，可根据需要设计反应箱的数量，能同时训练多只动物，实现组间的平行操作。动物间的差异性小于跳台实验，对记忆过程尤其是记忆再现有较高的敏感性。缺点是动物的逃避反应差异较大，需要检测大量的动物。

三、Morris 水迷宫实验

【实验目的和原理】

大鼠、小鼠天生会游泳但是又怕水，Morris 水迷宫实验强迫动物在水箱中游泳，动物学习寻找藏在水下的平台以脱离无助的水环境，主要用于测试实验动物对空间位置感和方向感（空间定位）的学习记忆能力。

【实验系统】

Morris 水迷宫由圆形水池和图像自动采集及处理分析系统两部分组成，图像自动采集及处理分析系统包括摄像机、计算机、图像监视器。动物入水后启动监测装置，记录动物运动轨迹，实验完毕后可自动生成分析报告。

【实验步骤和检测指标】

1. 定位航行实验（place navigation）　用于训练和测量动物对水迷宫隐匿平台（逃避平台）学习记忆的获取能力，历时 5d。将水池等分为 4 个象限，目标象限的中央放置一隐匿平台。第 1 天将动物放入水池（不含平台）自由游泳 2min，以适应水池环境。第 2～5d 每天上、下午各训练动物 1 轮，共计 2 轮 8 次。每轮分别依次从四个象限的固定起点将动物面向池壁放入水池，共 4 次即一轮。每次训练间隔 30min，记录每次找到逃避平台的时间（逃避潜伏期，escape latency）和游泳路径。如小鼠在 60s 内找不到平台，由实验者将其引上平台待满 10s，潜伏期记为 60s。

2. 空间搜索实验（spatial probe test）　用于测量学会寻找平台后，对平台空间位置记忆的保持能力。定位航行实验结束后，即第 6d 撤去平台，从原平台象限的对侧同一个入水点将动物放入水中，测其第一次到达原平台位置的时间、60s 内穿越原平台的次数。

3. 工作记忆实验（working memory test）　空间搜索实验结束次日开始，历时 4d。每天变换一次平台的位置，测试前不予适应，其余实验过程同定位航行实验，记录每次找到平台的时间、游泳距离和速度。

【注意事项】

1. 实验人员勿随意走动，室内物品位置勿变动；每天在固定时间测试，操作动作轻柔，避免不必要的应激刺激。

2. 小鼠实验时水温维持在（21±1）℃，大鼠因体积大，耗能多，水温在（25±1）℃。

3. 实验前水中加入墨汁或牛奶、无毒的涂料，可以更好地隐匿平台。但混入牛奶使水质很快变性，对小鼠健康有一定影响且污染实验室环境。

4. 平台应放置在象限的中间，不要放置在水池边缘，避免动物按边缘式搜索策略无意找到平台。

【优点与缺点】

Morris 水迷宫是目前世界公认的较为客观的学习记忆功能评价实验方法。其有以下优点：①对年龄相关性空间记忆损害有可靠的敏感性，Morris 水迷宫是判断老年鼠空间学习记忆能力的有效工具。②驱动动物逃避的是水刺激，而不需要食物和水的剥夺。因此，避免了剥夺食物和水后给实验动物带来的新陈代谢方面的问题。③动物不必接受电击，这在食欲促进任务如辐射状迷宫实验和 T 迷宫实验中是常规的要求。④可以消除气味线索。⑤能提供较多的实验参数，全面地考察实验动物空间认知加工的过程，客观地反映其认知水平。⑥既可以检测空间参考记忆又可以检测空间工作记忆。⑦操作简便，数据误差较小。

其主要不足之处是：①所占实验场地过大。②实验动物个体成绩差异巨大。③由于体力消耗太大，体温也丧失过多，年老体弱鼠完成任务较困难。此外，可能引起的神经内分泌的变化可能会诱发老年动物心血管疾病甚至卒中、死亡。④适用于 Morris 水迷宫的实验动物具有局限性,即并非所有鼠株都适合于 Morris 迷宫测试,如 BALB/c 株小鼠、129/SvJ 株小鼠、C57BL/6 株小鼠均不适合使用 Morris 水迷宫。⑤将动物浸入水中可能引起内分泌或其他应激效应,后者与脑损害或药理学操作间的相互作用具有不确定性。

四、放射状迷宫实验(八臂辐射迷宫实验)

【实验目的和原理】

八臂辐射迷宫实验是一种用于研究动物空间参照记忆和工作记忆的迷宫模型。它由一个中心区和其周围连接的八条臂组成,在其中一些臂的末端放入食饵或将一些臂施以电击,根据动物的取食或逃避策略来评价其学习记忆能力。

【实验步骤和检测指标】

1. 动物适应实验环境 1 周,称重,禁食 1d。此后每天训练结束后限制性地给予正常食料(据体重不同,大鼠 16～20g,小鼠 2～3g),以使体重保持在正常进食大鼠的 80%～85%。

2. 第 2～3 天,迷宫各臂及中央区分撒着食物颗粒。然后,同时将 4 只动物置于迷宫中央(通往各臂的门打开)。让其自由摄食、探究 10min。这一过程让动物在没有很强的应激条件下熟悉迷宫环境。

3. 第 4～5 天起,动物单个进行训练:在每个臂靠近外端食盒处各放一颗食粒,让动物自由摄食。食粒吃完或 10min 后将动物取出,一天 2 次。

4. 第 6 天以后,随机选 4 个臂,每个臂放一颗食粒;各臂门关闭,将动物放在迷宫中央;30s 后,臂门打开,让动物在迷宫中自由活动并摄取食粒,直到动物吃完所有 4 个臂的食粒。如经 10min 食粒仍未吃完,则实验终止。每天训练两次,其间间隔 1h 以上。

记录以下 4 个指标:①工作记忆错误(working memory errors),即在同一次训练中动物再次进入已经吃过食粒的臂;②参考记忆错误(reference memory errors),即动物进入不曾放过食粒的臂;③总的入臂次数;④测试时间,即动物吃完所有食粒所花的时间。此外,计算机还可记录动物在放射臂内及中央区的活动情况,包括运动距离和运动时间等。连续 5 次训练的工作记忆错误为零、参考记忆错误不超过 1 次时,可以开始药物测试或脑内核团结构毁损实验。

【注意事项】

1. 迷宫周围的任何一件物品均可被动物用来作为空间定位的标志。去除或移动这些标志可能使动物操作困难并降低迷宫臂选择的准确性。

2. 慢性应激对动物的迷宫操作可产生影响,且存在性别差异。

3. 即使在限制进食条件下,也应让动物体重每周有所增加,以免动物因营养不良而患病;剔除身体状态不良的动物。

4. 所用食物通常为小块的、带巧克力味(动物最喜欢的味道之一)或甜味的早餐圈(每块 10mg);也可用液体食物(如巧克力奶或水)。后者对于测试某些影响动物对固体食物吞咽的药物尤为实用。

5. 对迷宫或观察者的恐惧会使动物始终停留在迷宫的某一个地方而不去探究。增加对动物的抚摸,必要时加高迷宫臂的侧墙,有助于减少动物的恐惧。

【优点与缺点】

八臂辐射迷宫实验适合于测量动物的工作记忆和空间参考记忆,并且其重复测量的稳定性较好。但对于可以影响下丘脑功能或造成食欲缺乏的药物(如苯丙胺),可抑制迷宫中所采用的食欲动机,因此实验动物不能很好地完成迷宫实验。

五、Y迷宫实验

【实验目的和原理】

常用的 Y 迷宫实验有 3 种:电 Y 迷宫实验、Y 迷宫自主交替实验和 Y 迷宫食物奖赏实验。鼠类有避明趋暗的习性,电 Y 迷宫实验是逆反此习性设计的一种条件反射性实验装置:其三条臂内均装有灯泡和电网,灯亮的臂无电,而暗臂有电(通常电压 50~70V),随机更换安全臂训练动物的空间辨别学习能力。Y 迷宫自主交替实验则完全利用啮齿类动物对新奇环境探索的天性,动物必须依靠前一次的记忆做出正确的进臂选择,可有效地评价动物的空间工作记忆能力。Y 迷宫食物奖赏实验则利用动物对食物渴求的本能进行实验,当动物在迷宫中寻找食物时,动物需要根据迷宫周围的视觉标示,记住它已搜寻过的迷宫臂,以避免重复进入同一个臂,从而有效地获得食物。

【实验步骤和检测指标】

1. 电 Y 迷宫实验　分为三个阶段:①训练期:每只鼠先在迷宫中适应 3min,每次电击延迟为 5s,直到动物在训练过程中连续 9 次正确反应即为学会。训练期记录动物达到学会标准进行的电击总数和动物出错总数,作为学习的评定指标。实验动物学会所需的训练次数越少,说明学习能力越强。②测试期:24h 后可进行记忆保持能力的检测,以正确反应次数占总检测次数的百分比表示记忆保持能力(正确反应的次数 / 总检测次数×100%),此值越高说明记忆力越好。③记忆保持期:过一段时间后再将动物放入迷宫,记录以上指标来反映记忆力的高低,以评价动物对以往记忆的保持能力和维持时间。

2. Y 迷宫自主交替实验　将鼠放在 Y 迷宫任意一臂末端,任其自由探索 8~10min,摄像系统可记录动物行为变化,记录以下各项指标:①总进臂次数(the total number of entries):动物进入迷宫臂的次数(以大鼠四只脚均进入臂为进臂一次标准);②轮流(交替)一次(an alternation):依次连续进入 Y 迷宫全部三个臂一次;③最大轮流次数(the number of maximum alternations):总进臂次数 - 2。自发轮流行为得分 = 总轮流次数 / 最大轮流次数×100%。

3. Y 迷宫食物奖赏实验　①训练期:新异臂被隔板挡住,动物由起始臂放入,在起始臂和其他臂中自由活动 10min,训练结束后,动物被放回饲养笼。②检测期:1h 后进行第 2 个阶段即检测期实验。抽开新异臂隔板,动物由起始臂放入,在 Y 迷宫中自由活动 5min。记录 5min 内每只动物在各个臂停留的时间和穿梭次数。分析动物取食的策略即进入各臂的次数、时间、正确次数、错误次数、路线等参数以反映出实验动物的空间记忆能力。

【注意事项】

1. 迷宫内需铺垫木屑,每次训练或测试结束后,混匀各个臂里的锯末,以防止动物残留气味干扰。

2. 对电击耐受力差和对电击不敏感的动物需淘汰。

【优点与缺点】

相对其他迷宫实验而言,Y 迷宫简便且训练时间短,且对于啮齿类动物干扰较小。但 Y 迷宫数据分析受人为主观因素影响较大,而且动物个体差异较大。

六、T迷宫实验

【实验目的和原理】

T迷宫实验有传统T形迷宫实验和自主交替实验两种模式。传统T形迷宫实验是依靠觅食动机诱导动物完成任务的一种迷宫，检测前需对动物进行禁食。自主交替实验时，动物不需要禁食，是借助其爱探索的天性。

1925年，Tolman首次报道了一个有趣的发现：在迷宫实验中，大鼠极少重复进入迷宫的同一臂。大鼠以这种重复交替的方式探究周围环境。因而，即使没有食物奖赏，大鼠仍然保留对所探究区域有一定的新奇感。正常的交替操作与完整的工作记忆能力相一致，用药理或解剖毁损的方法可改变这种交替操作行为。

【实验步骤和检测指标】

1. 传统T形迷宫实验　有三个阶段。

（1）适应期：在T形迷宫臂内分撒6粒食丸（45g），让动物适应迷宫5min，每天1次，连续5d。

（2）强迫选择训练：将动物放入主干臂的起始箱，打开闸门，让大鼠进入迷宫的主干臂。随机、交替选择左右两臂之一放入4粒食丸，同时关闭另一臂，使动物被迫选择食物强化臂并完成摄食；每天6次，连续4d。

（3）延迟位置匹配（delayed matching-to-position，DMP）训练

1）将动物放入闸门关闭的起始箱，打开闸门，让动物进入主干臂。

2）关闭一侧目标臂，强迫动物进入另一侧开放臂以获得2粒食丸奖赏。

3）立即（最短延迟，少于5s）将动物放回主干臂，开始匹配训练中的第二次训练；此时两个目标臂均开放，动物返回到强迫选择训练时进入过的臂则获得食物奖赏（4粒食丸），记录一次正确选择；若动物进入另一臂，则没有食物奖赏，并且将其限制在该臂内10s，记录一次错误选择（动物将两前肢和至少两后肢的一部分置于一个目标臂时算完成"一次选择"）。

4）一次匹配训练结束后将动物放回笼内5~10min，再重复下一次匹配训练，每天8次。动物连续两天共训练16次，正确选择次数达到15次及以上，则认为达到标准，可以开始实验。如动物经过30d训练仍然达不到标准，则予以淘汰。

5）动物训练达标后一天，给予一次匹配训练。所不同的是，强迫选择训练后，将T形迷宫旋转180°，再进行上述开放臂的训练。这样做的目的是评价动物是否为定位性操作（有赖于迷宫外信号）或反应性操作（不依赖迷宫外信号）。

6）接着2d，每天给予10次匹配训练，每次训练间隔为60s，用以评价动物的工作记忆操作。记录进入食物强化臂的次数和再次进入非强化臂的次数（错误次数）。当操作稳定且选择准确率高（工作记忆错误<10%）时，可进行药物测试或脑区毁损后的操作实验。

2. T形迷宫自主交替实验（spontaneous alternation on a T-maze）

（1）充分抚摸动物，每天1~2min，连续5~7d。由于动物没有被剥夺进食，唯一对动物有驱动作用的是其探究迷宫的欲望。因此，动物必须对实验者和实验环境完全适应，没有恐惧感。

（2）将动物放入T形迷宫的主干臂；打开闸门，让大鼠离开主干进入一个目标臂（四肢进入臂内）。

（3）将动物放回主干臂,限其在臂内一段时间（设定 5s 比较合适）。

（4）将第 2 步和第 3 步的操作重复 9 次,记录进入每一臂的次数。动物在每一实验间期（共 10 次训练）内应交替选择两目标臂。实验结果记录为:交替次数 / 总的选择次数。当使用药物或相关脑区毁损等方法减弱记忆力时,这个比率下降。

【注意事项】

1. 动物选择的准确性与两次选择之间的间隔及每一训练间期内的选择训练次数等有关。正常动物经短时间的间隔（例如 5s）,其选择准确性非常高。而经过极长时间的间隔（例如超过 1h）,其选择接近随机性操作。

2. 啮齿类动物有单向偏爱的特性,这种单向偏爱与动物种属、品系及性别有关。例如,C57BL/6J 小鼠、ICR 小鼠和 Purdue-Wistar 大鼠更偏爱左侧,而 Spague-Dawley 大鼠和 Wistar 大鼠更偏爱右侧。研究表明,超过 2/3 的雄性 Spague-Dawley 大鼠偏爱右侧,而偏爱左侧的不到 1/5。这种单向偏爱可影响对动物学习记忆的评价。

3. 实验动物对迷宫或实验者有应激恐惧,可表现为在迷宫内排便、排尿;当抓它时动物还会发出尖叫声;也可表现为待在迷宫某处不动,不去探究迷宫。

【优点与缺点】

T 形迷宫广泛应用于评价空间学习,条件识别学习和工作记忆,其有以下优点:①大鼠和小鼠具有良好的空间辨别功能,能很快学会并准确操作迷宫。②可用于研究不同脑区对空间记忆的影响,对某些脑结构尤其是海马的毁损作用敏感。③ T 形迷宫不提供惩罚条件,完全利用动物探索和觅食的天性,因此可尽可能地减少影响实验结果的混杂因素,如电击伤害、应激反应等。④ T 形迷宫实验设备简单,可人工记录完成对实验的观察和数据分析。

缺点是 T- 迷宫只有一个选择点到达目标臂,选择正确臂的概率默认为 50%,增加了成功的可能性,且实验前剥夺动物进食可能是一个影响实验的潜在因素。

七、Barnes 迷宫实验

【实验目的和原理】

巴恩斯迷宫（Barnes maze）是美国学者 Carol A Barnes 1979 年发明的用于检测动物空间记忆的模型。其利用啮齿类动物避光喜暗且爱探究的特性而建立的。通过强光照射和噪声刺激迫使动物在规定时间内寻找指定位置孔洞下的暗箱（目标箱）。经过训练,动物学习并记忆目标箱的位置。

【实验步骤和检测指标】

1. 适应期　实验开始前一天,将动物单个从目标洞置于目标箱内适应 4~5min。

2. 训练期　将动物置于迷宫中央的塑料圆桶内限制活动 5s。移开圆桶,启动计时器,实验者在挡帘后进行观察。动物四肢均进入目标箱,则计为一次逃避,并让动物在箱内停留 30s。每一动物一次最多训练观察 4min。在此期间如果动物仍然找不到目标箱,则将动物从迷宫移开,放入目标箱内并停留 30s。动物每天训练两次,连续 5~6d。从第二次训练开始,每次训练之前将迷宫随机转动一至数个洞的位置,但目标箱始终固定在同一方位。这样做的目的是防止动物依靠气味,而非凭借记忆来确定目标洞的位置。实验记录以下参数:探究任何一个洞的潜伏期、到达目标箱的潜伏期和每只动物的错误次数（一次错误定义为动物把头伸向或探究任何一个非目标洞,包括专注于探究同一个非目标洞)。

3.测试期　连续训练后进行测试,记录进入目标箱的潜伏期、总路程和速度、错误次数等。

【注意事项】

1.动物在迷宫遗留的气味对下一只动物的迷宫操作影响很大。因此,除在两次训练之间旋转迷宫外,还要用 70% 酒精清洁迷宫,以消除残留气味对下一只动物的导向作用。

2.Barnes 迷宫平台类似一个大敞箱(open field),任何影响敞箱行为的因素(例如药物处理或基因改变)均可影响实验结果。

3.不同品系的小鼠在该实验中的行为表现差别很大。例如,129S6 小鼠在 Barnes 迷宫中很少有探究行为,因而很难找到目标洞。而 C57BL/6J 小鼠则有相当多的探究行为,适合于巴恩斯迷宫实验。

【优点与缺点】

Barnes 迷宫对动物的应激性刺激较小,既不像放射臂迷宫那样需要禁食,也不像水迷宫那样应激性强,因此在记忆研究中较为常用。尤其适用于与应激相关的记忆研究以及基因敲除小鼠的行为表型研究。

Barnes 迷宫的缺点主要是:①容易受到实验者的主观意识影响。②检测指标在说明动物空间认知能力的复杂性方面受到限制。③实验中动物有时会缺乏探索迷宫的动力,如发现目标箱后没有进入或在目标箱周围没有进入。

八、条件性恐惧实验(fear condition test)

【实验目的和原理】

啮齿类动物在恐惧时会表现出特有的静止不动(immobility)的防御姿势(freezing)。实验对象被给予一个声音信号(条件刺激),随后给予电击(非条件)刺激,训练结束后对实验动物进行声音信号或环境联系性实验测试。一般情况下啮齿类动物对相应的环境和不同环境下同样的声音信号都会做出明显的条件性恐惧反应,如静止不动。这种测试可以在训练结束后立刻或几天后进行,可以提供在条件信号影响下短期和长期记忆的信息。

【实验系统】

主要有条件恐惧箱,条件恐惧箱内设置有电击发生器、声音发生器、光刺激发生器等并与计算机监控系统相连。人工或计算机可记录和计算出相关数据和参数,用于评判小型啮齿类动物对条件性恐惧刺激或非条件性恐惧刺激的记忆能力。

【实验步骤和检测指标】

1.条件性训练(第 1 天):无刺激 120～180s(A 相),记录动物的凝滞(freezing)时间作基线;给予实验动物声音信号和 / 或光信号,之后是一定强度的电刺激(如 0.35mA,2s)(B 相),历经 A 相和 B 相,完成一轮训练,记录整个训练阶段动物凝滞时间(s)。如需要多轮训练,则顺序重复 A 相和 B 相。

2.测试阶段(第 2 天),包括关联(context)测试、变更关联(altered context)测试或条件刺激前(pre-conditioning-stimulus,pre-CS)测试以及条件刺激(conditioning stimulus,CS)测试。

(1)关联测试:将动物放入同一操作箱内,计算机自动记录或人工记录动物的凝滞行为，可测定动物的关联条件恐惧（contextually conditioned fear）记忆。若用人工观察，则实验者观察动物一定时间内（静声秒表）的行为并计分：凝滞为 1 分，活动（moving）为 0 分（也有只记录凝滞时间）。每 10s 观察一次，共 5min，可记录到 30 次可能的凝滞（即最大凝滞得分为 30 分）。观察结束后将动物放回笼内，清洁操作箱，进行下一只动物的观察。

（2）变更关联测试：关联测试 1～2h 后进行。改造操作箱，如用平滑塑料板取代关联条件箱内的格栅地板，加有色塑料板等。也可改变嗅觉暗示（olfactory cues），如在箱的一角放一个装有果汁的杯子等，进行变更关联测试实验，计算机自动记录动物的凝滞指标或每隔 10s 人工记录动物的凝滞和非凝滞得分（分别为 1 和 0 分），共记录 3min，即 18 次可能的凝滞记录（凝滞得分为 18 分）。

（3）条件性刺激测试：关联测试 1～2h 后进行，给予实验动物第 1 天的条件性刺激，观察动物的条件性恐惧程度，可如变更关联测试实验中的人工记录方法，即记录时间为 3min。

可使用百分率计算和记录相关指标：

关联 =（关联测试中的凝滞得分 /30）×100%；

变更关联（条件刺激前）=（变更关联中的凝滞得分 /18）×100%；

条件性刺激 =（听觉条件刺激中凝滞得分 /18）×100%。

对每一不同的凝滞测试计分进行重复测量单因素方差分析（ANOVA），从此比较关联和变更关联或条件性刺激之间的恐惧程度，并确定组间差异。

【注意事项】

1．在条件性训练中，须让动物在操作箱内有适当的时间再给予电刺激。应避免将动物放入箱内立即给予电刺激，这样动物没有时间在箱内环境（关联）与电击之间形成联系，影响动物在关联测试中的凝滞行为。

2．一般而言，动物在条件性刺激中的凝滞行为要比关联测试多。在变更关联测试中，由于关联条件箱已被改造得"面目全非"，训练时动物获得的对周围环境的关联几乎不存在，因此凝滞行为应该最少。

3．如果动物在第 2 天关联测试和听觉暗示测试中出现凝滞，而在变更关联测试中不表现凝滞行为，则可认定：动物的感觉和运动功能均正常；能记住前一天与厌恶刺激配对出现的暗示信号；能分辨前一天不与厌恶刺激配对出现的暗示信号，说明动物具有正常的记忆。

4．暗示和关联两种条件恐惧可表现出发育差异和基因差异。例如，年龄在 18d 的大鼠有听觉条件恐惧，但极少有关联条件恐惧；而到 23d 时，关联和听觉暗示条件恐惧都有。有些品系的小鼠（如 DBA/2 小鼠）只有很弱的关联条件恐惧，但听觉条件恐惧却很好。

5．由于老年动物听力减弱甚至丧失，对听觉暗示可能反应迟钝或无反应。

6．将实验动物移开操作箱后，用 70% 酒精或 4% 醋酸溶液彻底清洁操作箱，以消除动物气味对下一批动物的影响。

【优点与缺点】

条件性恐惧实验动物不需要禁水或禁食，且实验设备较为简单，训练时间相对较短。参与条件关联学习过程的脑部结构主要为杏仁核（调节恐惧）和海马（调节与恐惧性事物相关联的学习认知），所以这一模型主要用于杏仁核和海马依赖的记忆。动物经历条件恐惧后，当再次接触条件刺激时，会产生一系列的生理反应，包括自主神经紧张、应激激素分泌增加以及防御行为增多等可能会对记忆测试产生影响。

（马　涛　王　丹）

第四节　抑郁与焦虑行为学检测方法

一、社交行为测试（social interaction test）

【实验目的】

观察小鼠的社交逃避行为,评估小鼠的社交能力。

【实验原理】

小鼠天性喜群居社交,对新事物有探索倾向。在小鼠熟悉了环境后,通过检测小鼠靠近实验箱中装有另一只陌生小鼠的玻璃笼的时间,来判断小鼠的社交能力。该实验是建立在社交挫败抑郁动物模型的基础上。

【实验对象】

C57BL/6J 小鼠,CD-1 雄性小鼠。

【实验器材与药品】

社交行为箱:白色不透明有机玻璃箱 [42cm（w）×42cm（d）×42cm（h）]、目标笼:透明有机玻璃笼 [10cm（w）×6.5cm（d）×42cm（h）,下部有孔,上下口无底]、标准型号鼠笼、75%酒精喷雾、纸巾、摄像机、SMART V3.0 行为学视频追踪系统等。

【实验步骤】

筛选 CD-1 雄性小鼠:用于社交测试的 CD-1 雄鼠必须与受测的 C57 小鼠是完全陌生的,且保存攻击特性。

1. 组装社交行为测试组件,设置视频追踪设备和软件:在白色社交行为箱的一侧正中放置一个透明有机玻璃笼,用以固定目标动物,视为目标区域;行为学软件（SMART V3.0）中设置相应的参数,将行为箱底部紧邻有机玻璃笼处划出一个长方形社交区（interaction zone,24cm×14cm）和两个边角区域（corner zone,9cm×9cm）,软件自动记录小鼠滞留交互区的时间、角区的时间和移动总距离。

2. 实验开始前 1h,将待测小鼠放入测试行为房（封闭、隔音、室温恒定为 23～25℃）,使小鼠充分适应实验环境和实验器材;记录小鼠的编号、日期、环境信息等。

3. 每一只小鼠的社交测试分 2 个阶段,中间间隔 30s。第一阶段:目标区域空置时,将受测小鼠从原住笼中取出,直接放入行为测试箱与目标区域相对的一边中点,受测小鼠自由探索场地 2.5min,然后立即从测试箱中取出受测小鼠放回原住笼;在两个阶段之间的 30s 间隔中,将 CD-1 目标小鼠放入目标区域的有机玻璃笼中;第二阶段:再次将受测小鼠从原住笼中取出,放入行为测试箱与目标区域相对的一边中点,允许受测小鼠自由探索场地 2.5min,测试结束后将小鼠取出放回原住笼。

4. 通过电脑软件（SMART V3.0）记录小鼠在社交区域和角区停留的时间、总活动距离,计算整体活动速率（velocity）和社交比率（社交比率 = 有 CD-1 小鼠时测试鼠在社交区域内的停留时间 / 没有 CD-1 小鼠时测试鼠在社交区域内的停留时间×100%）。根据受试小鼠在社交区停留时间的长短评价其社交行为。

【注意事项】

1. 实验一直在隔音的红灯条件下进行。

2. 实验开始时,将受测小鼠轻轻放入测试箱中,然后快速离开测试房间,轻轻关门,实验过程中保持环境安静。

3. 每只小鼠测试结束后,将受测小鼠和CD-1小鼠放回原住笼,并彻底清洁测试箱和目标玻璃笼,尤其是测试箱边角和目标区域,以消除上一只小鼠留下的气味和痕迹对下一只测试小鼠造成影响。

二、强迫游泳实验(forced swimming test,FST)

【实验目的】

观察小鼠是否处于"行为绝望"状态,以检测小鼠抑郁样行为或评价抗抑郁药的疗效等。

【实验原理】

当小鼠被迫进入一个有限空间游泳时,感受无可逃避的压迫环境,开始时表现为拼命挣扎、试图逃跑又无法逃脱的状态,一段时间后表现为一种典型的"不动状态",即漂浮不动,仅将口鼻露出水面进行呼吸或四肢轻微滑动以保持身体不下沉,这种状态本质是小鼠放弃逃脱的希望,即"行为绝望"状态。抑郁小鼠可以表现出不动时间延长。

【实验对象】

C57BL/6J小鼠。

【实验器材与药品】

强迫游泳桶、温度计、摄像机、SMART V3.0 行为学视频追踪系统等。

【实验步骤】

1. 实验开始前,将待测小鼠放入测试行为房(室温恒定为23~25℃)中提前适应,保持环境安静。记录小鼠的编号、日期、水温等。

2. 设置视频追踪设备和软件:在软件(SMART V3.0)中预设好相应的参数,设定活动量(activity)中"不动"状态的界定标准。

3. 实验开始时,将小鼠轻轻地放入敞口玻璃缸内(缸高25cm、直径12cm、缸内水深18cm、水温25℃±2℃);实验者与实验动物保持1m以上距离,实验过程中保持环境安静。

4. 小鼠放入水中即开始计时,累计6min,用视频追踪软件(SMART V3.0)记录后4min小鼠在水中的不动时间、运动速率与运动距离等。

5. 小鼠停止挣扎、漂浮或为保持姿势的微小划水动作等可视为"不动"状态。

6. 测试完毕后将小鼠放回鼠笼,置于温暖的地方直至毛发全部晾干。

【注意事项】

1. 强迫游泳是较强烈应激刺激,短时间内尽量只测一次,且应注意对其他行为学测试的影响。

2. 每只小鼠测试完毕后均需更换新水,保持水温恒定,水质清洁。

三、悬尾实验(tail suspension test,TST)

【实验目的】

观察小鼠的不动时间,了解小鼠的"行为绝望"状态,来快速评价小鼠抑郁样行为或抗抑郁药物、兴奋药物、镇静药物的疗效等。

【实验原理】

小鼠悬尾后企图逃脱但又无法逃脱,从而放弃挣扎,表现为行为绝望,即特有的"不动状态",实验过程中通过记录不动时间来反映小鼠的抑郁样行为表征。

【实验对象】

C57BL/6J 小鼠。

【实验器材与药品】

悬挂箱、胶带、摄像机、SMART V3.0 行为学视频追踪系统、实验专用电脑等。

【实验步骤】

1. 实验开始前,提前将待测小鼠放入测试行为房(室温恒定为 23～25℃),使小鼠适应实验环境和实验设备,注意保持环境安静、空间封闭;记录小鼠的编号、日期等。

2. 设置视频追踪设备和软件:在软件(SMART V3.0)中设置好相应的参数,设定活动量(activity)中"不动"状态的界定标准。

3. 实验开始时,将小鼠尾部距末端约 2cm 处用胶带和悬挂绳固定,使其倒挂在 50cm×70cm×30cm 的箱内,悬挂后小鼠鼻尖距箱底约 20～25cm。

4. 用摄像机监测小鼠活动,悬挂后立刻开始计时,累计 6min,视频追踪软件(SMART V3.0)记录后 4min 小鼠的不动时间。

5. 实验结束后,将小鼠放回原住鼠笼。

6. 清洁用品:每次实验完成,清除粪便和尿液,彻底擦拭悬挂箱。

【注意事项】

注意应轻轻将胶带从尾巴上拉下来,不要从尾巴上直接撕扯胶带,避免给动物带来痛苦。

1. 大鼠的体重较大,易从悬挂绳中滑脱,因而悬尾实验更适宜于检测小鼠的抑郁样行为。

2. 悬尾实验应激较强,应注意对其他行为学测试的影响。

四、糖水偏好测试(sucrose preference test,SPT)

【实验目的】

检测小鼠是否存在快感缺失状态,评估小鼠抑郁样行为。

【实验原理】

快感缺失是指无法从奖赏或愉快的活动中体验到快乐,是抑郁症的核心症状之一。糖水偏好测试利用小鼠喜糖的天性,检测小鼠是否存在快感缺失症状,存在抑郁样行为的小鼠有糖水偏好降低的表现,且这种表现可被抗抑郁药物逆转。

【实验对象】

C57BL/6J 小鼠。

【实验器材与药品】

带有滚珠的防漏饮水瓶(50ml)、蔗糖、体重秤等。

【实验步骤】

1. 将小鼠置于安静的环境中(室温恒定 23～25℃),单笼饲养,记录小鼠的编号、日期等。

2. "两瓶水"饮水适应:实验开始前 2d,给每只小鼠进行"两瓶水"饮水练习,笼子一侧并排放置两只带有滚珠的防漏饮水瓶(50ml),内置自来水,允许小鼠随意饮用,使小鼠适应两只水瓶饮水和使用滚珠管口饮水。

3. 实验开始时,将其中一只水瓶换成 1% 的蔗糖水,另一只水瓶仍为自来水,测量两水瓶(自来水和糖水)的基础重量;12h 后左右交换饮水瓶位置,以防止位置偏爱的发生,并测量饮水瓶重量;24h 后再次测量两只饮水瓶的重量。

4. 称量并记录小鼠在 24h 内摄入的自来水及 1% 蔗糖溶液的重量,计算糖水偏好率(糖水摄入量占小鼠总液体摄入量的百分比)。

【注意事项】

1. 饮水瓶中水量不能充满(充满不易出水),约为瓶总量的 1/2～2/3 即可。

2. 初次放置饮水瓶时,应拨动滚珠让水瓶尖端充满液体(排出空气),然后倾斜放入笼中。称重时也应保持水瓶倾斜状态,避免漏液造成数据误差。每次测量重量前均应擦净水瓶外壁液体。

五、旷场试验(open field test, OFT)

【实验目的】

检测实验动物在新异环境中自主行为、探究行为和焦虑程度,来评价药物的抗焦虑和致焦虑作用。

【实验原理】

研究发现,动物在旷场中由于对新异环境的恐惧,主要在旷场内的周边部活动,而在中央区活动较少,但动物的探究特性又促使其产生在中央区域活动的动机,也可观察由此而产生的焦虑心理。中枢兴奋药物可以明显增加自主的活动而减少探究行为,一定剂量的抗精神病药物可以减少探究行为而不影响自主活动。

【实验对象】

C57BL/6J 小鼠。

【实验器材与药品】

白色旷场行为箱(50cm×50cm×35cm)、纸巾、摄像机、SMART V3.0 视频分析软件、实验专用电脑等。

【实验步骤】

1. 实验前至少 1h,将小鼠置于测试的行为房中进行适应,降低其对新环境不安情绪。室内隔音,温度恒定在 23～25℃。

2. 组装行为测试组件,设置视频追踪设备和软件:实验开始前,放置好旷场行为箱,在软件(SMART V3.0)中预设好相应的参数,箱子底部划分出中央区(25cm×25cm)和周边区;记录小鼠的编号、日期、环境信息等。

3. 实验开始时,将小鼠从饲养笼中轻轻取出(注意背向实验者),置于白色旷场箱的中央区,允许其自由探索 15min。放置小鼠后实验者立刻离开,轻轻关闭操作室门,实验过程中保持环境安静。

4. 监测项目:使用视频跟踪系统(SMART V3.0)采集小鼠的运动轨迹,整体实验结束后通过软件计算出各只小鼠运动总距离(单位:cm)、站立的次数、在旷场中央区和周边停留的时间及中央区滞留时间比率（单位：%）。

5. 测试结束后，将小鼠取出放回原住笼（如跟其他待测小鼠同笼，则需暂放其他饲养笼中）。

6. 彻底清洁测试箱，尤其是测试箱边角区域，以去除小鼠留下的气味对下一只小鼠行为的影响。然后测试下一只小鼠。

六、高架十字迷宫（elevated plus maze，EPM）

【实验目的】

观察小鼠对新异环境和高悬敞开臂的探究冲突行为，来检测动物是否处于焦虑状态。

【实验原理】

啮齿类动物具有探究新环境的天性，但是又厌恶强光和开阔地。EPM 就是利用小鼠对新奇环境的探究行为和对高悬开臂的厌恶恐惧形成的矛盾冲突心理，来评价动物焦虑、恐惧行为。如果一个药物增加小鼠对开臂的偏爱（即增加进入开臂的次数和在开臂内滞留时间），却不改变入臂总次数和入臂总时间，即开臂进入次数百分比和开臂滞留时间百分比升高，则认为该药物具有抗焦虑的作用。相反一个药物如果减少小鼠对开臂的偏爱，而入臂总次数和入臂总时间不变，则认为该药物具有致焦虑的作用。

【实验对象】

C57BL/6J 小鼠。

【实验器材与药品】

高架十字迷宫、纸巾、摄像机、SMART V3.0 视频分析软件、实验专用电脑等。

【实验步骤】

1. 至少实验前 1d（据具体条件而定），将实验小鼠放入测试行为房中充分适应实验环境。房间密闭、安静，温度保持 23～25℃。

2. 监测项目：小鼠充分安静、放松时，实验开始。将小鼠放入 EPM 中央区，头朝开臂，然后用视频跟踪系统记录小鼠 5min 内进入开臂和闭臂的次数和滞留各臂的时间。计算开臂进入次数百分比[开臂进入次数百分比＝开臂进入次数/（开臂进入次数＋闭臂进入次数）]和开臂滞留时间百分比[开臂滞留时间百分比＝开臂滞留时间/（开臂滞留时间＋闭臂滞留时间）]。

3. 小鼠放入后，实验者离开操作房间，轻闭房门，过程中保持环境安静。

4. 测试结束后，将小鼠放回原住笼中，彻底清理十字臂，消除小鼠气味对下一只测试小鼠的影响。

【注意事项】

1. 为了提高小鼠入臂总次数，避免小鼠总是躲在闭臂中，通常在测试前先将小鼠放在旷场中适应 5min 后再放入迷宫。

2. 实验前一周每天抚摸小鼠可以明显减少小鼠对实验者的恐惧感以及无关刺激对迷宫中小鼠的影响。

3. 动物检测时间最好在上午 9：00 至下午 15：00 之间进行，如果有条件，且需要重复多次检测，尽量在每天同一时间段检测，以减少数据的波动。

4. 如果实验中实验动物从高架上跌落，最好将此动物剔除。

5. 每次小鼠均放置在同一位置。

第五节 成瘾与戒断行为学检测方法

吗啡依赖与戒断

【实验目的】

了解吗啡依赖与戒断模型的建立过程；观察吗啡戒断综合征的行为学特征；观察吗啡戒断所致的痛觉异常。

【实验原理】

吗啡是麻醉中常用的镇痛药，主要通过阿片受体发挥作用。但吗啡可致欣快感而依赖成瘾，而纳洛酮作为阿片受体的特异性拮抗剂，可阻断吗啡的作用而诱发戒断症状。

【实验对象】

雄性 C57BL/6J 小鼠/KM 小鼠/大鼠。

【实验器材与药品】

吗啡注射液，纳洛酮注射液，透明玻璃箱（底面不光滑）。

【实验步骤】

(一)建立吗啡依赖与戒断模型

1. 慢性吗啡依赖的建立 对实验动物进行连续 5d 的吗啡皮下注射，注射的剂量为：第 1 天 10mg/kg 体重，依次每天剂量增加 10mg/kg 体重，至第 5 天时注射剂量为 50mg/kg 体重。

2. 纳洛酮注射诱发急性戒断行为 在第 6 天，皮下注射吗啡 50mg/kg 体重。在停止注射吗啡 4h 后，腹腔注射纳洛酮 4mg/kg 体重。其中，在注射纳洛酮前，将实验动物放置于玻璃箱内适应 1h。

(二)观察项目

1. 吗啡戒断综合征行为学特征

(1)注射纳洛酮后观察实验动物吗啡戒断综合征的行为特征，持续 60min（分为 4 个阶段，每个阶段 15min）。

(2)在每个阶段对以下行为出现的次数进行记录：跳跃、牙齿打颤、湿狗样抖动、翻滚、直立，同时依据每个阶段 5 种行为出现的总次数进行评分：0 分=0 次、1 分=1~5 次、2 分=6~10 次、3 分为>10 次。

(3)在每个阶段对以下 5 种行为出现的程度进行观察并评分：上睑下垂、流泪、勃起、易怒和腹泻，评分标准：0 分=无、1 分=轻度、2 分=中度、3 分=重度。

2. 吗啡戒断致痛觉异常 在注射纳洛酮后 60min 内，每隔 5min 用玻璃棒轻轻接触实验动物肋腹部，观察实验动物反应并量化评分。量化评分标准：0 分=对轻触刺激无反应；1 分=轻触刺激后发出中度嘶叫并试图逃避接触；2 分=轻触刺激后发出重度嘶叫并撕咬玻璃棒。

【注意事项】

1. 皮下注射吗啡溶液时，务必谨慎操作，以免扎伤手指或戳伤动物脊髓致死。

2. 透明玻璃箱底部尽量不要太光滑，可事先铺上一层垫料。

3. 试验环境请务必保持安静，适宜的温度和湿度。

4. 吗啡属毒麻药，使用后务必保管好安瓿瓶，回收并登记。

（张红星）

第六篇

麻醉机能实验相关内容

第三十三章 实验室的结构与组成

一、实验室的基本结构

基本教学实验室应包括普通教学实验室、准备间、试剂药品配制室、储藏室或仓库,有条件的实验室可以增加动物饲养留观室、行为学实验室、生化实验室等。

1. 普通教学实验室

功能:满足基本教学的实验室。

要求:实验台的安装和排列应合理,房间需要宽敞明亮,通风条件好,地面要易于清洁、防滑。

配备:实验台、电脑、生物机能实验系统等。

2. 准备间

功能:完成实验教学所需仪器器材的准备工作。

要求:明亮,通风条件好,地面易于清洁、防滑。

配备:准备台、实验仪器器材收纳柜。

3. 试剂药品配制室

功能:进行教学实验所需试剂药品的配制。

要求:试剂药品配制室要通风良好,远离各种污染源,应有防止污染、昆虫和其他动物进入的有效设施,安装的水池、地漏的位置应适宜,不得对制剂造成污染。与药品直接接触的设备表面应光洁、平整、易清洗或消毒、耐腐蚀;不与药品发生化学变化和吸附药品。

配备:药品配制操作台、通风橱、生物安全柜、毒麻药物需配备保险柜。

二、实验室的人员组成

实验室实行实验室主任负责制度,下设高级实验师、实验师、助理实验师、实验员,对需要的实验室可增设实验室副主任。

(马　锐)

第三十四章 实验室的规章制度

1. 实验室是进行教学、科研和人才培养的重要基地，是办好学校的基本条件。所有实验室工作人员和进入实验室的学生及其他人员均应遵守本守则。

2. 实验室实行主任责任制。实验室主任全面负责实验室教学、建设和管理。未经实验室负责人同意，非本室人员不得在实验室内做实验。所有进入实验室人员需进行实验室安全考试，考试通过方可进行实验。

任何人不得将仪器设备私自带出实验室。

3. 实验室工作人员及学生均应爱护仪器设备，节约实验材料，严格按照操作规程操作。仪器设备的账、卡、物必须一致。要保证仪器设备有较高的完好率。

4. 使用大型精密仪器前需经培训合格，方能上岗。贵重仪器设备要建立技术档案，准确记录使用、损坏、维修等情况。

5. 实验室必须保持安静、整洁、仪器设备要摆放整齐，定期进行检查保养。

6. 必须重视安全工作，执行各项安全制度，加强防火、防爆、防盗、防污染等措施。实验室内严禁吸烟。

7. 仪器设备如有损坏要及时报告、登记、处理，一旦发生事故要及时采取措施，如实上报。

8. 要建立安全值班制度，实验完毕要做好整理，关闭电源、水源及门窗，并进行安全检查。

9. 对违反本规章制度造成事故的，要认真追究当事人的责任，严肃处理。

（马　锐）

第三十五章 实验室人员的责任与义务

第一节 实验室管理人员的责任与义务

1. 了解学校的工作计划，订出实验教学计划，对全学期实验教学做出安排。

2. 会同任课教师做好实验前的有关准备，保证实验准确、安全、顺利，创造最佳实验效果。

3. 会同任课教师组织和指导学生实验，并能回答学生提出的有关实验问题。

4. 熟悉实验室的安全规则和发生事故的应急措施，排除实验中出现的故障。

5. 熟悉仪器配备标准和仪器情况，做好仪器更新和申购工作。做好实验室的仪器设备、配件、耗材、低值耐用品、器材、仪器说明书及图书资料的管理工作，做到账、物、卡相符。每学期结束后做好仪器设备、材料的清理和核对工作。对掌握仪器的保管技术要求和存放原则进行科学管理。

6. 做好药品试剂管理，对于实验所需毒麻药物应做好管理，做到双人管理。

7. 切实做好实验室安全卫生工作，防火、防盗、防潮、防尘、防腐等工作，保持实验室整洁。

8. 加强政治与业务学习，做好自身的思想建设，不断提高业务水平和操作技能，努力提高实验教学质量。

9. 上实验课时，管理员必须在实验室坚守岗位，协助授课教师指导学生做实验。

第二节 任课教师的责任与义务

1. 任课老师必须向学生进行实验安全教育，必须充分准备实验课程的教学，认真备课，准时到岗主持实验教学。

2. 认真进行教学前准备，对实验的难点重点做到心中有数，把握实验要达到的预期目标。

3. 实验前应对实验内容作出扼要讲解，并提出明确要求，实验中应注意引导、启发学生。

4. 初次上岗指导实验的老师，应认真准备教学，完整把握实验机理及主要运行特征，并详细完成预实验记录。

5. 实验过程中应注意保护学生人身安全和实验设备安全，出现问题能够及时有效处理,并及时与实验管理人员沟通。

6. 严格遵守实验室相关规定,严格遵守教师职业规范,不擅自离开岗位,不进行和实验无关的其他工作。如遇特殊情况需离开,应安排好实验并请实验管理人员代为管理。

7. 实验结束后,应验收学生实验结果,并与实验管理人员做好实验器材及设备的清理与交接工作。

第三节 学生的责任与义务

1. 课前学生应熟悉实验室相关管理制度并严格遵守,提前了解实验相关知识。

2. 参与实验的学生应穿白大褂,并做好必要防护。

3. 实验过程中应按照实验要求,认真完成实验。爱护实验设备及器材,不得虐待实验动物。仪器使用严格遵守操作规程,发现故障或有损坏立即报告。凡属违反操作规程导致设备损坏的,要追究责任,照章赔偿。

4. 实验过程中严肃认真,正确操作,仔细观察,真实记录实验数据和结果。不许喧闹谈笑,不做与实验无关的事,不动与实验无关的设备,不进入与实验无关的场所。

5. 实验完成后认真清洗实验器材,清点无误后归还。实验完毕,实验台面需整理干净,并检查仪器、物品以及水、电、煤气。实验室水槽禁止排放腐蚀和剧毒液,所有实验用的废弃物应倒入垃圾筒内,利器应倒入利器盒。实验室内一切物品,未经实验室批准,严禁携出室外。值日生负责实验室的卫生。

6. 实验后实验动物应按照要求处理,处死动物应归还动物中心,如实验需要留观应按规定申请动物留观室使用。

7. 课后认真完成实验报告。

(马 锐)

第三十六章 实验室的卫生

1. 进入实验室的所有人员，必须衣着整洁、举止文明，严格遵守实验室的各项规章制度。

2. 在实验过程中，要注意保持实验室内卫生、养好良好的实验习惯。实验结束后，必须及时做好清洁整理工作，将工作台、仪器设备、器械等清洁干净，归类放于规定位置。所有实验所产生的废物应及时放入废物箱内，并及时处理，清理好现场。

3. 每次实验结束后，实验人员必须对实验室进行清扫。

4. 带教老师需安排学生进行卫生清扫，并进行检查。

5. 实验室内各种设备、物品摆放要合理、整齐，与实验无关的物品禁止带入、存放在实验室。

6. 实验室内的仪器设备、各人实验台架、凳和各种设施摆放整齐，并经常擦拭，保持无污渍、无灰尘。

7. 卫生值日人员应对实验室桌面、地面及时打扫。注意保持室内仪器设备的整洁卫生。

8. 实验室内杂物要清理干净，有机溶剂、腐蚀性液体的废液必须盛于废液桶内，贴上标签，对于锐器垃圾应按照要求放入利器收集盒，统一回收处理。

9. 保持室内地面无灰尘、无积水、无纸屑等垃圾。

10. 实验结束必须做好清洁卫生，关好门窗、水龙头，断开电源，清理场地。

（马　锐）

第三十七章 实验室财产安全

实验室财产安全主要包括以下三方面内容：①实验工作场所安全，主要指实验室的用水安全（包括水管、水龙头是否漏水，下水道是否堵塞等），用电安全（包括实验室的照明、排气用电是否正常，插座使用是否正常，仪器使用后电源插头是否及时拔掉），门窗是否完好、及时关闭等；②设备仪器安全，主要指实验室的仪器使用安全、维护安全、购置安全，要按时进行仪器检修维护，保证仪器正常使用，并及时更新、购置新仪器；③试剂耗材安全，实行专人管理，常用的有毒物质和麻醉药品实行双人双锁管理。

制定有效的规章制度，实行专人财产安全责任人制度，保障实验室财产安全是实验室标准化正规化的必然要求。

实验室财产安全管理制度如下：

1. 及时检查实验室的水、电、门窗安全，保障实验室的场所安全，实行实验室安全责任人制度。

2. 及时检查实验室仪器的运行情况以确保使用安全，实行专人负责管理。

3. 实验室耗材进行严格登记制度，有毒或易制毒物品和麻醉药品实行双人管理。

附：灭火器的使用

灭火器可分为干粉灭火器、二氧化碳灭火器、泡沫灭火器、清水灭火器等。我们实验室使用的灭火器是干粉灭火器和二氧化碳灭火器两种。下面简单介绍灭火器的性能、适应范围及使用方法。

1. 干粉灭火器　由充装干粉的筒体、高压二氧化碳钢瓶和喷嘴等组成，以高压二氧化碳气体为动力喷射干粉灭火。

（1）适用范围：扑救石油及其产品、有机物、可燃气体、电器设备等初起火灾。

（2）性能：适用温度为$-20\sim+55℃$。

（3）灭火级别：2A 9B。

（4）维修保养：灭火器每半年定期检查一次，如发现压力指示表低于绿线区应及时补充。

（5）使用方法：使用前先将其上下颠倒数次，使筒内干粉松动，然后拔下保险销手握喷嘴，另一只手用力握紧压把，干粉便会喷出。灭火时应对准火焰的根部。

2. 二氧化碳灭火器　内充装压缩的液态二氧化碳灭火剂，使用时，借助压力以气态喷射灭火的器具。

（1）适用范围：扑救档案材料、仪器仪表以及600V下的电气火灾等。

（2）性能：适用温度为 $-10\sim+55℃$。

（3）灭火级别：2B。

（4）维修保养：二氧化碳灭火器每半年定期检查灭火剂，灭火剂减少额定充装重量的5%后，应重新安装。

（5）使用方法：使用二氧化碳灭火器时，先要拔出保险，将鸭嘴压下，二氧化碳即可喷出。

（6）注意：灭火时，人员应站在上风口。持喷筒的手应握在胶质处，防止冻伤。室内使用后，应加强通风。

（于常州　马　锐）

第三十八章 实验室生物安全

实验室生物安全是指为了避免实验产生的各种有害生物因子造成生物危害，采取防护措施（如必备的安全防护）和管理措施（如严格的规章制度），提高实验室的生物安全，以达到对人、环境和社会安全防护的目的。

配备必要的生物安全设施，制订严格、科学、规范的生物安全管理制度，实行安全责任人制度，是保障实验室生物安全的必然要求。

实验室生物安全管理制度如下。

1. 对有毒物质和挥发性物质等可能造成环境和操作人员损害的药品试剂不能在实验室随意堆放，非实验必需品应做入库处理，其配制要在通风橱或生物安全柜中进行。

2. 对有毒废液、过期药品试剂、碎玻璃、废针头等可能对环境造成危害的物品进行专人管理，及时收集处理。

3. 对动物留观室中饲养的动物要严格管理，明确责任，认真登记，对其产生的废垫料要专门及时进行更换处置。

4. 对实验过程中产生的可能危害人和环境的废物如动物的尸体、废弃的液体及时进行处置。其中，动物尸体要及时交到动物实验中心处置；废液要分类处置。

5. 进入实验室，要进行必要的生物安全防护如：要穿白大褂，着封闭良好的鞋子，进行动物抓取时要着专用的防护手套；不得将食物等与实验不相干物品带入实验室。

6. 应在药品容器上粘贴耐久性良好的标签，同时标注其可能的危害性。

7. 应根据实验室的具体实验情况，针对可能存在的生物安全潜在危险，制定相应的应急预案。

（于常州）

第三十九章 麻醉药品安全及管理

麻醉药品是指连续使用后易产生生理依赖性、能成瘾癖的药品。为加强麻醉药品的管理，规范麻醉药品的购买、保管和使用，结合实际情况，特制定本制度如下。

根据教学需要，于学期末填报《麻醉药品预算表》，经申请人（双人）签字、实验室主任确认后，上报麻醉学院领导批准。教务处审核、盖章后，将实验项目、学生数量、实验方案与详细核算的购买数量报送至实验物品供应科，上报分管校长批准，再上报市食品药品监督管理局，最后报至省药品监管局，然后批下购买证明。

根据预算领取药品。领取时必须双人同时在场并签字。在麻醉药品专用账册上填写入库记录，双人签字确认。

麻醉药品要存放在专用的保险柜中，保险柜上墙，并且设有防盗监控设施。实行双人双锁管理。

使用麻醉药品时要求双人签字，并在专用账册上逐笔记录，内容包括：时间、生产批号、规格、数量、领用人、剩余数量、用途等，做到账、物、批号相符。

剩余药品予以回收，空瓶回收后统一销毁。

麻醉药品专用账册，至少保留 5 年记录数据。

动物实验常用麻醉药物的用法和用量表如表 39-1。

表 39-1 动物实验常用麻醉药物的用法和用量表

药物 （常用溶液浓度）	动物	给药途径	剂量（mg/kg）	麻醉维持时间和特点
戊巴比妥钠 （3%～5%）	犬、猫、兔	i.v.	25～40	2～4 小时，中途补充 5mg/kg，可维持 1h 以上，对呼吸血压影响较小，肌肉松弛不完全，但麻醉稳定，故常用
		i.p.	30～40	
		s.c.	50	
	豚鼠、大鼠、小鼠	i.p.	40～50	
异戊巴比妥钠10% （阿米妥钠）	兔	i.v.	40～50	约 2～4h，对呼吸、血压影响小，肌松不全，麻醉不够稳定
	鼠	i.p.	30～100	
硫喷妥钠（5%）	犬、猫	i.v.	15～50	维持 15～30min，i.v. 宜缓，以免抑制呼吸致死；抑制呼吸较严重，肌松不完全
		i.p.	25～50	
	兔	i.v.	13～80	
		i.p.	50～80	
	大鼠	i.v.、i.p.	50	

续表

药物 （常用溶液浓度）	动物	给药途径剂量（mg/kg）		麻醉维持时间和特点
乌来糖25% （氨基甲酸乙酯）	兔、猫	i.v.、i.p.	900～1 250	约2～4h，对心功能影响小，对呼吸和生理神经反射抑制作用小，毒性小，较安全，但作用弱
		p.o.	1 000～1 450	
	鼠	i.p.	1 000～1 500	
		i.m.	1 300	
	蛙	淋巴囊	2 000	
苯巴比妥钠（10%）	犬	i.v.	30～100	约8h，对呼吸、血压影响较小，肌松不全，少用
		i.p.	80～100	
	猫	i.v.、i.p.	80～100	
氯醛糖（2%）	犬	p.o.	100	约6h，对血压和神经反射影响小，安全，但肌松不全，听觉抑制不深，适用于心血管药物实验
		s.c.	100～150	
		i.v.	60～100	
	猫	s.c.	15～80	
		i.m.	34	
	兔	i.v.	50～100	
	大鼠	i.p.	50～80	

注：表中所列剂量范围为最小有效量～最大剂量。

（郭忠民）

第四十章 常用实验仪器

第一节 生物机能实验系统

生物机能实验系统是通过计算机、信号采集硬件和相关的生物信号处理软件,对电信号进行采集、放大、处理、分析,以用于对生物肌体在不同的生理或药理实验条件下所发生的机能变化加以记录与分析。其特点是实时动态,信号数字化,便于分析和回放。

一、基本原理

生物机能实验系统的基本原理(图40-1):首先将原始的生物机能信号,包括生物电信号和通过传感器引入的生物非电信号进行放大、滤波等处理,然后对处理的信号通过模数转换进行数字化并将其传输到计算机内部,再通过专用生物机能实验系统软件接收数字信号,然后对信号实时处理如:实时存储,数据的分析(平滑滤波、微积分、频谱分析等)。

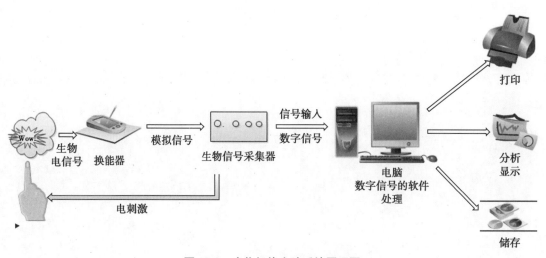

图40-1 生物机能实验系统原理图

生物机能实验系统(图40-2)是配置在微机上的4通道生物信号采集、放大、显示、记录与处理系统。

274

该系统的主要特点：

1. 抗干扰能力强，工作稳定可靠。

2. 具有监听、记滴和电刺激功能。

3. 软件的分析功能强大。

4. 预设置实验模块，方便实验操作。

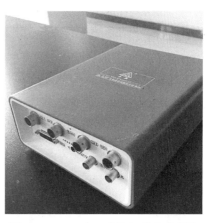

图40-2　BL-420F 生物机能实验系统

二、生物机能实验系统使用方法

1. 检查信号数据连接状况，确保连接良好。

2. 启动软件，操作系统桌面上双击生物机能实验系统软件启动图标。

3. 根据实验条件选择恰当的实验模块。

4. 实验准备完全后，需采集生物电信号时，点击开始实验，或点击开始图标，开始采集实时信号。

5. 实验结束后，点击停止按钮，结束信号采集，并保存信号数据。

6. 根据需求，进行数据的分析，图谱制作。

三、软件说明及注意点

（一）主界面简介

生物信号显示与处理软件主界面如图40-3所示。主界面从上到下依次主要分为标题条、菜单条、工具条、波形显示窗口、数据滚动条及反演按钮区、状态条等6个部分；从左到右主要分为标尺调节区、波形显示窗口和分时复用区三个部分。标尺调节区的上方是通道选择区，其下方则是 Mark 标记区。分时复用区包括控制参数调节区、显示参数调节区、通用信息显示区、专用信息显示区和刺激参数调节区五个分区，分时占用屏幕右边相同一块显示区域，可通过分时复用区底部的5个切换按钮进行切换。软件主界面上各部分功能清单请参见表40-1。

表40-1　软件主界面上各部分功能一览表

名称	功能	备注
标题条	显示软件的名称及实验相关信息	软件标志
菜单条	显示所有顶层菜单项，以选择某菜单项以弹出其子菜单。最底层菜单代表一条命令	菜单条中一共有8个顶层菜单项
工具条	一些最常用命令的图形表示集合，它们使常用命令的使用变得方便与直观	共22个工具条命令
左、右视分隔条	用于分隔左、右视，也是调节左、右视大小调节器	左、右视面积和相等
特殊实验标记编辑	用于编辑特殊实验标记，选择特殊实验标记，然后将选择的特殊实验标记添加到波形曲线旁边	包括特殊标记选择列表和打开特殊标记编辑对话框按钮
标尺调节区	选择标尺单位及调节标尺基线位置	
波形显示窗口	显示生物信号的原始波形或数据处理后的波形，每一个显示窗口对应一个实验采样通道	
显示通道之间的分隔条	用于分隔不同的波形显示通道，也是调节波形显示通道高度的调节器	4个显示通道的面积之和相等

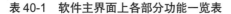

续表

名称	功能	备注
分时复用区	包含硬件参数调节区、显示参数调节区、通用信息区、专用信息区和刺激参数调节区五个分时复用区域	这些区域占据屏幕右边相同的区域
Mark 标记区	用于存放 Mark 标记和选择 Mark 标记	Mark 标记在光标测量时使用
时间显示窗口	显示记录数据的时间	在数据记录和反演时显示
数据滚动条及反演按钮区	用于实时实验和反演时快速数据查找和定位，可同时调节四个通道的扫描速度	
切换按钮	用于在五个分时复用区中进行切换	
状态条	显示当前系统命令执行状态或提示信息	

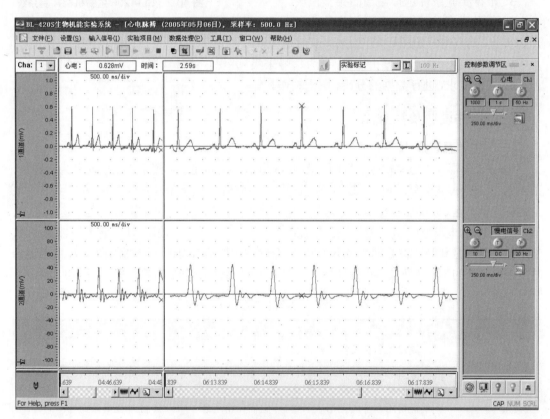

图 40-3　生物信号采集与分析软件主界面

（二）菜单说明

软件顶级菜单，包含文件菜单、编辑菜单、设置菜单、输入信号菜单、实验项目菜单、数据处理菜单、工具菜单、窗口菜单、帮助菜单。

1. 文件菜单　单击顶级菜单条的"文件"菜单项，下拉式菜单弹出。

（1）打开：选择此命令，将弹出"打开"对话框。

（2）存为：选择此命令，将弹出"另存为"对话框，只在数据反演时起作用。

（3）打开配置：选择该命令，会弹出"自定义模块选择"对话框，自定义模块下拉式列表中选择原存贮实验模块,按"确定"按钮,系统将按照该实验模块存贮配置启动实验。

（4）保存配置:自己设计实验模块,通过"输入信号"菜单选生物信号,调节波形参数,"保存配置"命令,系统会弹出文件存储对话框,输入名字,按下"保存"命令按钮,以后可通过"打开配置"来启动该模块。

（5）打开上一次实验配置:"打开上一次实验设置"命令,计算机将自动把实验参数设置成与上一次实验时完全相同,并自动启动数据采集与波形显示。

（6）高效记录方式:在记录过程中,将不进行记录文件关闭和打开操作,除非选择了暂停或停止命令。

（7）删除文件:选择该命令,将弹出"删除文件"对话框。

（8）打印:用于打印数据和图谱等实验结果。

（9）退出:退出软件时选用。

2. 设置菜单　单击顶级菜单条上"设置"菜单项时,菜单将弹出。

（1）工具条:选择该菜单选项,将弹出工具条菜单的子菜单,该子菜单内包含三个子命令:标准工具条、图形剪辑工具条和定制。

（2）状态栏:用于打开和关闭软件窗口底部显示信息的状态栏。

（3）实验标题:改变实验标题,可为同一个实验设置第二个实验标题。

（4）实验人员:对实验中网络打印特别有用,选择该命令,将弹出"实验组及组员名单输入"对话框,该对话框用来输入实验人员的名字和实验组号。

（5）实验相关数据:可以通过该命令来设置一些与实验相关的数据。可设置实验中使用动物名称、动物体重、麻醉方法、麻醉剂和麻醉剂剂量等参数。

（6）记滴时间设置:选择该命令,将弹出"记滴时间选择"对话框。选择统计记滴单位时间间隔内统计尿滴数。

（7）通用标记时间显示开关:添加的通用标记,将显示添加通用标记时刻的绝对时间。

（8）特殊标记时间显示开关:添加的特殊实验标记下边将显示添加这个特殊实验标记时刻的绝对时间。

3. 输入信号菜单　单击顶级菜单条上"输入信号",菜单弹出,信号输入菜单中包括1通道、2通道、3通道、4通道4个菜单项,每一个菜单项有一个输入信号选择子菜单,通道输入信号选择:选择该命令,向右弹出输入信号选择子菜单,用于具体指定1通道输入信号类型。选定后,再通过"输入信号"菜单继续选择其他通道输入信号,当选定所有通道输入信号类型后,单击工具条上"开始"命令按钮,启动数据采样。2通道、3通道和4通道输入信号选择与1通道输入信号选择完全一样。

4. 实验项目菜单　单击顶级菜单条上"实验项目"菜单项,下拉式菜单弹出,选择合适实验模块。

5. 数据处理菜单　单击顶级菜单条"数据处理"菜单项,下拉式菜单弹出,据需对数据进行处理。

6. 工具菜单　当用鼠标单击顶级菜单条上的"工具"菜单项时,下拉式菜单将被弹出;选择工具菜单上某一命令,将直接从分析软件中启动选择系统应用程序。

7. 窗口菜单　当鼠标单击顶级菜单条上"窗口"菜单项时,"窗口"下拉式菜单将被弹出。

8. 帮助菜单　当用鼠标单击顶级菜单条上的"帮助"菜单项时。

（三）工具条

工具条把常用命令以图形形式直接呈现,软件工具条共有24个工具条按钮。

1. 系统复位 该命令将对生物机能实验系统的所有硬件及软件参数设置为默认值。

2. 拾取零值 该命令是将其信号回归至零位。

3. 打开反演数据文件 该命令与"文件"菜单中的"打开"命令功能相同,请参阅本章前面的相关章节。

4. 另存为 该命令与"文件"菜单中的"另存为"命令功能相同,请参阅本章前面相关章节。

5. 打印 该命令与"文件"菜单中的"打印"命令功能相同,请参阅本章前面的相关章节。

6. 打印预览 该命令与"文件"菜单中"打印预览"命令功能相同,请参阅本章前面相关章节。

7. 打开上一次实验设置 该命令与"文件"菜单中的"打开上一次实验设置"命令功能相同,请参阅本章前面相关章节。

8. 记录 "记录"命令是一个双态命令,当记录命令按钮红色实心圆标记处于蓝色背景框内时,说明系统现在正处于记录状态。

9. 启动 选择该命令,将启动数据采集,并将采集到的实验数据显示在计算机屏幕上;如数据采集处于暂停状态,选择该命令,将继续启动波形显示。

10. 暂停 选择该命令后,将暂停数据采集与波形动态显示。

11. 停止实验 选择该命令,将结束当前实验,同时发出"系统参数复位"命令,使整个系统处于开机时默认状态。

12. 切换背景颜色 选择该命令,显示通道背景颜色将在黑色和白色两颜色进行切换。

13. 格线显示 一双态命令,波形显示背景没有标尺格线时,单击此按钮可添加背景标尺格线;当有标尺格线时,单击此按钮可删除背景标尺格线。

14. 同步扫描 这是一个双态命令,当这个按钮按下时,所有通道的扫描速度同步调节,只有第一通道扫描速度调节杆起作用;不选择同步扫描时,各个显示通道扫描速度独立可调。

15. 区间测量 该命令用于测量任意通道波形中选择波形段的时间差、频率、最大值、最小值、平均值、峰值、面积、最大上升速度(dmax/dt)及最大下降速度(dmin/dt)等参数,测量的结果显示在通用信息显示区中。

区间测量的具体操作步骤如下。

（1）选择本菜单命令项或选择工具条上区间测量命令,将暂停波形扫描。

（2）将鼠标移动到通道需要区间测量波形段起点位置,单击左键确定起点。

（3）移动鼠标,另一条垂直直线出现,随着鼠标左右移动而移动,在通道显示窗口右上角显示两条垂直直线间时间差,单击鼠标左键确定终点。

（4）两条垂直直线区间内将出现一条水平直线,以确定频率计数基线,按下鼠标左键确定该基线位置,完成本次区间测量。

（5）重复步骤（2）、（3）、（4）对不同通道内不同波形段进行区间测量。

（6）按下鼠标右键都将结束本次区间测量。

16. 心功能参数测量 该命令用于手动测量一个心电波形上的各种参数：心率、R 波幅度、ST 时段等 13 个参数。只有在命令打开状态下方可测量。

有两种心功能参数测量方法：整体测量和局部测量。整体测量方法：使用区域选择功能选择一个完整的心电波形，单击鼠标右键弹出心功能参数测量快捷菜单，选择"整体测量"命令完成整体测量，可测量 13 个参数。

局部测量则每次测量 1 个参数，必须配合 Mark 标记来完成测量。例如：PR 间期，需要确定测量的起点和终点，使用 Mark 标记确定一个点，而用移动光标确定另一个点，确定后单击鼠标右键弹出快捷菜单，然后选择"PR 间期"命令完成测量。

在测量过程中已经通过工具条上的"打开 Excel"命令按钮打开了 Excel 电子表格，测量的数据将直接导入到 Excel 电子表格。

17. 打开 Excel 选择该命令，将打开 Excel 电子表格。Excel 电子表格就和 TM_WAVE 软件之间建立了一种联系，以后分析结果将会自动被写入到 Excel 电子表格中。注意，在关闭 TM_WAVE 软件之前，不要先关闭 Excel 电子表格程序，否则会造成数据丢失。

18. X-Y 输入窗口 当您选择该功能后，X-Y 向量图对话框将出现。"类型选择"参数可设定所描绘的 X-Y 向量图类型：心电向量、p-dp/dt 和 p-dp/dt/p，其中后两种类型只有用户对通道实验数据进行了微分处理后才有效，因 dp/dt 指的是微分；否则后两种选择将无效（变为灰色）。

"X 输入"指 X-Y 向量图中 X 轴方向所选择输入通道，可以为 1、2、3 或 4 通道任意一个；"Y 输入"代表 Y 轴方向输入通道。

19. 选择波形放大 使用这个命令，查看某一段波形细节。具体操作方法：先从波形显示通道中选择放大波形段，用区域选择功能选择波形段后，单击此命令，将弹出波形放大对话框。

20. 数据剪辑 数据剪辑是指将选择一段或多段反演实验波形原始采样数据按 BL-420F 的数据格式提取出来，并存入到指定名字 BL-420F 格式文件中。

这个命令只有在对某个通道数据区域选择后才起作用。

21. 数据删除 数据删除命令与数据剪辑命令的功能相似，数据删除则是将选取的波形全部从原始文件中剔除，用剩余的原始数据构成一个新的数据文件，适用于从原始数据文件中剔除少量的无用数据。

22. 添加通用标记 实时实验过程，单击该命令，在波形显示窗口顶部添加一个通用实验标记，其形状为向下箭头，箭头前面是该标记数值编号，编号从 1 开始顺序进行，如 20↓，箭头后面则显示添加该标记时间。

注意：在一次实验中，最多能添加 200 个通用实验标记。

23. 关于 命令用于打开软件关于对话框，与"帮助"菜单中的"关于软件"命令功能相同，请参阅相关章节。

24. 及时帮助 该工具条按钮的功能是提供及时帮助，鼠标指示将变成一带问号箭头，此时鼠标指向屏幕不同部分，按下鼠标左键，弹出指定部分帮助信息。

（四）软件的其他功能模块介绍

1. 时间显示窗口 BL-420F 生物机能实验系统软件在工具条和通道显示窗口之间加入了一个时间显示窗口，用于显示记录波形的时间。进行实验波形的记录，时间显示窗口将显示记录波形的时间。在反演时波形的时间显示就与实际实验中的时间一致。时间显示窗口显示的时间格式为:"分、秒、毫秒"。

2. 标尺调节区 BL-420F生物机能实验系统软件显示通道的最左边为标尺调节区,每一个通道均有一个标尺调节区,用于实现调节标尺零点的位置以及选择标尺单位等功能。

3. Mark标记选择区 Mark标记选择区在软件窗口左下方,位于标尺调节区的下面,Mark标记是用于加强光标测量的,与测量光标配合使用时,完成两点测量功能。测量光标与Mark标记配合,将测量Mark标记和测量光标之间的波形幅度差值和时间差值。

通道显示窗口的波形曲线上添加Mark标记有两种方法,一种是利用通道显示窗口快捷菜单中的"添加M标记命令";二是使用鼠标在Mark标记区中选择然后拖放到指定波形曲线上,将鼠标移动到Mark标记区,M字母将从蓝色变为红色,按下鼠标左键,鼠标光标将从箭头变为箭头上方加一个M字母。

4. 分时复用区 软件主界面最右边是一个分时复用区(图40-4)。在该区域内包含有五个不同的分时复用区域:用于切换到控制参数调节区、显示参数调节区、通用信息显示区、专用信息显示区和专刺激参数调节区。

5. 滚动条和数据反演功能按钮区 滚动条和反演功能按钮区在软件主窗口通道显示窗口下方。

6. 刺激参数调节区 刺激器调节区位于软件主界面左上角,在工具条的下方,其内部包含两个与刺激器调节相关的按钮,分别是"打开刺激器调节对话框按钮"和"启动刺激器按钮"(图40-5)。

7. 状态条 状态条用于显示提示信息、键盘状态以及系统时间等。

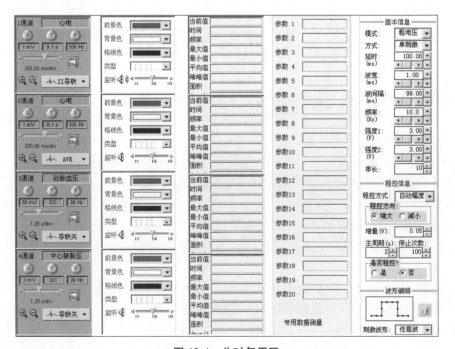

图40-4 分时复用区

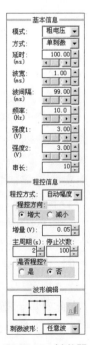

图40-5 刺激器设置区

第二节 752紫外分光光度计

单光束紫外光栅分光光度计,测定波长200~800nm,适于10^{-6}~10^{-2}mol/L 蛋白及 SOD 等浓度稀溶液的测定。

一、仪器原理

由光源室、单色器、样品室、光电管暗盒、电子系统及数字显示器等部件组成,仪器的工作原理如图 40-6,仪器内部光学系统如图 40-7 所示。从钨灯或氢灯发出的连续辐射经滤色

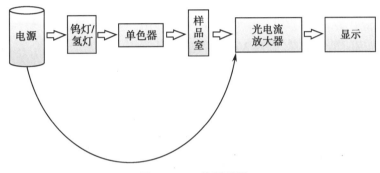

图 40-6　工作原理图

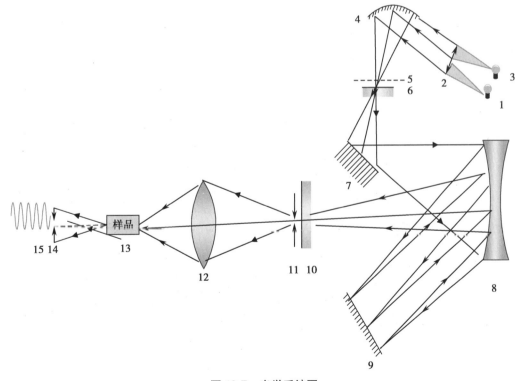

图 40-7　光学系统图

1. 钨灯；2. 滤色片；3. 氢灯；4. 聚光镜；5. 进狭缝；6. 保护玻璃；7. 反射镜；8. 准直镜；9. 光栅；
10. 保护玻璃；11. 出狭缝；12. 聚光镜；13. 样品；14. 光门；15. 光电管。

片选择聚光镜聚光后投向单色器进狭缝，此狭缝正好位于聚光镜及单色器内准直镜的焦平面上，光栅将入射的复合光通过衍射作用形成按照一定顺序均匀排列的连续单色光谱，单色光谱重新返回到准直镜；通过聚光原理成像在出射狭缝上；出射狭缝选出指定带宽的单色光通过聚光镜落在试样室被测样品中心，样品吸收后透射的光经光门射向光电管阴极面；会产生一股微弱的光电流；放大器放大，数字显示，测出透光率或吸光度，或通过对数放大器实现对数转换，显示出被测样品的浓度 C 值。

二、使用方法

752 型分光光度计的仪器外观如图 40-8 所示。

1. 将灵敏度旋钮调到"1"档（放大倍数最小）。

2. 打开电源开关，钨灯点亮，预热 30min 即可使用。若需用紫外光则打开"氢灯"开关，再按氢灯触发按钮，氢灯点亮，预热 30min 后使用。

3. 将选择开关置于"T"。

4. 打开试样室盖（光门自动关闭），调节 0% 旋钮，使数字显示为"000.0"。

5. 调节波长旋钮，选择所需测的波长。

6. 将装有参比溶液和被测溶液的比色皿放入比色皿架中。

7. 盖上样品室盖，光路通过参比溶液比色皿，调节透光率旋钮，使数字显示为 100.0%（T）。如显示不到 100.0%（T），适当增加灵敏度档数，同时重复"4"，调整仪器为"000.0"，然后将被测溶液置于光路中，数字显示值即为被测溶液透光率。

8. 若不测透光率，仪器显示 100.0%（T）后，将选择开关调至"A"，调节吸光度旋钮，使数字显示为"000.0"。再将被测溶液置于光路后，数显值即为溶液吸光度。

9. 将选择开关调至"C"，将已知标定浓度溶液置于光路，调节浓度旋钮使数字显示为标定值，再将被测溶液置于光路，则可显示出相应浓度值。

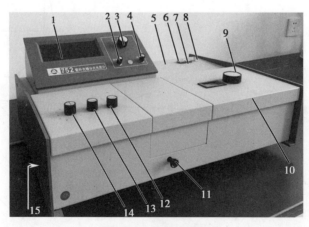

图 40-8　仪器外观图

1. 数字显示器；2. 吸光度调零旋钮；3. 选择开关；4. 浓度旋钮；5. 光源室；6. 电源室；7. 氢灯电源开关；8. 氢灯触发按钮；9. 波长手轮；10. 波长刻度窗；11. 试样架拉手；12. 100%T 旋钮；13. 0%T 旋钮；14. 灵敏度旋钮；15. 干燥器。

三、注意事项

1. 测定波长在 360nm 以上时,用玻璃比色皿;波长在 360nm 以下时,用石英比色皿。比色皿外部要用吸水纸吸干,不能用手触摸光面表面。

2. 仪器配套比色皿不能与其他仪器比色皿调换。如需增补,应经校正后方可使用。

3. 开关样品室盖时,应小心操作,防止损坏光门开关。

4. 不测量时,应使样品室盖处于开启状态,否则光电管疲劳,数字显示不稳定。

5. 光线波长调整幅度较大时,需等数分钟才能工作。光电管受光后,需有响应时间。

6. 仪器要保持干燥、清洁,放置在坚固平整工作台上,避免震动及日光直射,周围不能有 H_2S 等腐蚀性气体存在,远离高强度磁场,推荐使用交流稳压器。

7. 经常注意干燥器中防潮硅胶是否变色,若发现变色,应取出烘干至蓝色,待冷却后再置入。

8. 比色皿被有色物污染时可用 3mol/L HCl 和等体积的乙醇混合浸泡洗涤。

9. 比色皿每次使用完毕,立即用去离子水洗净,用镜头纸揩干,放入比色皿盒内。

10. 仪器使用完毕后,应用罩子罩好,在罩内放置数袋硅胶,防止灯室受潮污染。

第三节　旷场试验(自发活动开场实验)视频分析系统

旷场试验(open field test)视频分析系统主要由硬件(旷场箱、摄像头、信号收集转化器、计算机)和配套的信号收集分析记录软件组成,主要分析动物的运动能力、焦虑行为、环境探索行为。

一、仪器原理

研究动物进入在 $1m^2$ 左右敞箱场地后的各种行为,以单位时间内的站立次数、转圈次数、活动次数、平均速度以及运动区域等数值作为评价参数,采用计算机软件自动记录,分析观察,精确定量,自动监测动物活动,对动物的自发活动进行二维测定,能定量测定药物对中枢神经系统的兴奋与镇静作用,对新环境的适应能力,评估动物的运动能力,焦虑前后及给药前后行为学变化,可用于戒毒学、药理学、毒理学、学习记忆/老年痴呆、新药开发/筛选/评价、预防医学、神经生物学、动物心理学、行为生物学等多个学科的科学研究。

二、使用方法

系统操作大致有以下几个步骤。

1. 检查仪器连接。

2. 打开软件。

3. 打开实验　可选择之前已建立的实验打开,或者点"取消"关闭后,点击左上方"新建实验"。

4. 新建实验　实验名称自定义,老鼠种类请按实际使用的选择。

新建实验后,选择"添加分组",首先要注意"循环个数",按照实际的设备类型选择(四鼠旷场等选4,尽量不要去改动)。"添加动物个数"按"循环个数"的整数倍来,如四鼠旷场试验验中,循环个数为4,若该组有23只动物,则填24即可。其他"组名""前缀""存储路径"按需选择。

5. 实验参数的设置　确认采集时间,在软件界面上方,点击输入;设置开放场为红色显示,而非蓝色,可按shift多选。

6. 开始实验　开始实验即开始采集视频,在确认实验的"采集时间"和"开场"设置正确的情况下,通过按住shift进行多选,从左侧的列表中选取需要进行采集的动物,然后点击屏幕上方的开始采集来开始视频的拍摄,见图40-9。

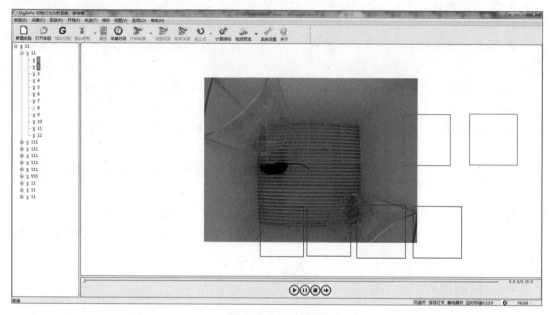

图40-9　开始实验

7. 分析数据　选中一个"实验"、"组"或者动物名,然后点击屏幕下方开始轨迹图标分析,分析完成后,点击屏幕上方"计算指标"获得实验指标数据。

三、注意事项

1. 使用前检查仪器连接是否良好,保证数据信号清晰可靠。

2. 使用中注意观察动物的行为数据是否可以被采集。

3. 使用时动物要禁水8h以上。

4. 要保持旷场的清洁卫生。

第四节　高架十字迷宫视频分析系统

高架十字迷宫视频分析系统由硬件(高架十字支架、摄像头、视频信号采集卡、计算机等)和相应配套视频记录分析软件组成,采用视频跟踪技术,完成了高架十字迷宫实验的自动化和定量化,是焦虑和探究行为研究较可靠的方法。

一、仪器原理

啮齿类动物（例如大鼠、小鼠）有探究行为，放入高架十字迷宫后会主动探究开臂，但又惧怕开臂中高悬敞开的环境。焦虑的动物更加惧怕高敞开的环境，不会或很少主动探究开臂，抗焦虑药物能够增加开臂探究活动，致焦虑剂则相反。根据啮齿动物的这种习性，采用计算机视频分析跟踪技术，自动定量分析在高架开臂、闭臂的探索能力及行为学数据，可以反映动物的焦虑程度和探索行为能力。

二、使用方法

（一）首次项目实验

1. 新建项目　点击"新建项目"按钮后出现项目设置窗口，用户可在此设置项目的各项数据，如项目名称、实验时间等。

2. 图像来源　点击"打开摄像头"按钮，再点击"曝光＋""曝光－"两个按钮对光线进行调节。然后，对照图像显示区调节摄像头和十字迷宫的方位，使实验箱刚好在摄像头摄取视野之内，并且必须将十字迷宫摆放如图40-10所示方位，使之在图像显示区呈为"X"画面。

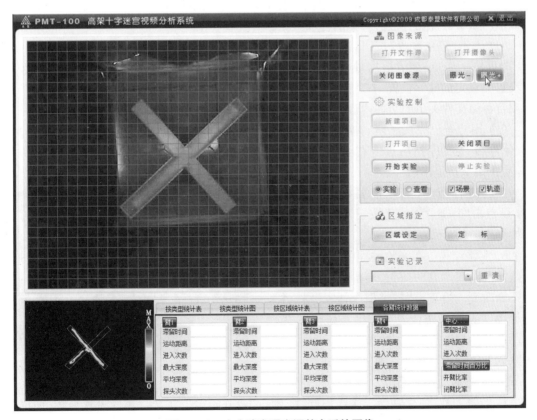

图 40-10　十字迷宫曝光调整合适的图像

3. 区域设定　确定好图像来源后选定图像上的观察区域，点击"区域设定"按钮，将鼠标光标移到图像显示区会变成"十"字形状，依次沿顺时针或逆时针在十字迷宫各顶点点击即可设置出场景。

释放鼠标后，程序会自动计算出两条开臂和两条闭臂（依次编号 1、2、3、4）以及中心区域（编号 5），如此切出 5 个四边形区域构成整个场景。

由于用户选取的顶点不同，程序算出的开闭臂位置有所不同，程序会在计算出区域后询问用户运算出的第一臂是否为开臂，根据选择会将开、闭臂重定义。

4. 定标　区域设定完成后，点击界面上的"定标"按钮开始定标：按住鼠标左键不放，在图像区域画出一段已知长度的线段，释放鼠标弹出定标设置界面，输入相应数字（臂宽为 6cm）选择好单位后点确认即可。

定标完成后，系统记录定标信息，以后不用再定标，除非更换了摄像头 / 移动摄像头位置。注：定标后才能把动物放入。

5. 实验控制开始

（1）点击"开始实验"按钮，根据实际情况设定相关参数，点击"确定"按钮，系统自动开始运行。

（2）实验过程中系统会在视频区域内没有干扰物体存在的前提下，以平均每秒 15 次的速度自动探测小黑鼠的位置，自动在屏幕上显示轨迹。

（3）实验过程中用户可选择是否在屏幕上显示小黑鼠的运动轨迹，在详细记录显示区会显示出从实验开始到当前时刻的各项数据。

（4）点击"停止实验"按钮（遥控实验中点击射频遥控器的向上按钮，出现相应的语音提示，即可停止实验）或者根据项目设置自动完成本次实验。相应的数据文件自动保存在项目设置中设定的储存位置，在"实验记录"下拉列表中有文件名生成。用户可按实验编号查看项目存储文件夹下的文件内容。

（5）用户若已完成了所有实验，则可点击"关闭项目"按钮，然后点击右上角"退出"按键，点击确认后退出软件。

实验过程当中，若不需要显示场景和轨迹，可点击"场景""轨迹"按钮，进行切换，效果如图 40-11 所示。

6. 实验结果　在实验过程中，实验结果区的数据会随着动物的探头、转圈等状态的变化而不断改变。可点击"按类型统计表""按类型统计图""按区域统计表""按区域统计图""轨迹图及其他"来切换不同的数据显示方式。系统默认为轨迹图及其他这种显示方式。

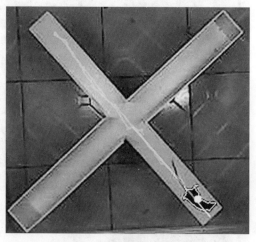

图 40-11　场景、效果示意图

（二）重复项目实验

1. 若第一次实验结束后，未退出软件，则点击"开始实验"按钮，再次设置参数，即可进行实验。

2. 如果实验结束后已经退出软件，则需要选择实验项目，系统则自动调入该实验项目的设置信息。

（1）点击"打开项目"，系统自动弹出项目文件选择对话框。

（2）选择需要打开的实验项目文件（扩展名为.tps），系统则自动调入此项目的设置信息。此时系统为查看模式，界面显示实验第一帧图像，并显示第一个实验数据。

（3）点击实验控制区域中"实验"按钮，将系统模式由查看模式切换至实验模式。

（4）点击"打开摄像头"按钮，再开始实验即可。

注：一个项目实验没有完成，请勿调整摄像头位置、光源亮度、摄像头曝光系数等参数，否则影响实验结果。重复实验相关步骤。

（三）录像分析控制

在新建一个项目并设置完毕参数或打开一个以前的项目后，可直接调入一个以前的实验录像（扩展名为.avi）进行分析。操作方法及过程与实时的录像分析基本一致，具体步骤如下。

1. 新建一个项目并正确设置场景及平台等相关参数（若是打开一个以前的项目或在准备把要分析的实验录像数据放在当前项目中则可直接进行第2步）。

2. 点击主界面"打开文件源"按钮并在文件选择框中选择想要分析的实验录像文件。若录像调入成功则主界面上显示录像的第一帧图像，并为停止状态。若此录像不是要分析的录像则点击"关闭图像源"关闭当前的录像就可重新选择。

3. 实验员进行本次实验的各项参数的设置。

4. 点击"开始实验"开始自动进行录像分析。

5. 实验员可让计算机自动完成分析，也可在分析过程中点击"停止实验"停止当前录像的分析。

6. 实验结束后，计算机自动计算本次实验的结果数据。

（四）实验数据的查看

在实验的保存目录中打开之前命名的实验项目文件。

三、注意事项

1. 不要将文件保存路径设置在C盘。

2. 软件使用前，要检查信号连接是否良好。

3. 行为学检测前后，都要对高架十字迷宫的开臂，闭臂的场所进行严格的清洁卫生工作。

第五节 零迷宫视频分析系统

零迷宫视频分析系统主要由计算机O形迷宫支架、摄像头、视频信号采集器、视频采集分析软件等部分组成，用于研究实验动物的焦虑行为。

一、仪器工作原理

采用全视频跟踪方式，将视频信号采集后数据化，配以相关分析控制软件；核心原理与高架迷宫视频分析系统类似。该系统以动物进入开臂和闭臂的次数，在每臂探头的次数，停留区域的时间，顺向转圈数，逆向转圈数等为测定参数；分析动物的运动状态，是探究实验动物抗焦虑/致焦虑药物药理的重要实验手段。

二、使用方法

（一）首次项目实验

1. 新建项目　请参照高架迷宫新建项目相关步骤，打开实验软件界面。

2. 图像来源　点击"打开摄像头"按钮，即可使用"曝光＋""曝光－"两个按钮，可调节光亮度，直到如图40-12效果即可。

3. 区域设定　点击"区域设定"按钮，弹出实验场景设定对话框。

（1）设置内环：点击"设置内环"按钮，在图像显示区中点击内环最左侧为起点，软件会根据起点做一正圆，移动鼠标，当所画的正圆直径与内环相等时，在点击右键，即可设定内环。

（2）设置外环：与设定内环类似的方法设定外环。

（3）旋转场景：设定好内外环后，软件会自动显示绿色为开臂，紫色为闭臂。点击"旋转场景"调节开、闭臂区域。

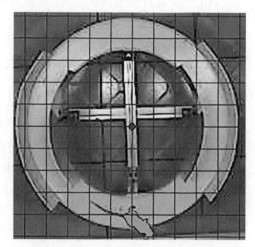

图40-12　零迷宫曝光调整合适的图像

4. 定标　点击"定标"按钮，在图像显示区中用鼠标点击内环，沿半径方向做一直线到外环，系统弹出定标值输入对话框，输入零迷宫跑道宽度（宽道为6cm）即可。

定标完成后，系统自动记录定标信息，以后不用再定标，除非更换摄像头和移动摄像头位置。

注：定标后才能把动物放入。

5. 实验控制

（1）区域设定完成后，点击"开始实验"按钮，据实际情况设定相关参数。

（2）点击"停止实验"按钮或者在设定的时间内自动结束，系统会弹出对话框，点击"确定"。则相应的数据文件自动保存在项目设置中设定的储存位置，在"实验数据"下拉列表中文件名生成。可以按此文件名查看文件内容，实验项目自动保存在设置目录里面。

（3）实验过程中，若不需显示场景和轨迹，点击"场景""轨迹"按钮，进行切换。

6. 实验结果　在实验过程中，实验结果区数据会随着动物的探头、转圈等状态的变化而不断改变。可点击"按类型统计表""按类型统计图""按区域统计表""按区域统计图""轨迹计数图"来切换不同的数据显示方式。系统默认为轨迹计数图方式。

（二）重复项目实验

请参照高架十字迷宫中重复实验的相关步骤。

（三）录像分析控制

请参照高架十字迷宫中重复实验的相关步骤。

（四）实验数据的查看

实验的保存目录中打开之前命名的实验项目文件。

三、注意事项

1. 软件打开前，检查信号线路连接状况，确保连接正确。

2. 对仪器的使用前后，都要及时清洁卫生，减少干扰实验动物的影响因素。

第六节　Morris 水迷宫视频分析系统

Morris 水迷宫（Morris water maze，MWM）视频分析系统是一种采用视频分析强迫实验动物（大鼠、小鼠）游泳，学习寻找隐藏在水中平台的动物行为学数据系统。

一、实验原理

该系统由 Morris 水迷宫水池、CPP 组件、自发组件、视频摄像头、图像处理采集器、行为学软件和电脑等组成；采用的是计算机实时视频跟踪分析技术，以总路程、平均速度、上台时间（潜伏期）、初始角、上台前路程、四个象限逗留时间和路程、运动轨迹图为主要指标；主要用于测试实验动物对空间位置觉和方向觉（空间定位）的学习记忆能力，探索学习记忆、焦虑抑郁模型，心理依赖的条件性位置偏爱，动物的活动度及精神状态的自发活动等实验的科学研究。

其系统特点：采用视频摄像跟踪技术，实现了实验过程的自动化，提取出 Morris 水迷宫实验中实验动物的运动轨迹，并据此计算出丰富的行为学定量指标，实现了 Morris 水迷宫实验的定量化、精确化和客观性，提高了实验结果的可信性；避免了人工计数引入的主观误差和人对实验动物的干扰，增加了实验结果的真实性和可靠性。

二、使用方法

1. 双击桌面快捷方式后，打开软件，进入主界面。

2. 点"新建项目"，添加新的实验项目。

3. 点"实验""添加实验"，选 Morris 水迷宫模块，添加实验信息，确定。

4. 在"实验设计"选项卡，点"测试"和"实验配置"，进行参数设置如：添加分组及动物名称、数量、体重、品系等动物信息添加；"视频颜色调节""位置校正"。

5. 开始实验

（1）用户在"动物编号"选择框中选择本次实验编号后即可放入实验动物，点击"开始实验"进行实验。

（2）实验过程中软件根据设定自动跟踪小鼠的轨迹并在屏幕上显示。系统可根据项目设置自动完成本次实验。

（3）若已完成所有实验，则可点击"退出"按键，此时系统提示是否保存，可根据实际要求选择。

6. 测试后，可以进行实验分析、结果处理及实验数据的 Excel 导出。

（1）轨迹的导出：当一次或多次实验结束后，点击"数据查看"切换到"图像模式"窗口中显示的为实验的轨迹图像。在窗口正下方有一轨迹选择框，可用鼠标选择要显示的轨迹。此时可点击"导出"按钮将窗口中的图像保存为一幅位图（后缀名为 .bmp）。在屏幕右侧有多个勾选框可供使用,通过选取相应的选项可改变所保存的位图所包含的内容。

(2)实验结果的导出:在点击"数据查看"后点击"数据模式"则切换到实验结果数据显示窗口,此时窗口中显示的为本项目中所有实验的结果数据信息。点击"导出"则可将这些信息保存为一个 Excel 文件。这个文件可用于统计打印。

三、注意事项

1. 使用前后要对水体进行清洁卫生。
2. 仪器使用前后要对信号采集系统进行试分析采集。
3. 要对软件分析数据进行及时分析,备份保存。

第七节　睡眠剥夺与强迫游泳视频分析系统

睡眠剥夺与强迫游泳视频分析系统是针对强迫游泳抑郁模型开发的专业分析系统;由视频分析软件及硬件(实验箱、摄像头、计算机)两部分组成;采用计算机视觉相关算法,实时跟踪动物抑郁行为状态,分析出定量数据。

一、实验原理

强迫游泳的抑郁症动物模型,是研究人类抑郁症药理学及其发病机理、筛选观察抗抑郁药物研究中可靠的实验模型。该模型需统计实验动物在水中保持静止的持续时间,游泳的持续时间和挣扎的持续时间。现采用计算机信号采集分析系统,自动记录实验结果,分析出定量数据,使实验过程标准化、可控化、数据化,可以用于抑郁方面的新药开发、筛选、评价,及预防医学、神经生物学、动物心理学、行为生物学等多个学科的科学研究。

二、使用方法

1. 硬件使用
(1)强迫游泳装置使用
1)连接线路包括摄像头、背光源、加热组件,并使插线板通电;
2)仪器接地;
3)注水,加热,监控水温;
4)放入圆筒隔板;
5)补充背光源;
6)调整摄像头。
(2)睡眠剥夺装置使用:实验前,将站立平台放置在有机玻璃水箱的正中央,加水至离平台 20mm 处,其余步骤与(1)一致。
2. 软件使用
(1)首次项目实验
1)新建项目:与高架十字迷宫类似,打开实验软件界面。
2)图像来源:点击"打开摄像头"按钮后,即可使用"曝光+""曝光−"两个按钮。调节光亮度,直到如图 40-13 效果即可。

3）区域设定：确定好图像来源后选定图像上的观察区域，点击"区域设定"按钮，此时，鼠标落在圆筒隔板外侧壁的左上角（高于液面桶壁的上 1/3 即可），点击左键出现矩形的左上角，移动光标到圆筒隔板的右下角尽量接近视频窗口的底端，点击鼠标右键确定矩形的右下角，完成区域的设定，此时系统会识别出实验动物，并在其躯体中心处保持有红色小圆圈标记。

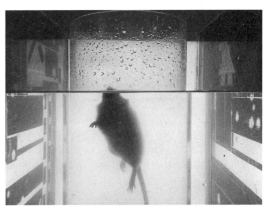

图 40-13　示意图

4）实验控制：区域设定完成后，即可开始实验。

①点击"开始实验"按钮，弹出"实验参数设定"，可以设置动物编号、环境温度、环境湿度、是否录像等参数，完成后，系统自动开始运行。相应的行为状态开始工作，结果趋势图在统计间隔内按百分比自动绘制，实验结果以数据的模式同时进行。

②实验过程中，在实验结果区中会显示出从实验开始到当前时刻系统所统计的各项数据，如图 40-14 所示。

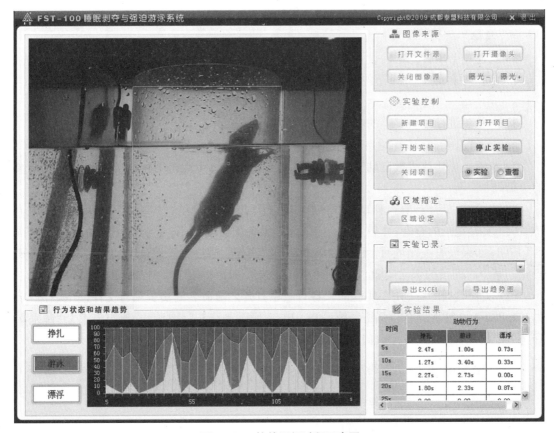

图 40-14　软件运行过程示意图

③点击"停止实验"(遥控实验中点击射频遥控器的向上按钮,出现相应的语音提示,即可停止实验)或者在设定的时间内自动结束,系统会弹出对话框,点击"确定"。则相应的数据文件自动保存在项目设置中设定的储存位置,在"实验数据"下拉列表中文件名生成。可以按此文件名查看文件内容,实验项目自动保存在设置的目录里面。

④用户若已完成了所有实验,则可点击"关闭项目"按钮,然后点击右上角"退出"按键,点击确认后退出软件。

(2)重复项目实验

1)若第一次实验结束后,未退出软件,则点击"开始实验"按钮,再次设置参数,即可进行实验。

2)如果实验结束后已经退出软件,则需要选择实验项目,系统则自动调入该实验项目的设置信息。

①点击"打开项目",系统弹出项目文件选择对话框。

②选择需要打开的实验项目文件(扩展名为.tps),系统调入此项目的设置信息。此时系统为查看模式,界面显示实验第一帧图像,并显示第一个实验数据。

③点击实验控制区域中"实验"按钮,将系统模式由查看模式切换至实验模式。

④重复第一点步骤即可。

(3)录像分析控制:在新建一个项目并设置完毕参数或打开一个以前的项目后,可直接调入一个以前的实验录像(扩展名为.avi)进行分析。操作方法及过程与实时的录像分析基本一致,具体步骤为:

1)新建一个项目并正确设置场景及平台等相关参数。

2)点击主界面上的"打开文件源"按钮,并在文件选择框中选择想要分析的实验录像文件。

3)实验员进行本次实验的各项参数的设置。

4)点击"开始实验"开始自动进行录像分析。

5)实验员可让计算机自动完成分析,也可在分析过程中点击"停止实验"停止当前录像的分析。

6)实验结束后,计算机自动计算本次实验的结果数据。

(4)实验记录的查看:上次实验结束后,如果关闭了项目,则重新打开此项目,点击"查看"按钮,如果没有关闭项目,则直接点击"查看"按钮,通过实验记录区的下拉菜单选择要查看的某个时间段的那次实验,再点击"重演"按钮,即可重演那个时间段的实验记录。

(5)实验数据的查询:在实验的保存目录中打开之前命名的实验项目文件,如保存目录为:D:\FST-100睡眠剥夺与强迫游泳\PROJECT\睡眠剥夺与强迫游泳,则打开名为"睡眠剥夺与强迫游泳"的文件夹,选择打开Excel表,即可查看相关实验数据。

三、注意事项

1. 强迫游泳动物模型需要一个训练过程。

2. 要检查信号系统的线路是否良好。

3. 实验结束要及时清洁实验水槽,放干水,保持仪器干燥。

第八节 悬尾实验视频分析系统

悬尾实验视频分析系统采用计算机视频分析技术,分析实验动物的行为学参数,主要用于抗抑郁、镇静以及止痛类药物的研究。

一、基本原理

悬尾实验视频分析系统由悬尾视频分析硬件(悬尾实验箱、数字摄像头、电脑)和分析测试软件两个部分组成;采用计算机视觉相关算法自动分析悬尾动物模型制作时实验动物的行为学参数如:实验动物在尾部被悬挂后挣扎的强度/时间,以静止时间、挣扎时间、静止时间百分比、挣扎时间百分比为指标,用于分析动物的抑郁、镇静、痛觉状态。

二、使用方法

1. 连接仪器并启动软件。

2. 分别设置图像显示区、系统功能和设置实验参数。

(1)图像显示区:该区域中显示由摄像头传来的图像或实验中的相关数据信息,在观察窗口区域,当实验动物运动时,通道的指示信号为绿色;当实验动物静止时,通道的指示信号不亮,当小鼠已固定于实验架上,通过摄像头的调节框住每个通道。此时界面的图像观察区将把动物分别显示在六个通道上,可以通过鼠标左键对每个观察窗上下左右的拖动来框住动物。

(2)系统功能选项包括:

1)观察窗宽:调节观察窗的宽度;

2)观察窗高:调节观察窗的高度;

3)降噪参数:调节降噪参数可以让彩色图像滤除一些细微的杂质;

4)活动域值:调节动物在观察窗口的活动值大小。

(3)实验参数设置

1)设定时间:当设定时间框内填入所设时间后,按实验开始项,实验运行并到达设定时间实验自动停止;

2)进行时间:如果不设时间,按实验开始项,实验开始计时,实验无限运行,直到按下实验停止项,实验停止。

3. 待动物准备完毕,按卜参数设置区中的"开始实验"按钮,仪器即自行进行监视记录。

4. 当运行至设定时间时,程序将自动停止监视记录,所得结果将在实验结果栏中依次显示,如果用户未曾设置实验时间则需再次按动参数设置区中的"停止实验"按钮停止实验。

5. 点击"导出"按钮,可将当前实验记录显示区的实验记录列表的内容导入到"Excel"中去。

6. 点击"退出系统"按钮关闭程序。

三、注意事项

1. 悬尾时间应该控制在一个合理范围。

2. 实验前和结束都必须清洁实验箱。

第九节 场景恐惧视频分析系统

场景恐惧实验视频分析系统由硬件(动物反应箱、场景恐惧隔音箱、动物行为学刺激仪、计算机)和匹配场景恐惧行为参数的软件两部分组成,能够给予相关行为学刺激,自动视频采集,分析相关行为学定量参数。

一、实验原理

场景恐惧是基于恐惧情感行为的学习行为,为条件反应试验。试验过程为给予条件刺激(声音信号),紧跟一短时程电刺激(非条件刺激),仅仅只有电刺激是恐惧相关刺激。训练结束后,实验动物不给予非条件刺激,仅给予条件刺激进行声音信号或环境联系性实验。动物受到刺激后,恐惧诱导产生的休克表现为僵直、静止(freezing):动物趋向于表现为保持固定不动的防御姿势(行为抑制)。一般动物在训练结束后立刻或几天后诱导出现僵直表现,并用于研究条件刺激引起的短期和长期恐惧记忆效应。这也是一种非常有效的研究厌恶情感经历在大脑中的存储和产生过程,用于评估恐惧学习和消退的分子细胞变化所引起的行为学变化。通过设计不同的刺激条件,运用计算机视频分析系统,采集信号分析数据,以确定动物的恐惧行为数据。

二、使用方法

(一)首次项目实验

1. 新建项目 与高架十字迷宫软件操作类似;打开实验,软件界面,进行实验参数配置。实验配置完成后,点击"确定"按扭。打开视频或者进行录像分析。

2. 图像来源 点击"打开摄像头"按钮后,即可使用"曝光＋""曝光－"两个按钮。

3. 区域设定 确定图像来源后选定图像上的观察区域,点击"区域设定"按钮,光标移到图像显示区会变成十字形状,依次沿顺时针或逆时针在刺激区点击即可设置出场景,当前场景记录以后,可进行定标。定标时,请输入33cm。如图40-15所示。

4. 实验控制

(1)训练模式(先对小鼠进行训练,便于以后实验进行):区域设定完成后,即可开始训练小鼠了。

(2)选点"训练模式"按钮。

(3)放入实验小鼠。

(4)点击"开始实验"按钮,弹出"实验参数设定",可以设置动物编号、环境温度、环境湿度、是否录像等参数,如用户在"动物编号"选择框中选择本次实验的小鼠编号,完成后,系统自动开始运行。

(5)在训练模式控制中,根据用户在新建项目时设定的实验循环次数、条件刺激时间、非条件刺激时间、循环间隔时间等参数进行训练测试。

(6)在训练模式时,可以调节刺激电流值,在 $4 \times 10 \sim 350 \times 10 \mu A$ 内可调节,默认值为 $100 \times 10 \mu A$。

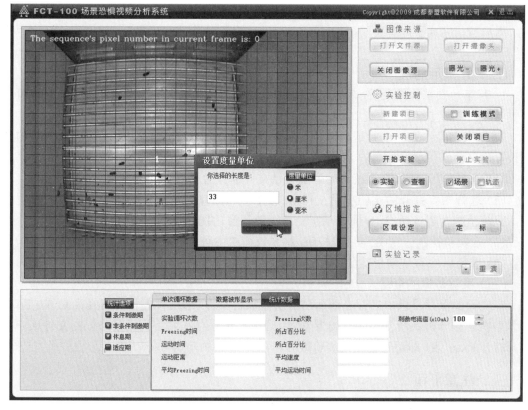

图 40-15 定标示意图

（7）在图像显示区域会有实验开始的时间、当前的电刺激强度、当前的状态。其中当前状态有 AAR（条件刺激）、PAR（非条件刺激）、RST（休息）。

5. 实验开始

（1）用鼠标点击选择该实验项目名称。

（2）放入实验小鼠。

（3）点击"开始实验"按钮，弹出"实验参数设定"，可以设置动物编号、环境温度、环境湿度、是否录像等参数，如用户在"动物编号"选择框中选择本次实验的动物编号，完成后，系统自动开始运行。在运行时有熟悉环境时间，默认值为 300s。可自行修改熟悉环境的时间。鼠标右键点击桌面场景恐惧软件快捷方式选择"属性"，然后再点击"查找目标"。

（4）在安装目录下，选择"SysCfg.ini"配置文件并且打开，实验需要调节实验前的熟悉环境时间。默认为 300s。

（5）在实验过程中，统计数据包括运动时间、静止时间、平均静止时间、平均运动时间、运动时间百分比、静止时间百分比、实验循环次数都会在软件下方有相应显示。

（6）在数据显示区域有单次循环数据、数据波形显示等信息。

（7）如果是打开已有项目，先选择"打开项目"，在相应的文件路径中选中已存在的项目文件打开。

（8）系统可根据项目设置自动完成本次实验。相应的数据文件自动保存在项目设置中设定的储存位置,在"实验数据"下拉列表中文件名生成,可以按实验编号查看项目。

用户若已完成了所有实验,则可点击右上角"关闭项目"按键,最后点击"退出"再点"确定"后退出软件。

(二)重复项目实验

1.若第一次实验结束后,未退出软件,则点击"开始实验"按钮,再次设置参数,即可进行实验。

2.如果实验结束后已经退出软件,则需要选择实验项目,系统则自动调入该实验项目的设置信息。

(1)点击"打开项目",系统自动弹出项目文件选择对话框。

(2)选择需要打开的实验项目文件(扩展名为.tps),系统则自动调入此项目的设置信息。此时系统为查看模式,界面显示实验第一帧图像,并显示第一个实验数据。

(3)点实验控制区域中"实验"按钮,将系统模式由查看模式切换至实验模式。

(4)重复(一)首次项目实验中5实验开始中的(2)~(4)步骤即可。

(三)实验数据的查看

在实验的保存目录中打开之前命名的实验项目文件(若文件的保存路径为 C:\FCT-100 场景恐惧视频分析系统\Project\场景恐惧,则数据集保存在名字为场景恐惧的文件夹中),选择打开 Excel 表,即可查看相关实验数据。

三、注意事项

1.不要将文件保存路径设置在 C 盘。

2.实验结束要清洁实验箱,并及时关闭电源。

第十节　穿梭实验视频分析系统

穿梭实验视频分析系统由硬件(穿梭实验箱、刺激器、视频采集卡、电脑)和穿梭实验视频分析软件组成,采用视频摄像跟踪技术和刺激控制模块,通过电刺激的方式对动物进行刺激,并通过计算机视频分析软件对动物在实验中的反应时间和次数进行统计和分析,主要用于学习记忆及药物毒性作用的研究。

一、实验原理

根据啮齿类动物的趋暗性原理,采用适宜的电刺激,对实验动物进行刺激训练,采用视频跟踪分析技术,自动采集行为学数据,并定量分析相关参数,主要用于学习记忆和药物毒性作用的研究。

二、使用方法

大致流程如下。

(一)首次项目实验

1.新建项目　点击"新建项目"按钮后出现参数设置窗口,用户可在此设置项目的各项数据,如项目名称、实验时间等。实验配置完成后,点"确定"按扭。

2. 图像来源　点击"打开摄像头"按钮后，即可使用"曝光＋""曝光－"两个按钮，调节光亮度，直到如图40-16效果即可。

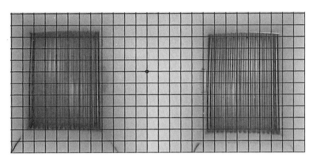

图40-16　调节曝光后图像

3. 区域设定　确定图像来源后对图像进行区域设定，点击"区域设定"按钮，系统会弹出区域定义设置对话框。选择"区域1定义"后，点击"确定"按钮，进入区域定义。此时，鼠标以十字光标形状落在图像显示区。点击活动室底部四角落顶点，画成一封闭区域。

用同样的方法定义区域2，定义完成后，如图40-17。

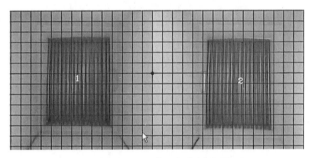

图40-17　区域1定义示意图

4. 选择刺激　根据实验需求，选择光或者声音为条件刺激，也可同时选择两者。

5. 实验控制　区域设定完成后，即可开始实验了，点击"开始实验"按钮，弹出"实验参数设定"对话框，可以设置动物编号、环境温度、环境湿度、是否录像等参数。完成后，系统自动开始运行，相应的行为状态开始工作，结果趋势图在统计间隔内按百分比自动绘制，实验结果以数据的模式同时进行。

点击"停止实验"或者在设定的时间内自动结束，系统会弹出对话框，点击"确定"。则相应的数据文件自动保存在项目设置中设定的储存位置，在"实验数据"下拉列表中文件名生成。可以按此文件名查看文件内容，实验项目自动保存在设置的目录里面。

（二）重复项目实验

1. 若第一次实验结束后，未退出软件，则点击"开始实验"按钮，再次设置参数，即可进行实验。

2. 如果实验结束后已经退出软件，则需要选择实验项目，系统则自动调入该实验项目的设置信息。

（1）点击"打开项目"，系统自动弹出项目文件选择对话框。

（2）选择需要打开的实验项目文件（扩展名为 .tps），系统则自动调入此项目的设置信息。此时系统为查看模式，界面显示实验第一帧图像，并显示第一个实验数据。

（3）点击实验控制区域"实验"按钮，将系统模式由查看模式切换至实验模式。

（4）重复（一）中的 2 和 4 步骤即可。

（三）实验数据的查看

在实验的保存目录中打开之前命名的实验项目文件（若文件的保存路径为 C:\ 穿梭实验 \Project\ 穿梭，则数据保存在名字为穿梭的文件夹中），选择 excel 表，即可查看相关实验数据。

三、注意事项

1．一个项目的实验没有完成，请勿调整摄像头位置、背光源亮度、摄像头曝光系数等参数，否则影响实验结果。

2．先给条件刺激，再给非条件刺激。

3．进行区域设定时应保证试验箱内部无实验动物。

第十一节　动物跑步机

一、实验原理

动物跑步机主要用于实验动物抗疲劳性实验测试。通过将实验动物放入到跑步带上，设定实验时间、转速、刺激电流等参数。液晶显示动物所在跑步带上的时间、转速、刺激次数等数据。

二、使用方法

1．将实验动物（大鼠或小鼠）放入跑步带上，盖上玻璃盖。

2．接上电源、电动机插口、传感器插口，打开电源开关。

3．设定好"定时时间""转速"和"大 / 小鼠"的工作模式及调节刺激电流旋钮。

4．按下"启 / 停"按钮，系统自动开始计时。

5．当实验动物在跑步带一头落下时，对应的液晶显示器上的通道将停止计时，动物落带次数加 1；实验动物受刺激后将离开刺激源，继续在跑步带上活动，此时通道计时继续累加；直到实验用时到达设定时间，实验停止。

6．如果在整个实验的过程实验动物有多次掉下，液晶屏只显示实验动物在跑步带上活动的时间，并将其掉落架子次数累加。

7．在实验过程中用户也可以通过按下"启 / 停"来直接停止系统运行。

8．在实验结束后用户可以通过按下"打印"按钮来在热敏打印机上输出本次实验结果；如果暂时不想打印实验结果，只要记住此次的实验编号，在将来的任何时候都可以从系统将此次实验结果调出打印。

三、仪器按键说明

1. 开机　打开电源开关按钮，液晶显示产品名称和出产地，蜂鸣器发出短暂响声，2s后系统自检结束，液晶显示进入主画面。

2. 按键操作　在面板任意键被按下时发出提示声，表示系统已检测到按键。

3. 设置工作模式　分成"大鼠"模式和"小鼠"模式。按下"模式"按钮可以在"大鼠"和"小鼠"这两种模式间循环切换。

4. 设置日期　按下"日期"按钮，进入日期设定，光标移动到"日期"的分钟处，通过按下"＋""－"来调节分钟数；通过再次按下"日期"按钮，将光标移到待调节的其他日期选项，进行调节；按下确认键退出日期调节，系统自动记录当前日期和时分秒（表40-2）。

5. 设置转速　按"转速"按钮，通过按"＋"按钮或"－"按钮，调节转速（表40-2）。

6. 设置定时时间　按"定时"按钮，进入定时时间设定，通过按"＋"按钮或"－"按钮，可以调节定时时间的"分钟"设置，调节步进量为1min；再按一下"定时"按钮，到定时时间的"小时"设置，调节步进量为1h；若定时时间各项都为零，则为长期运行，直到手动停止（表40-2）。

7. 实验结果查询　通过查询功能来查看或者打印以前的实验数据，最多查看以前250组实验数据；进入查询状态：如仪器正处于"工作状态"，先按启/停键来停止实验，再按查询键进入查询状态。进入后通过"＋""－"键来切换实验编号。

退出查询状态：进入查询状态后，除"打印""确定""＋"和"－"外所有其他按键均无效。此时可以按"确认"键退出查询状态，回到正常工作状态。

8. 清零　"清零"键来清除以前的实验数据，此时实验编号自动回到0。

进入清零功能：用户在开机前按住"清零"键再开机，开机后仪器将显示清零成功并自动执行清零功能；当看到液晶显示器上显示"清零成功"后就可以放开清零键。

对实验结果进行清零、查询、打印；按启/停键开始或结束一次实验。

表40-2　跑步机参数设置区按键说明

按键名称	描述
启/停	切换系统启动和停止状态
清零	清除历史数据
查询键	查询历史数据
打印键	打印实验数据
日期	设置日期
定时	设定工作时间
转速	设定最终转速
电流（旋钮控制）	控制刺激电流大小（0.3～7mA）
确认	当设定好相应参数后，按确认使其生效
＋	使相应参数加1
－	使相应参数减1

四、注意事项

1. 所有设备连线都必须在断电状态下进行连接，以免对仪器造成意外损坏。

2. 在"Running"状态下，只能够改变刺激电流大小，其余参数不能改变；只能在"Ready"状态下才能对其余参数进行设定。

3. 日期设置时，要停止"工作状态"，再设置。

4. 在实验过程中也可根据需要自由调节转速，无须停止实验。

（于常州）

第四十一章 常数及用量表

一、常用实验动物生理常数表

如表 41-1。

表 41-1 常用实验动物生理常数表

动物种类	猴	犬	猫	兔	豚鼠	大白鼠	小白鼠	蛙类
寿命（年）	7~30	10~20	8~10	6~9	4~8	2~2.5	1.5~2	2~8
成年时体重（kg）	3~15	12(5~15)	2~4	1.5~3	0.3~0.6	0.2~0.4	0.02~0.06	0.02
性成熟年龄（月）	24~42	6~12	7~8	8	5~8	2~4	1.5~2.5	
生殖期限（年）	10	6	4	4	3~8	1.5	1	
动情期（日）	春秋	春秋 (2~3周)	春秋 (15~26)	15	12~18	4~5	4~5	
交配期（日）		7~14	7~14	2~4	2~3	1	1	
孕期（日）	170	58~63	55~68	30~35	60~72	21~25	18~22	
每胎产子数	1	3~8	3~6	1~14	1~6	1~14	1~14	
哺乳期（日）	150	28~45	28~45	45	15~30	20~35	17~30	
体温（℃）	38.5	38.5	39	38.5~39.5	39~40	37~42.5	37	
呼吸（次/min）	45~52	20~24	20~30	120~140	100~150	100~150	136~230	
心跳（次/min）	140~240	70~150	110~130	50~150	230~400	180~284	500~780	40~50
一日排尿量（L）		0.2~1	0.2	0.1				
全血量（ml/100g体重）		7.4~9.0	4.7~9.0	5.5~7.2	5.8	7.78	6.3	
血红蛋白（g/L）		136~150	112	124	153	100~148	90~148	140
红细胞（/L）	13×10^{12}~ 15×10^{12}	5.5×10^{12}~ 8.5×10^{12}	6×10^{12}~ 8×10^{12}	5×10^{12}~ 6×10^{12}	5×10^{12}~ 6×10^{12}	8.9×10^{12}		0.44×10^{12}
白细胞（/L）	6×10^{9}~ 7×10^{9}	12×10^{9}~ 16×10^{9}	16×10^{9} (9×10^{9}~ 24×10^{9})	9×10^{9} (6×10^{9}~ 13×10^{9})	9×10^{9} (6×10^{9}~ 19×10^{9})	14×10^{9}~ 15×10^{9}	8×10^{9}~ 19×10^{9}	
血小板（/L）	20×10^{10}~ 25×10^{10}	32.6×10^{10}	25.0×10^{10}	40.0×10^{10}	78.3×10^{10}	12.4×10^{10}	93.0×10^{10}	

注：表中实验动物生理常数各家主张不一，但大同小异，故采用各院校实验资料数据中最小值和最大值范围，仅供参考。

二、常用实验动物性别的鉴别

如表41-2。

表41-2 常用实验动物性别的鉴别

动物	雄性	雌性
小白鼠与大白鼠	生殖器与肛门间的距离较大 用手指轻捏外生殖器,可见阴茎突出,天热见阴囊下垂	较小 乳头明显
青蛙与牛蛙	捏住腰部将其提起时,前肢作环抱状,并鸣叫 前肢拇指与示指间趾蹼上有棕黑色小突起(即所谓婚痣)	前肢呈伸直状,不鸣叫 无婚痣
家兔	左手抓住颈部皮肤,右手拉住尾巴,将之夹在中指和无名指间,用拇指和示指将靠近生殖器的皮毛扒开,可见阴茎露出	仅呈椭圆形间隙,有阴道
豚鼠	无尾,其他同家兔	

三、动物实验用注射针头的大小及注射药物容量

如表41-3。

表41-3 动物实验用注射针头的大小及注射药物容量

动物	项目	灌胃	皮下注射	肌内注射	腹腔注射	静脉注射
小白鼠	针头号	9(钝头)	$5\frac{1}{2}$	$5\frac{1}{2}$	$5\frac{1}{2}$	4
	最大注射量	1ml	0.5ml	0.4ml	1ml	0.8ml
大白鼠	针头号	玻璃灌胃器	6	6	6	$5\frac{1}{2}$
	最大注射量	2ml	1ml	0.4ml	2ml	4ml
豚鼠	针头号	细导尿管	6	6	6	$5\frac{1}{2}$
	最大注射量	2~3ml	1ml	0.5ml	2~4ml	5ml
兔	针头号	9号导尿管	$6\frac{1}{2}$	$6\frac{1}{2}$	7	6
	最大注射量	20ml	2ml	2ml	5ml	10ml
猫	针头号	9号导尿管	7	7	7	7
	最大注射量	5~10ml	2ml	2ml	5ml	10ml

四、常用生理溶液的成分和配制

(一)配制人工生理溶液的主要条件

1. 渗透压 配制人工生理溶液要等渗,然而不同的动物对同一物质的等渗浓度的要求不相同,如生理盐水溶液,冷血动物所用的是 0.6%~0.75%,温血动物所用的是 0.8%~0.9%。

2. 各种离子 溶液中含一定比例不同电解质(或称无机盐类)的离子,如 Na^+、Cl^-、K^+、Ca^{2+}、Mg^{2+}、H^+、OH^- 等,是维持组织和器官功能所必需的,组织器官的不同,对生理溶液中离子成分和浓度要求亦不同。

3. pH 的影响　人工生理溶液的 pH 一般要求在 7～7.8 之间。

制备离体器官人工生理溶液时要注意如下：

（1）由于蒸馏水在制造时不注意，或者贮藏期过久，pH 会有改变，最好用新鲜的。

（2）哺乳动物心脏的冠状动脉，酸性生理溶液可使之扩张，而碱性生理溶液则可使之收缩。

（3）酸性生理溶液可使平滑肌松弛，碱性时则能加速其节律，缩小其振幅。例如，猫和兔离体的小肠，pH 6.0～6.2 时，可停止收缩；如果逐渐增加其碱性，则出现兴奋，超过 pH 8.0 时，则可出现痉挛性收缩状态。又如离体豚鼠的子宫，脑垂体后叶制剂可使之收缩，如果增加重碳酸盐则兴奋降低。

（4）横纹肌对 pH 的变化不及平滑肌敏感，但是酸过多能使张力增加。

4. 其他条件

（1）葡萄糖能提供组织活动所需的能量，但需临用时加入溶液中，特别是在气温较高时尤其要注意。

（2）有的离体器官需要氧气，如离体的子宫，离体的兔心、乳头肌等；在肠管实验时可以用空气。

（3）蒸馏水最好是用玻璃仪器制的重蒸馏水，储藏期也不宜过久，使用前可以将蒸馏水煮沸一次，以驱除 CO_2。

（二）各种营养液的适用组织器官和成分

如表 41-4。

表 41-4　常用生理溶液的成分与配制

	每 1 000ml 所需用量					
	生理盐水（Normal Saline）	任氏液（Ringer's）	任洛氏液（Ringer-Locke's）	台氏液（Tyrode's）	克氏液（Krebs'）	维降氏液（De jaln's）
NaCl	9g	6.5g	9g	3g	6.9g	9g
10%KCl		1.4ml（0.14g）	4.2ml（0.42g）	2.0ml（0.20g）	3.5ml（0.35g）	4.2ml（0.24g）
10%MgSO₄·7H₂O				2.6ml（0.29g）	2.9ml（0.29g）	
5%NaH₂PO₄·2H₂O		0.26ml（0.013g）		1.3ml（0.065g）		
10%KH₂PO₄					1.6ml（0.16g）	
NaHCO₃		0.2g	0.5g	1g	2.1g	0.5g
10%CaCl₂		1.2ml（0.12g）	2.16ml（0.24g）	1.8ml（0.20g）	2.52ml（0.28g）	0.54ml（0.06g）
葡萄糖		2g	1g	1g	2g	0.5g
通气		空气	O₂	O₂ 或空气	O₂ + 5%CO₂	O₂ + 5%CO₂
适用对象	哺乳类小量静脉注射	用于蛙类器官	用于哺乳类心脏等	用于哺乳类肠肌等	用于哺乳类及鸟类的各种组织	用于大鼠子宫，低钙可抑制自发收缩

注：1. 加入氯化钙时，必须将氯化钙单独溶解充分稀释，然后才能与含其他成分的溶液相混合，边加边搅拌，否则可能导致混浊和沉淀。

2. 葡萄糖可加可不加，也可在临用前加入，以免长时间存放滋生细菌产生絮状物。

五、化学试剂的规格

化学试剂的等级规格是根据不同的纯度决定的,在医学科学实验中,可根据实验目的选用不同纯度的化学试剂,以使实验结果准确可靠。

目前国内使用的试剂有国产和进口两类。除我国外,各国在试剂的品级规格上不相一致,即使在同一国家不同的生产厂家,其品级规格也不一致。因此在选用试剂时应注意到这一点。

我国目前生产的化学试剂分级如下:

1. 一般试剂

(1)一级品:优级纯度或保证试剂 GR,绿色瓶签。这一试剂杂质最低,纯度最高。适用于精密的分析及科学研究,常用来配制标准溶液。

(2)二级品:分析纯 AR,红色瓶签,这级试剂纯度仅次于一级品,为分析实验广泛选用的试剂,有时也用它配制标准溶液。

(3)三级品:化学纯 CP,蓝色瓶签,适用于一般分析化学制备和一般化学实验或教学实验。

(4)四级品:实验纯 LR,黄色瓶签。这种试剂纯度较低,适用于一般要求不高的实验及制备,如在分析实验中使用,还需进行提纯。

2. 专用试剂 随着科学的发展,对化学试剂的纯度要求也越来越严格和专门化,现简述如下:

(1)高纯试剂(CGS)。

(2)超纯试剂(PURE,EP)。

(3)光谱纯试剂(SSS,SP)。

(4)色谱纯试剂(GC,GIC)。

以上试剂常用于光谱分析及高纯分析用。高纯试剂应包括超纯试剂、特纯试剂、光谱纯试剂等。纯度分别为 99.99%、99.999% 和 99.999 9% 以上,杂质(阳离子)总和不超过 0.01%、0.001% 和 0.000 1%。它是由专用设备来生产的,在包装、储存、使用等方面都有特殊的要求。

专用试剂中另外还有生物试剂(BR)、生物染色试剂(BS)、指示剂(IND)、层析试剂(FCP)、光学分析试剂(US)、微量分析试剂(MAR),有机标准试剂(UAS)、基准试剂(通常用于容量分析中的基准物质,制备标准溶液使用,所配制的标准溶液无须标定)。其成分为已知准确含量的 99.95%～100%、测折光率试剂(RI)、显微镜试剂(FMP)、闪烁纯试剂(PURITY),凝固点试剂(FFT)、电泳纯试剂。

专用试剂中基准试剂的瓶签是蓝色、生物试剂是咖啡色、生物染色试剂用宝石红色、高纯试剂用浅蓝色瓶签。

此外使用中还应注意,使用哪种纯度的化学试剂还应有相应的纯水和容器配合,才能发挥高纯试剂的作用,一般配制一级或二级试剂常用二次蒸馏水或去离子水以及硬质硼硅玻璃器皿或聚乙烯器皿,某些生物试剂需用三次重蒸馏水配制。

我国试剂纯度的标准分为:GB 表示符合国家标准;HG 表示符合化学工业部标准;HGB 表示符合化学工业部暂行标准;另外两种是地方企业标准和厂订标准。试剂符合哪组标准都在瓶签上端标明。在这些符号后面还有该化学试剂的系统编号，如 GB625-25 是硫酸的国家标准代号，HG3-123-64 是无水硫酸钠的部颁标准代号，HGB3166-60 是结晶硫酸钠的部颁暂行标准代号。

（郭忠民）

参 考 文 献

[1] GARIBYAN L, AVASHIA N. Research techniques made simple: polymerase chain reaction (PCR) [J]. J Invest Dermatol, 2013, 133 (3): 20382.

[2] GALL J G. The origin of in situ hybridization-a personal history[J]. Methods, 2016, 98: 4-9.

[3] NUOVO G J. In situ PCR : protocols and applications[J]. PCR Methods Appl, 1995, 4 (4): S151-167.

[4] LAAR R K, MA X J, Jong D E, et al. Implementation of a novel microarray-based diagnostic test for cancer of unknown primary[J]. Int J of Cancer, 2009, 125 (6): 1390-1397.

[5] KHELURKAR V C, INGLE K P, PADOLE D. DNA microarray : basic principle and it's applications[J]. Trends in Biosciences, 2017, 10 (2): 488-490.

[6] DIAZ E, BARISONE G A. DNA microarrays: sample quality control, array hybridization and scanning[J]. J Vis Exp, 2011, (49): 7-11.

[7] REDWINE J M, EVANS C F. Markers of central nervous system glia and neurons in vivo during normal and pathological conditions[J]. Curr Top Microbiol Immunol, 2002, 265: 119-140.

[8] LANCIEGO J L, WOUTERLOOD F G. A half century of experimental neuroanatomical tracing[J]. J Chem Neuroanatomy, 2011, 42 (3): 157-183.

[9] LI J, LIU T, DONG Y, et al. Trans-synaptic neural circuit-tracing with neurotropic viruses[J]. Neurosci Bull, 2019, 35 (5): 909-920.

[10] JING D, ZHANG S, LUO W, et al. Tissue clearing of both hard and soft tissue organs with the PEGASOS method[J]. Cell Res, 2018, 28: 803-818.

[11] TREWEEK J B, CHAN K Y, FLYTZANIS N C, et al. Whole-body tissue stabilization and selective extractions via tissue-hydrogel hybrids for high-resolution intact circuit mapping and phenotyping[J]. Nat Protoc, 2015, 10: 1860-1896.

[12] LUAN Y, TANG D, WU H, et al. Reversal of hyperactive subthalamic circuits differentially mitigates pain hypersensitivity phenotypes in parkinsonian mice[J]. Proc Natl Acad Sci USA, 2020, 117 (18): 10045-10054.

[13] XIAO C, CHO J R, ZHOU C, et al. Cholinergic mesopontine signals govern locomotion and reward through dissociable midbrain pathways[J]. Neuron, 2016, 90 (2): 333-347.

[14] ZHOU C, LUO Z D. Nerve injury-induced calcium channel $\alpha2\delta1$ protein dysregulation leads to increased pre-synaptic excitatory input into deep dorsal horn neurons and neuropathic allodynia[J]. Eur J Pain, 2015, 19: 1267-1276.

[15] ZHANG Z, WANG X, WANG W, et al. Brain-derived neurotrophic factor-mediated downregulation of brainstem K^+-Cl^- cotransporter and cell-type-specific GABA impairment for activation of descending pain facilitation[J]. Mol Pharmacol, 2013, 84(4): 511-520.

[16] KIM S H, CHUNG J M. An experimental model for peripheral neuropathy produced by segmental spinal nerve ligation in the rat[J]. Pain, 1992, 50(3): 355-363.

[17] BENNETT G J, XIE Y K. A peripheral mononeuropathy in rat that produces disorders of pain sensation like those seen in man[J]. Pain, 1988, 33(1): 87-107.

[18] VERMEIRSCH H, NUYDENS R M, SALMON P L, et al. Bone cancer pain model in mice: evaluation of pain behavior, bone destruction and morphine sensitivity[J]. Pharmacol Biochem Behav, 2004, 79(2): 243-251.

[19] JANSSEN P A J, NIEMEGEERS C J E, DONY J G H. The inhibitory effect of fentanyl and other morphine-like analgesics on the warm water induced tail withdrawal reflex[J]. Arzneimittelforschung, 1963, 13: 502-507.

[20] AMOUR F E, SMITH D L. A method for determining loss of pain sensation[J]. J Pharmacol Exp Ther, 1941, 72: 74-79.

[21] HARGREAVES K, DUBNER R, BROWN F, et al. A new and sensitive method for measuring thermal nociception in cutaneous hyperalgesia[J]. Pain, 1988, 32(1): 77-88.

[22] CHAPLAN S R, BACH F W, POGREL J W, et al. Quantitative assessment of tactile allodynia in the rat paw[J]. J Neurosci Methods, 1994, 53(1): 55-63.

[23] GOLDEN S A, COVINGTON H E 3rd, BERTON O S, et al. A standardized protocol for repeated social defeat stress in mice[J]. Nat Protoc, 2011, 6(8): 1183-1191.

[24] LI D, ZHENG J, WANG M, et al. Changes of TSPO-mediated mitophagy signaling pathway in learned helplessness mice[J]. Psychiatry Res, 2016, 245: 141-147.

[25] DRUGAN R C, HIBL P T, KELLY K J, et al. Prior cold water swim stress alters immobility in the forced swim test and associated activation of serotonergic neurons in the rat dorsal raphe nucleus[J]. Neuroscience, 2013, 253: 221-234.

[26] LIU M Y, YIN C Y, ZHU L J, et al. Sucrose preference test for measurement of stress-induced anhedonia in mice[J]. Nat Protoc, 2018, 13(7): 1686-1698.

[27] PRUT L, BELZUNG C. The open field as a paradigm to measure the effects of drugs on anxiety-like behaviors: a review[J]. Eur J Pharmacol, 2003, 463(1-3): 3-33.

[28] WALF A A, FRYE C A. The use of the elevated plus maze as an assay of anxiety-related behavior in rodents[J]. Nat Protoc, 2007, 2(2): 322-328.

[29] Cao J L, HE J H, DING H L, et al. Activation of the spinal ERK signaling pathway contributes naloxone-precipitated withdrawal in morphine-dependent rats[J]. Pain, 2005, 118(3): 336-349.

[30] 曹君利, 丁海雷, 何建华. 脊髓蛋白激酶 Cα 和 γ 亚型在吗啡依赖和戒断反应中的不同作用 [J]. 生理学报, 2005, 57(2): 161-168.

[31] 戴体俊, 张咏梅, 秦迎松. 麻醉机能实验学 [M]. 2 版. 北京: 科学出版社, 2016.